ISBN: 978-3-930007-28-8   (Band 1)
ISBN: 978-3-930007-29-5   (Band 2)
ISBN: 978-3-930007-30-1   (Band 1+2)

UMSCHAU ZEITSCHRIFTENVERLAG GmbH
Otto-Volger-Straße 15
65843 Sulzbach im Taunus
www.uzv.de

Elisabeth Leicht-Eckardt
Dorothee Straka

Ernährungsbildung und Schulverpflegung

1

RUT- UND KLAUS-BAHLSEN-STIFTUNG

Anschrift der Autorinnen:

Prof. Dr. oec. troph. Elisabeth Leicht-Eckardt
Haushaltswissenschaften/Haushalts-
und Wohnökologie
Beauftragte für das WABE-Zentrum

Prof. Dr. oec. troph. Dorothee Straka
Ernährungskommunikation

Hochschule Osnabrück
Fakultät Agrarwissenschaften
und Landschaftsarchitektur
Ökotrophologie
Am Krümpel 31
49090 Osnabrück

An der Erstellung dieses Werkes haben mitgewirkt:

Dr. Nadine Berling
Rebecca Ginser
Sibylle Mühlbrodt

Das Team des WABE-Zentrums
Sonja Bolte
Meike Broermann
Regina Cordes (Betriebsleitung)

Das Team des Projekts DieBesserEsser, Norden
Maike Götz
Kerstin Hoop (Projektleitung)
Lars Püllenberg

RUT- UND KLAUS-BAHLSEN-STIFTUNG

Die Drucklegung dieses zweibändigen Werkes „Ernährungsbildung und Schulverpflegung" wird durch einen Druckkostenzuschuss der Rut- und Klaus-Bahlsen-Stiftung, Hannover, ermöglicht.

Wichtiger Hinweis:
Die ernährungswissenschaftliche und die medizinische Wissenschaft sind einem stän-
digen Wandel unterworfen. Die in diesem Buch gemachten Angaben entsprechen nach
sorgfältiger Prüfung durch die Verfasserinnen dem derzeitigen Wissensstand. Verlag und
Autorinnen haften nicht für Fehler, die trotz sorgfältiger Bearbeitung möglich sind. Für
Hinweise auf eventuelle Fehler sind Verlag und Autorinnen dankbar.
® ™ Geschützte Warennamen wurden nicht besonders kenntlich gemacht. Aus dem
Fehlen eines solchen Hinweises kann nicht geschlossen werden, dass es sich um ei-
nen freien Warennamen handelt.

© 2011 UMSCHAU ZEITSCHRIFTENVERLAG GmbH

Otto-Volger-Straße 15, 65843 Sulzbach im Taunus   www.uzv.de

Ein Titeldatensatz für diese Publikation ist bei der Deutschen Bibliothek erhältlich: http://dnb.ddb.de

Umschlaggestaltung, Lektorat, Projektmanagement + Producing:
mpm Fachmedien und Verlagsdienstleistungen, Pohlheim
Datenkonvertierung, Grafik + Satz: mpm Fachmedien und Verlagsdienstleistungen, Pohlheim
Layoutentwurf der Rezeptseiten: Sibylle Mühlbrodt
Umschlagfotos und Kapiteleingangsseiten Bilderbox.com, Fotolia.com
sowie Fotos der vorgestellten Projekte; Bildnachweis im Anhang auf S. 154
Druck und buchbinderische Verarbeitung: Westermann Druck Zwickau GmbH
Printed in Germany, 2011   Gedruckt auf FSC-zertifiziertem Papier

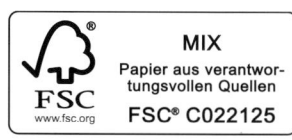

Band 1:   ISBN-13: 978-3-930007-28-8

Inhalt

Vorwort

Die Ausweitung der Ernährungsbildung, auch an Schulen, ist eine aktuelle politische Forderung, ein Verpflegungsangebot mittags ist mit der Einrichtung von Ganztagsschulen gesetzlich vorgeschrieben. Beides wird aber oft nicht im Zusammenhang gesehen und damit Schülerinnen und Schülern ein Auseinanderklaffen von unterrichtlichen Handlungsempfehlungen und täglicher Verpflegungspraxis zugemutet.

Mit dem vorliegenden zweibändigen Werk möchten wir dazu beitragen, dass Ernährungsbildung und Schulverpflegung miteinander verknüpft und mit übereinstimmenden Prinzipien von Qualität und Nachhaltigkeit in der schulischen Praxis umgesetzt werden können. Deshalb richtet sich unser Werk an alle, die mit Ernährung im Unterricht oder mit der Organisation von Verpflegung an Schulen befasst sind.

Unsere Erfahrungen in der Lehre an der Hochschule Osnabrück sowie im seit 2004 existierenden „WABE-Zentrum" (www.wabe-zentrum.de), dem in der Fakultät Agrarwissenschaften und Landschaftsarchitektur angesiedelten ökotrophologischen Lehr- und Versuchsbetrieb, bilden die Basis unserer Ausführungen. Ergänzt wird dies durch Erkenntnisse aus Projekten des Studienprogramms Ökotrophologie an der Hochschule Osnabrück sowie den von der Rut- und Klaus-Bahlsen-Stiftung geförderten Projekten an der Hauptschule Norden („DieBesserEsser") und in einer Kindertagesstätte in Hannover.

Die Rut- und Klaus-Bahlsen-Stiftung ermöglichte durch einen finanziellen Zuschuss die Erstellung dieses Werkes, wofür die Autorinnen an dieser Stelle herzlich danken.

Der Dank der beiden Autorinnen richtet sich außerdem an die Mitarbeiterinnen und Mitarbeiter, die für diese Veröffentlichung Informationen und Texte geliefert haben.

Wir wünschen den beiden Bänden „Ernährungsbildung und Schulverpflegung" eine große Nachfrage und beiden Themen in den Schulen einen hohen Stellenwert sowie eine gute Umsetzung.

Osnabrück, im Sommer 2011
Prof. Dr. Elisabeth Leicht-Eckardt   Prof. Dr. Dorothee Straka

Einleitung

Im Zuge der Etablierung von Ganztagsschulen gewinnt das Thema Schulverpflegung aktuell auch in Deutschland an Bedeutung. Mehr und mehr setzt sich die Erkenntnis durch, dass zu Schulverpflegung mehr gehört als einen Vertrag mit dem günstigsten Caterer zu schließen und einen Klassenraum zum Speisesaal umzufunktionieren.

Entscheidend für die Akzeptanz einer Verpflegung in der Schule ist aber nicht nur die Qualität der Speisen, sondern auch, inwieweit die Schülerinnen und Schüler die Zusammenhänge von Ernährung und Verpflegung verstehen und die ihnen angebotenen Speisen den Prinzipien einer „gesunden", nachhaltigen Ernährung entsprechen, die sie im Sach- und Biologieunterricht meist nur theoretisch kennen gelernt haben. Die Einbindung aller an der Schule beteiligten Personen, insbesondere der Lehrkräfte, ist in diesem Zusammenhang ausschlaggebend dafür, dass Ernährungsbildung und Schulverpflegung, also die pädagogischen und organisatorischen Rahmenbedingungen, Hand in Hand gehen und damit eine zukunftsfähige Verpflegung im schulischen Alltag möglich und akzeptiert wird. Deshalb werden in diesem zweibändigen Werk die Grundlagen der Ernährungsbildung und die wesentlichen Faktoren für eine nachhaltige Schulverpflegung im Überblick und in ihren gegenseitigen Bezügen dargestellt.

Für einen größtmöglichen Anwendungsbezug werden jeweils zunächst die theoretischen Zusammenhänge aufgezeigt und diese anschließend mit Praxisbeispielen veranschaulicht. Allen Beteiligten an der Schulverpflegung (Schulträger, Schulleitung, Hausmeister, Eltern, Schülerinnen und Schüler, ggf. Lieferanten und Entsorger) soll somit für ihre eigene Situation eine Hilfestellung für konkrete Fragestellungen gegeben und Lösungsmöglichkeiten vorgestellt werden. Entscheidungen sollten dabei am Prinzip der Nachhaltigkeit ausgerichtet sein, weshalb dieses Thema ebenfalls näher erläutert wird.

Im **Band 1** werden die Themenschwerpunkte Ernährungsbildung, Schulverpflegung und Nachhaltigkeit zunächst jeweils mit Begriffsklärungen und Grundlagen eingeführt. Daran anschließend folgt die Beschreibung ausgewählter Projekte als Beispiele für die praktische Umsetzung.

Diese Projekte werden in **Band 2** wieder aufgenommen und ihre für eine praktische Umsetzung relevanten Aspekte weiter ausgeführt. Den Hauptteil von Band 2 bildet eine Sammlung von in den einzelnen Projekten zu Ernährungsbildung und Schulverpflegung erprobten Rezepten mit konkreten didaktisch-methodischen Anleitungen für deren Umsetzung im Klassenraum, hauswirtschaftlichen Fachraum und in der Schulverpflegung.

Damit werden erstmals – und darin liegt die Besonderheit dieses Werks – im thematischen Zusammenhang der Ernährung an Schulen Praxisanleitungen für die pädagogische und die organisatorische Umsetzbarkeit publiziert.

Aus Gründen der einfacheren Lesbarkeit wurde auf die Angabe von Quellen im Text verzichtet, für jedes Kapitel sind die zugrundeliegenden Quellen einzeln am Ende aufgelistet. Darüber hinaus wird aus eben genanntem Grund sprachlich größtenteils nur die männliche Form verwendet, obwohl im Bereich der Schulverpflegung und Ernährungsbildung an Schulen vor allem Frauen tätig sind. Diese sind ausdrücklich gedanklich in die Überlegungen einbezogen.

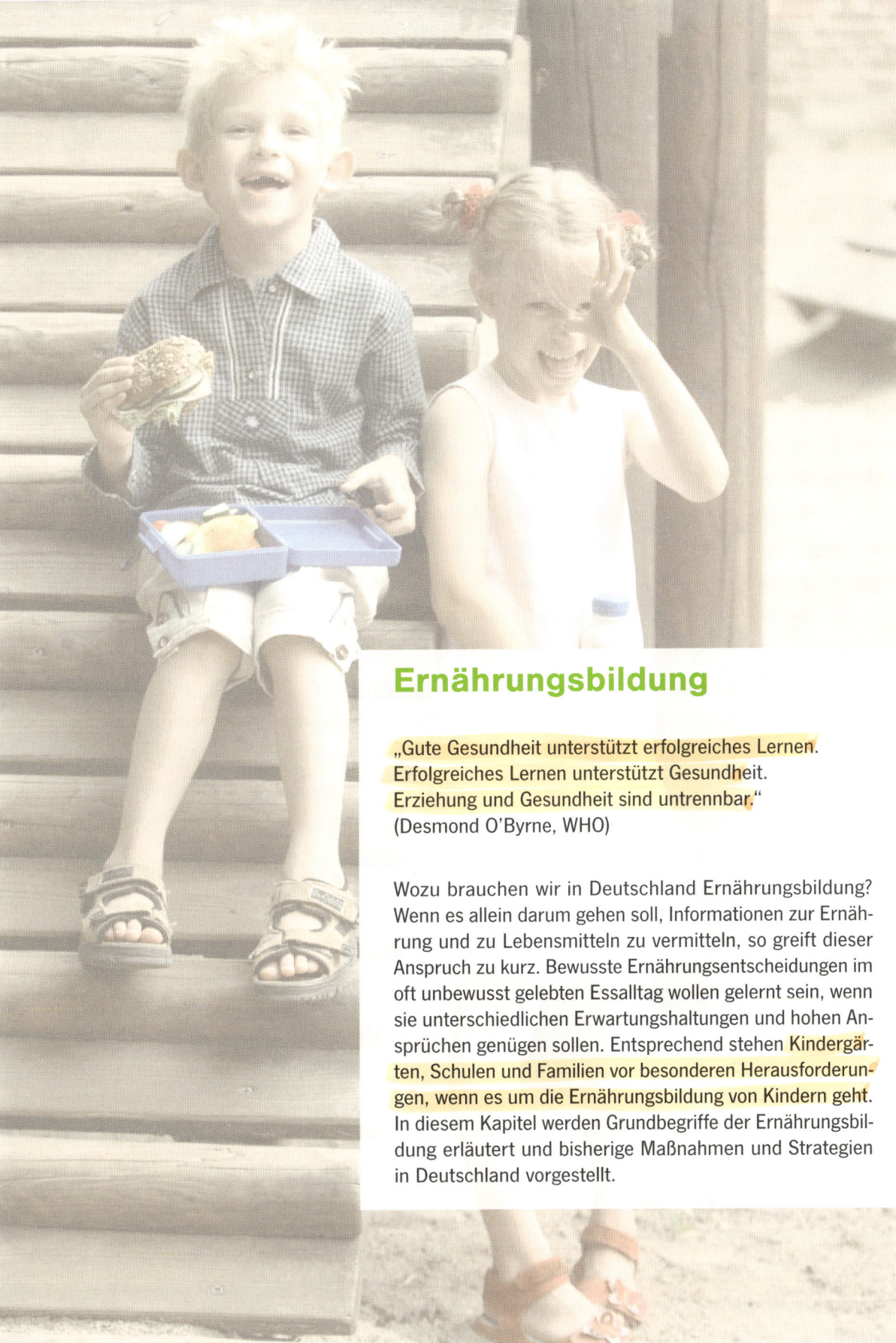

Ernährungsbildung

„Gute Gesundheit unterstützt erfolgreiches Lernen.
Erfolgreiches Lernen unterstützt Gesundheit.
Erziehung und Gesundheit sind untrennbar."
(Desmond O'Byrne, WHO)

Wozu brauchen wir in Deutschland Ernährungsbildung?
Wenn es allein darum gehen soll, Informationen zur Ernährung und zu Lebensmitteln zu vermitteln, so greift dieser
Anspruch zu kurz. Bewusste Ernährungsentscheidungen im
oft unbewusst gelebten Essalltag wollen gelernt sein, wenn
sie unterschiedlichen Erwartungshaltungen und hohen Ansprüchen genügen sollen. Entsprechend stehen Kindergärten, Schulen und Familien vor besonderen Herausforderungen, wenn es um die Ernährungsbildung von Kindern geht.
In diesem Kapitel werden Grundbegriffe der Ernährungsbildung erläutert und bisherige Maßnahmen und Strategien
in Deutschland vorgestellt.

Ernährungsbildung soll im Folgenden als Oberbegriff verstanden werden. Im engeren Sinne gehört die Ernährungserziehung dazu, da es auch hier darum geht, die Ernährungskompetenz zu verbessern, und zwar bezogen auf Kinder. Sofern eher Erwachsene als Zielgruppe angesprochen werden, wurde bisher eher der Bildungsbegriff verwendet.

Letztlich hat sich der Begriff der Ernährungsbildung in den letzten Jahren erweitert und durchgesetzt, wie anschließend gezeigt wird, sodass er heute im schulischen wie auch außerschulischen Zusammenhang für Kinder und Erwachsene verwendet wird und Aspekte der Information und Aufklärung mit einschließt. Dagegen unterscheidet sich Ernährungskommunikation von Ernährungsbildung in Anspruch, Zielgruppe und Vorgehensweisen. Zum grundsätzlichen Verständnis werden die Begriffe im Folgenden näher erläutert.

1.1.1 Ernährungsbildung

Zwei grundsätzlich unterschiedliche Sichtweisen beeinflussen das Verständnis von Ernährungsbildung:

- Was macht den Menschen krank? (Prävention) und
- Was erhält den Menschen gesund? (Gesundheitsförderung)

In Abgrenzung zum Verständnis des Begriffs „Ernährungserziehung" vor 30 Jahren, bei der es galt, darauf hinzuwirken, Risiken im Ernährungsverhalten bezogen auf die Entstehung von ernährungsbedingten Erkrankungen zu vermeiden (Prävention), geht es in der heutigen Ernährungsbildung darum, den Menschen darin zu bestärken, seine persönlichen Fähigkeiten zu nutzen (Empowerment), um einen gesunden Lebensstil zu entwickeln (Gesundheitsförderung). Die Definition von Ernährungsbildung macht deutlich, wie wichtig es ist, Menschen dazu zu befähigen, ihren Essalltag bedürfnis- und bedarfsgerecht zu gestalten.

Was versteht man unter Ernährungsbildung?

„Ernährungsbildung wird als das Bemühen des Menschen angesehen, eine persönlich sinnvolle Ernährungsweise durch gesunde Lebensführung aufzubauen, worin er Unterstützung und Begleitung erfährt. Dabei beschränkt sie sich nicht nur auf die Korrektur und Entfaltung individueller Handlungsweisen, sondern berücksichtigt soziale, ökologische und ökonomische Aspekte eines selbst bestimmten und mitverantwortlichen menschlichen Handelns." (HEINDL 2003)

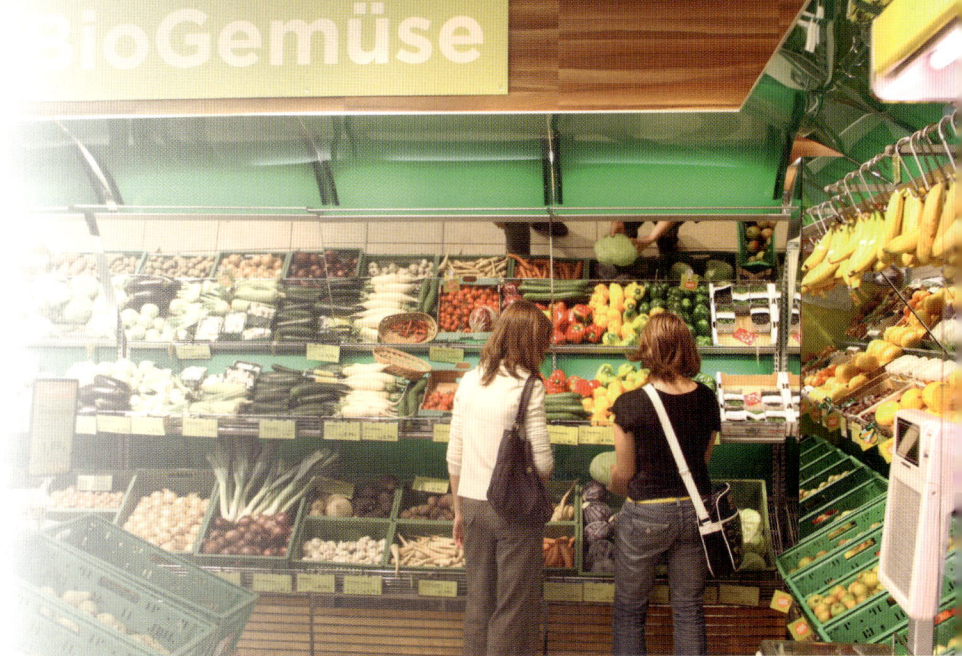

Somit geht es in der Ernährungsbildung nicht allein um die Prävention ernährungsassoziierter Erkrankungen (z. B. Herz-Kreislauf-Erkrankungen, Krebs, Diabetes mellitus, Übergewicht), sondern vielmehr darum, einen gesundheitsfördernden Lebensstil zu unterstützen.

Der Bedarf an Hilfestellung ist groß: Das Leben in einer (naturwissenschaftlich orientierten) Wissensgesellschaft mit einem vielfältigen Lebensmittelangebot führt dazu, dass Ernährungswissen zu einer wichtigen Basis unseres Ernährungshandelns geworden ist (wogegen vorhandene

Ernährungsentscheidungen sind in der industrialisierten Gesellschaft komplex geworden

praktische Kenntnisse gleichzeitig weniger wertgeschätzt werden und vorhanden sind). „Die tägliche Kost wurde immer mehr zu einem Lehr- und Erziehungsgut: Es galt nicht einfach zu essen, sondern sich reflektiert zu ernähren" (SPIEKERMANN 2007). Ernährungsentscheidungen sind damit deutlich komplexer geworden, d. h. es geht nicht allein um Genuss und Geschmack, sondern je nach Lebensstil um Qualität, Preis, Gesundheit, Nachhaltigkeit, soziale Verantwortung und andere individuelle Werte.

Damit steigt aber nicht nur der Informationsbedarf. Es geht vielmehr darum, Kompetenzen zu erwerben, um z. B. sein eigenes Konsumverhalten reflektieren, Lebensmittel zu schmackhaften Mahlzeiten verarbeiten und schließlich mit allen Sinnen wahrnehmen zu können. Ernährungsbildung ist daher nicht nur dazu da, einen Beitrag zur Verbesserung der gesundheitlichen Situation zu leisten. Vielmehr dient sie in erster Linie dazu, Essen und Ernährung als einen Teil der Kultur zu begreifen, der erlernt werden muss.

Um diesem Anspruch an Ernährungsbildung gerecht zu werden und erfolgreich handeln zu können, ist es wichtig, alle Beteiligten in der Gesellschaft in den Entwicklungsprozess mit einzubeziehen (Partizipation). Für die institutionelle Verankerung von Ernährungsbildung in der Schule und die Schaffung eines geeigneten Lernumfeldes bedeutet dies, Schulleitung, Lehrkräfte, Hausmeister, Schüler und Eltern dafür zu gewinnen, an der Gestaltung von (ernährungsbezogenem) Schulleben und Unterricht mitzuwirken.

Welchen Stellenwert hat das Thema Ernährung in der Schule?

Aktuelle Entwicklungen hin zu einem Ganztagsbetrieb machen deutlich, dass ganz praktische Fragen der Essensversorgung von Lehrkräften und Schülern auf den Plan treten, je häufiger Nachmittagsunterricht und Freizeitangebote stattfinden. Sinnvoll im Kontext der Ernährungsbildung erscheint es daher, die Schulverpflegung in das pädagogische Konzept der Schule zu integrieren, um die Ernährungskompetenz der Schüler zu fördern (▶Kapitel 2).

Unabhängig davon wirft die Notwendigkeit schulischer Ernährungsbildung immer wieder die Frage nach einem eigenen Unterrichtsfach auf (▶Kapitel 1.2). Bestehende Konzepte zur inhaltlichen Ausrichtung berücksichtigen sowohl die Möglichkeit eines eigenen Unterrichtsfachs als auch die Integration von Ernährungsbezügen in das bestehende Fächerangebot. Im Vordergrund stehen hier Fragen der Ernährung ebenso wie der Gesundheit und des Konsums – ganz im Sinne der Erziehung zu einem verantwortungsvoll handelnden Verbraucher von morgen. In der Schulkommunikation bedeutet dies u. a. ein verändertes Rollenverständnis der Lehrkräfte vom „alles wissenden Informationsvermittler" hin zum „unterstützenden Koordinator, Berater, Trainer und Coach", um Ressourcen zu nutzen und zu stärken (Hessisches Kultusministerium 2008). Auch im Rahmen der Erwachsenenbildung sind im Sinne von lebenslangem Lernen Konzepte gefragt, die Erwachsene dazu befähigen, selbstbestimmt, nachhaltig und gleichzeitig genussvoll ihren Essalltag zu gestalten. Dabei werden auch „bildungsferne Zielgruppen" in die Bildungsarbeit mit einbezogen. Es findet zudem ein Perspektivwechsel in der Ernährungskommunikation statt: weg von der naturwissenschaftlich orientierten expertengestützten Massenkommunikation hin zu einer differenzierten, alltags- und kulturorientierten, auf das Individuum bezogenen Kommunikation („food literacy").

1.1.2 Ernährungskommunikation

Ernährungsbildung und Ernährungskommunikation sind eng miteinander verknüpft, denn es geht darum, das Ernährungswissen und die Ernährungskompetenz zu verbessern. Ernährungsbildung ist jedoch umfassender, weil hier auch praktische Fähigkeiten vermittelt werden (Handlungskompetenz). Dabei stehen in der Ernährungsbildung das Lehren und Lernen, in der Ernährungskommunikation eher die Botschaft und das Medium im Vordergrund.

Ernährungskommunikation bedeutet, sich über Sprache, Schrift und Bilder zum Thema Essen und Trinken auszutauschen – wobei in der Praxis eher eine einseitige Vermittlung von Informationen an Verbraucher stattfindet, z. B. durch Experten, öffentliche Informationsanbieter und die Ernährungsindustrie. Verbraucher werden dabei durch die Flut und Widersprüchlichkeit der Informationen überfordert und verunsichert. Neue Wege der Kommunikation wie im Fernsehen (z. B. Koch-, Ratgebersendungen zu praktischem Ernährungswissen) und vor allem über personalisierte Serviceangebote oder Diskussionsforen im Internet [1] ermöglichen zunehmend eine aktive Beteiligung der Verbraucher. Damit steigt die Chance, Ernährungsbotschaften möglichst einfach, alltagstauglich und handlungsorientiert zu vermitteln und gleichzeitig in ihrer Wirksamkeit zu überprüfen.

Ernährungskommunikation ist vor allem dann erfolgreich, wenn sie …

- richtig, vollständig und ausgewogen,
- transparent (Finanzierung, Quellen),
- partizipativ,
- respektvoll,
- sozial gerecht und
- verhältnismäßig statt skandalorientiert ist. [nach Maschkowski, Büning-Fesel (2010)]

---

[1] (z. B. www.mypyramid.gov/tools.html: personalisierte Ernährungspläne;
www.was-wir-essen.de: Experten- und Diskussionsforen)

Ernährungs- und Lebensmittelinformationen werden zunehmend auch über größtenteils kostenlose „Apps" abgerufen. Darüber lassen sich Nährstoffinformationen zu Lebensmitteln und Bewertungen in Bezug auf die empfohlene Nährstoffzufuhr abrufen. Der hohe Unterhaltungswert und die unkomplizierte technische Anwendung fördern insbesondere das Interesse an Ernährungsinformation bei Zielgruppen, die sonst schwieriger zu erreichen sind, wie z. B. bei Jugendlichen und Männern. Sind aber auch die Ernährungsinformationen selbst, die über diesen Weg kommuniziert werden, wirklich hilfreich?

Neben den Angaben zu Nährstoffen und dem Energiegehalt von Lebensmitteln, die über den Barcode erfasst werden können, gibt es z. T. die Möglichkeit, diese Angaben in ein Ernährungstagebuch einzufügen, was die aktive Auseinandersetzung des Nutzers mit seinem Ernährungsverhalten fördert. Kritisch dagegen wird gesehen, dass die zugrunde gelegten Datenbanken häufig aus dem Ausland stammen und damit andere Lebensmittel enthalten sind, als in Deutschland verzehrt werden. Zudem müssen alle Lebensmittel, die nicht über den Barcode zu erfassen sind (z. B. frisches Obst und Gemüse), per Hand eingetragen werden, was den Aufwand beim Einkaufen deutlich erhöht. Apps könnten zukünftig vor allem dann die Ernährungskommunikation in Deutschland unterstützen, wenn die Datenbanken die hiesigen Ernährungsgewohnheiten stärker berücksichtigen würden (z. B. durch Nutzung des BLS = Bundeslebensmittelschlüssel) sowie die Bewertung des Lebensmittelkonsums auf der Basis der D-A-CH-Referenzwerte erfolgte.

Es zeigt sich, dass Ernährungsinformation auf der Basis von Empfehlungen ebenso wie anhand von (didaktischen) Modellen (z. B. MyPyramid, USA) oder interaktiven Serviceangeboten allein meist nicht ausreicht, individuell z. T. hierzu konträr gelebte Ess- und Bewegungsmuster positiv zu beeinflussen. Somit sind Evaluationen von Modellen und Ernährungsempfehlungen nötig, um deren Wirksamkeit zu überprüfen und zu optimieren.

1.2 Grundlagen

Für die Gestaltung von Maßnahmen der Ernährungsbildung sind zwei Aspekte von besonderer Bedeutung, die nachfolgend näher beleuchtet werden sollen. Zum einen geht es um konzeptionelle Grundlagen, wie sie bereits in ▶ Kapitel 1.1.1 erwähnt wurden, nämlich um die Grundzüge der Gesundheitsförderung, die das Verständnis von Ernährungsbildung prägen. Für die alltägliche Bildungsarbeit sind zum anderen die pädagogischen und didaktischen Rahmenbedingungen wie Bildungsstandards, -ziele und Kerncurricula entscheidend.

1.2.1 Gesundheitsförderung

Was hat Gesundheitsförderung mit Ernährungsbildung zu tun? In der Gesundheitsförderung geht es sowohl um verantwortungsvolles Handeln des Einzelnen wie auch der Gesellschaft. Gesundheitsförderndes Verhalten soll erlernt und umgesetzt und gesunde Lebensräume geschaffen werden. Ein Beispiel hierfür kann die Gestaltung des Alltags in Schulen und des näheren Umfelds sein, darunter auch eine bedarfsgerechte Ernährungsversorgung und eine angemessene Ernährungsbildung.

Gesundheitsförderung – eine Frage des Lebensstils?!

„Gesundheitsförderung zielt auf einen Prozess, allen Menschen ein höheres Maß an Selbstbestimmung über ihre Gesundheit zu ermöglichen und sie damit zur Stärkung ihrer Gesundheit zu befähigen." (WHO, Ottawa Charta 1986)

Es handelt sich hierbei um ein positiv orientiertes Gesundheitskonzept, das einen gesunden Lebensstil ermöglichen möchte, um letztlich sowohl körperliches als auch seelisches und soziales Wohlbefinden zu erreichen.

Im Folgenden wird der Zusammenhang von Gesundheitsförderung und Ernährungsbildung und die sich daraus ergebenden Herausforderungen näher beschrieben. Gesundheitsförderung stellt dabei eine wichtige Grundlage für die Gestaltung des Schulalltags ebenso wie für die Ernährungsbildung im engeren Sinne dar. Dies wird nicht zuletzt an aktuellen curricularen Entwicklungen deutlich, wie sie bereits im Rahmen des Projektes zur „Reform der Ernährungs- und Verbraucherbildung in Schulen" (REVIS, s. u.) konzipiert und erprobt wurden.

Orientiert sich Ernährungsbildung an gesundheitsfördernden Prinzipien, so muss es im Sinne der Salutogenese darum gehen, dass Erlerntes und Lernprozesse rund um das Thema Essen und Trinken als verstehbar, handhabbar und bedeutsam empfunden werden können. Außerdem gilt es, eigene Widerstandsressourcen gegenüber negativen Umwelteinflüssen zu stärken, um die Gesundheit von Schülern, Lehrkräften, weiterem Schulpersonal und letztlich auch von Familien zu fördern.

Entstehung von Gesundheit (Modell)

Salutogenese – Was den Menschen gesund erhält

Aaron ANTONOVSKY (1923–1994), Medizinsoziologe, entwickelte die Theorie der „Salutogenese" (*salus*, lat.- Heil, Glück; *genesis*, griech. – Entstehung) nachdem er herausgefunden hatte, dass Menschen mit schweren potenziell krankmachenden Lebensereignissen nicht zwangsläufig krank werden müssen, sondern ein gesundes Leben führen können. Als Ursache sieht er individuell stark ausgeprägte positive Bewältigungsstrategien (coping) und Ressourcen, die vor krank machendem Stress schützen. Menschen mit diesen Fähigkeiten entwickeln eine ganz besondere innere Haltung – das **Kohärenzgefühl (Sense of Coherence):** Dabei geht zum einen um die Verstehbarkeit dessen, was passiert, um die Handhabbarkeit von Aufgaben und Ressourcen und zum anderen um die Bedeutsamkeit, die dem Handeln einen Sinn gibt.

An die Idee der Gesundheitsförderung knüpft auch das Konzept der „guten gesunden Schule" an. Hier sollen Gesundheitsbewusstsein und Kompetenzen gefördert werden, die Schüler dazu befähigen, „ein erfolgreiches und gesundes Leben zu führen" (PAULUS 2008). Damit können die Erziehungs- und die Bildungsqualität nachhaltig gesteigert werden – unterstützt durch Maßnahmen der Qualitätsentwicklung. Dies wirkt sich sowohl auf die Gestaltung von Strukturen und Prozessen an der Schule als auch auf den Unterricht selbst aus.

1.2.2 Bildungsstandards, -ziele und Kerncurricula

Die Kultusministerkonferenz hat bisher für einige Fächer nationale Bildungsstandards formuliert, nicht jedoch direkt für das Fachgebiet Ernährung und Hauswirtschaft. Dessen Inhalte finden sich eher auf Länderebene in Bildungszielen und Kerncurricula wieder. Nationale Standards und Ländercurricula stellen die Rahmenbedingungen für die schulische Ernährungsbildung dar.

So wird z. B. im Beschluss der Kultusministerkonferenz (vom 16. 11. 2006) für die Abiturprüfung am Fachgymnasium mit Schwerpunkt Ernährung deutlich, dass die Sachkompetenz hauptsächlich an naturwissenschaftlichen Inhalten der Biologie/Chemie, Lebensmittelproduktion und -beschaffenheit und Stoffwechselphysiologie orientiert ist, jedoch daneben ebenso Fragen der Gesundheit sowie der Verantwortung gegenüber der Gesellschaft und der Umwelt eine wichtige Rolle spielen. Insbesondere an den Anforderungen bezogen auf die Handlungskompetenz der Schüler zeigt sich ein komplexes Verständnis des Begriffs Ernährungsverhalten. Inwieweit eine Umsetzung in Bildungszielen und Kerncurricula auf Länderebene erfolgt, soll im Folgenden etwas näher am Beispiel von Niedersachsen erläutert werden.

Ernährungsbildung in Niedersachsen – Rahmenbedingungen

Für öffentliche Schulen und Privatschulen finden sich im Niedersächsischen Schulgesetz (NSchG, §2 Bildungsauftrag, 16.03.2011) gleich mehrere Aspekte, die im Sinne der Ernährungsbildung relevant sind:

„Schülerinnen und Schüler sollen fähig werden, [...]
- ökonomische und ökologische Zusammenhänge zu erfassen,
- für die Erhaltung der Umwelt Verantwortung zu tragen und gesundheitsbewusst zu leben [...],
- sich umfassend zu informieren und die Informationen kritisch zu nutzen."

Kerncurricula für niedersächsische Gymnasien im Fach Biologie und Naturwissenschaften (Sekundarstufe I und II) beinhalten „Systembetrachtungen biologischer Phänomene". Darin werden inhaltliche Kompetenzen u. a. zu Stoff- und Energieumwandlung, Steuerung und Regelung sowie Information und Kommunikation festgelegt. Den engsten Fachbezug zeigt das Kerncurriculum Hauswirtschaft für niedersächsische Realschulen, was folgende Bildungsziele verdeutlichen:

Gestaltungskompetenz für eine nachhaltige Entwicklung:
- sicher handeln bei der Lebensmittelzubereitung
- Ernährung gesundheitsförderlich gestalten, positives Selbstkonzept entwickeln (Ernährungsverhalten)
- selbstbestimmt und reflektiert Konsumentscheidungen treffen
- sich mit unterschiedlichen Lebensstilen und Essgewohnheiten auseinandersetzen
- individuelles Ressourcenmanagement entwickeln, in angemessenem Rahmen ökonomische, ökologische und soziale Verantwortung übernehmen

Die aufgeführten Bildungsziele im Fach Hauswirtschaft zeigen deutlich den Zusammenhang zwischen Ernährungs-, Gesundheits- und Verbraucherbildung.

REVIS – Reform der Ernährungs- und Verbraucherbildung in Schulen

Auf der Basis dieses Zusammenhangs sowie unter Einbeziehung von allgemeinen Bildungszielen und -standards hat das länderübergreifende Projekt REVIS (Reform der Ernährungs- und Verbraucherbildung in Schulen) Kompetenzen, Lerninhalte und Themen für ein Curriculum zu einer alltagsorientierten Ernährungs- und Verbraucherbildung formuliert.

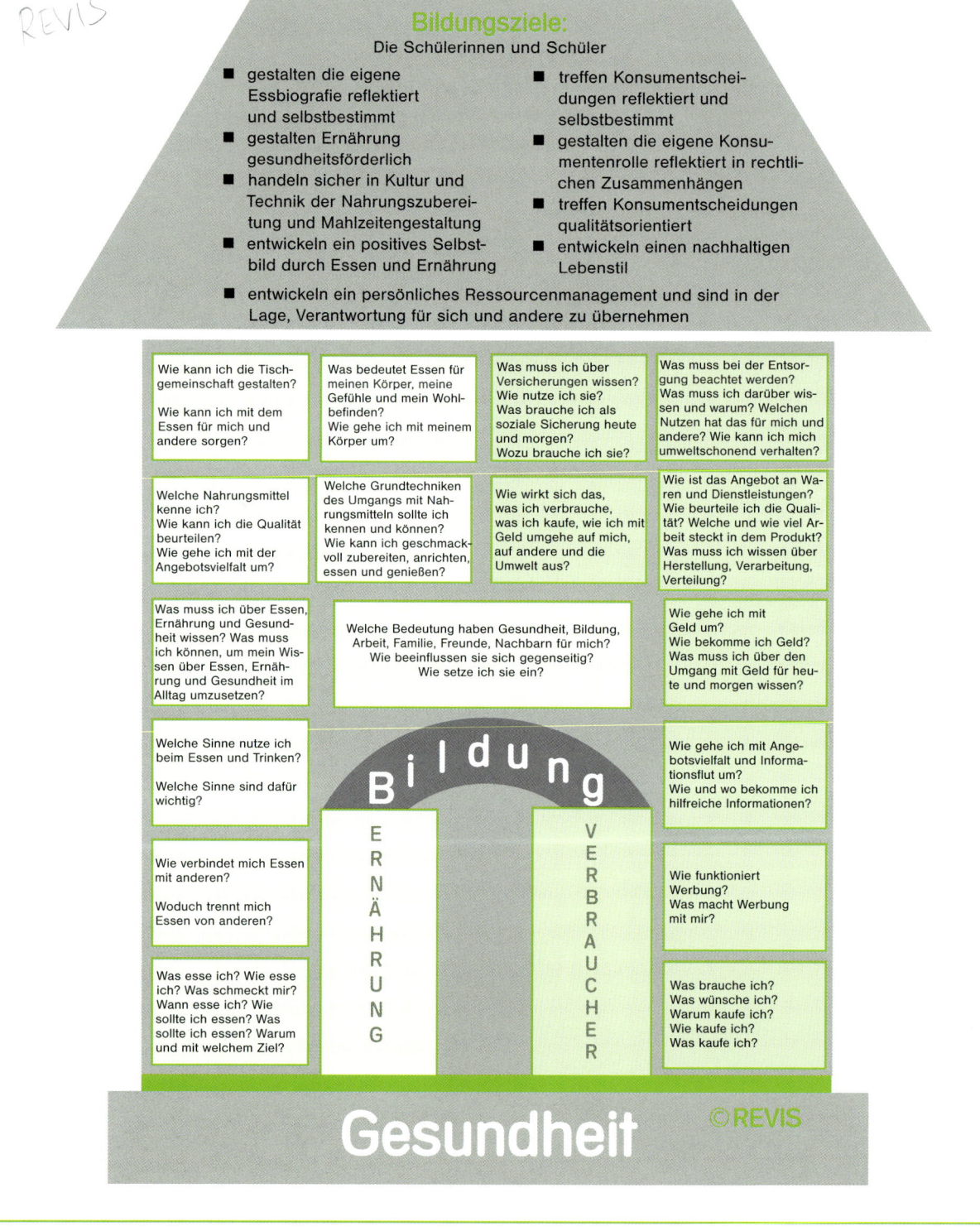

REVIS

Abb. 1.1: Haus der Bildungsziele

(aus: Kersting M [Hrsg]: Kinderernährung aktuell. Umschau Zeitschriftenverlag, Sulzbach 2009)

Neun Bildungsziele bilden bei REVIS das Dach des „Hauses der Bildungsziele" (■ Abbildung 1.1), das einzelne Bildungsziele mit konkreten Fragestellungen untermauert und Kompetenzen veranschaulicht. Das Spektrum der Ziele reicht von Selbstreflexion (Essbiografie) über gesundheitsförderliche Ernährung, Ressourcenmanagement, qualitätsorientierte Konsumentscheidungen bis hin zu einem nachhaltigen Lebensstil. Dabei handelt es sich um ein Konzept, das zukünftig in die curriculäre Planung der Länder einfließen soll. Im Kerncurriculum Hauswirtschaft Niedersachsen zeigen sich hierzu bereits positive Ansätze.

Fragen der Lehrer(fort)bildung zum Thema Ernährungs- und Verbraucherbildung sind hingegen noch nicht immer befriedigend geklärt, ebenso wie die Schaffung/Bezeichnung eines eigenen Fachs. Einen ersten Ansatz zur praktischen Umsetzung des REVIS-Curriculums gibt es seit 2009 in Schleswig-Holstein mit einem neuen Lehrplan für das Fach „Verbraucherbildung".

1.3 Umsetzungsstrategien

Wenn es an die Umsetzung von Maßnahmen der Ernährungsbildung geht, gibt es inzwischen eine unübersehbar große Anzahl an Projekten, die sich in diesem Rahmen kaum darstellen oder gar vertiefen lassen. Wichtig erscheint es in diesem Zusammenhang, über die „Nachhaltigkeit" (im wahrsten Sinne des Wortes, siehe hierzu auch ▶ Kapitel 3.2.1) von Projekten nachzudenken, was auch ein wichtiges Gesamtziel dieser Publikation darstellt. Ein Überblick zu ausgewählten Themenschwerpunkten und Projekten im Studiengang Ökotrophologie der Hochschule Osnabrück findet sich bei KOLFHAUS und HERRMANN 2008 (▶ Quellenverzeichnis am Ende des Kapitels).

Im Folgenden werden einige aktuelle Aspekte der Ernährungsbildung in der Praxis, nationale Entwicklungen und Tendenzen aufgeführt, die jedoch keinesfalls Anspruch auf Vollständigkeit erheben.

1.3.1 Fernsehköche

In den letzten Jahren lässt sich verstärkt beobachten, dass prominente Fernsehköche für die Belange der Ernährungsbildung eingesetzt werden. Wenn auch sicherlich die Öffentlichkeitswirksamkeit des Engagements für die Akteure selbst im Mittelpunkt steht, so trägt sie trotzdem dazu bei, dass gleichzeitig der (schulische) Essalltag an Bedeutung gewinnt. Folgt man der Zielsetzung der Akteure, so unterscheidet sich diese nicht grundsätzlich vom Anliegen der momentan wissenschaftlich und politisch geförderten Konzepte. Auch die Profi-Köche setzen auf Geschmacksbildung und das Erlernen praktischer Kompetenzen, wobei Aktionismus aus fachlicher Sicht eher kritisch zu betrachten ist – zugunsten längerfristig wirksamer Maßnahmen wie der Weiterbildung der Lehrkräfte, der Verbesserung der Schulverpflegung und der praktischen

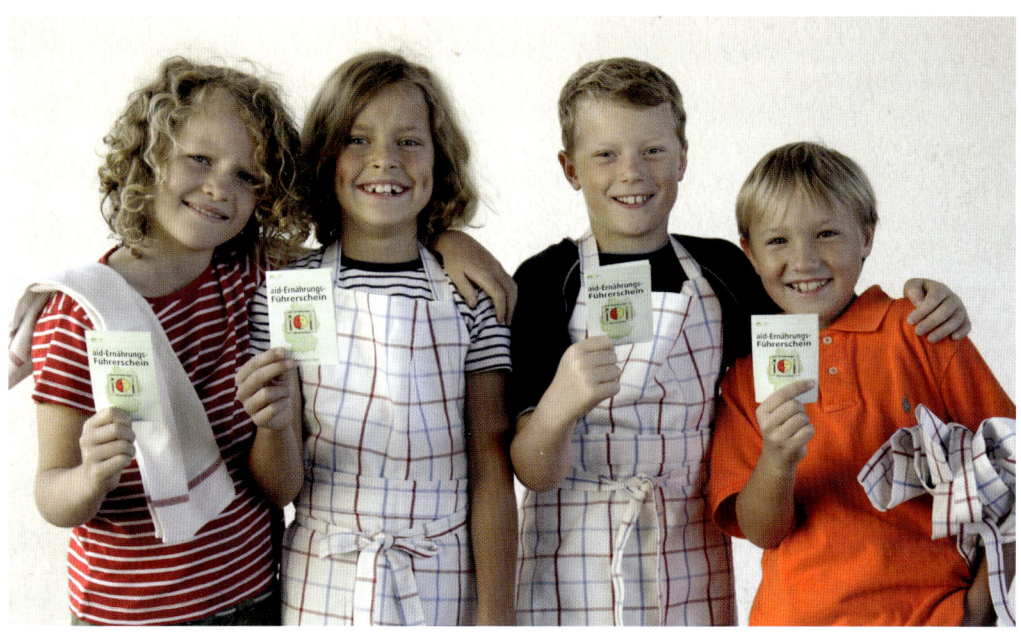

Der „aid-Ernährungsführerschein" kann von Schülern der 3. Klasse in Grundschulen erworben werden – wenn die Schule dies anbietet.

Umsetzung von Ernährungsempfehlungen (z. B. vollwertige Ernährung nach DGE, Vollwert-Ernährung) in der Schule (▶ Kapitel 3.2.2).

S.125 Nachhaltigkeit!

1.3.2 Schuloecotrophologen

Einen Ansatz zur personellen Professionalisierung stellt der seit 2010 an der Hochschule Fulda angebotene Weiterbildungsstudiengang dar, der Schuloecotrophologen als „professionelle[n] Fachvertreter der Schule in Sachen Schülerverpflegung und kulinarischer Ernährungsbildung" ausbildet (SCHREINER-KOSCIELNY et al. 2010). Durch dieses Konzept sollen zukünftig Schulen fachliche Unterstützung bei der Gestaltung der Schulverpflegung sowie im ernährungsbezogenen Unterricht erhalten.

An anderen (Fach)Hochschulen gibt es unterschiedliche Lehrangebote im Studiengang Oecotrophologie, die es ermöglichen, einen Schwerpunkt im Bereich Außer-Haus-Verpflegung zu setzen und damit Fachkompetenzen im Bereich Schulverpflegung zu vertiefen.

1.3.3 Nationale Gesundheitsziele und „IN FORM"

Auf nationaler Ebene hat der vom Bundesgesundheitsministerium unterstützte Kooperationsverbund gesundheitsziele.de, die Plattform der Akteure im deutschen Gesundheitswesen (www.gesundheitsziele.de), als Handlungsrahmen nationale Gesundheitsziele formuliert, die die Grundlage für in die Praxis umzusetzende Strategien (z. B. die Initiative IN FORM, s. u.) bilden. Eines dieser Ziele lautet „Gesund aufwachsen: Lebenskompetenz, Bewegung, Ernährung", wobei hier gesundheitsfördernde Lebensstile im Mittelpunkt des Interesses stehen. Maßnahmen und Ziele sind settingorientiert, d. h. sie sind darauf ausgerichtet das Lebensumfeld im Sinne der Gesundheitsförderung zu verändern (z. B. Familie, Schule). Entsprechend beziehen sich ernährungsbezogene Ziele z. B. auf eine gesunde Ernährung in Familien oder auch eine gesunde Ernährung von Kindern und Jugendlichen, wobei es auch darum geht, Fehlernährung zu vermeiden.

Eine Bündelung und zunehmende Aufmerksamkeit erfahren Maßnahmen der Ernährungsbildung durch die nationale Initiative für gesunde Ernährung und Bewegung „IN FORM" (www.in-form. de). Hierbei geht es u. a. um die Bildung von Netzwerken der Akteure sowie Fachexperten, aber auch um die Unterstützung von bundesweit umgesetzten Konzepten, wie z. B. dem aid-Ernährungsführerschein für Schüler der 3. Klasse in Grundschulen.

Unterstützung erfahren Schulen auch durch die Vernetzungsstellen Schulverpflegung, die sich auf Bundesländerebene organisieren (http://www.in-form.de/cln_099/nn_1320854/DE/ Home/04KitaundSchule/VernetzungsstellenSchule/Vernetzungsstellen__node.html?__nnn=true). Dabei steht die fachliche Begleitung der Schulen bei der Umsetzung ihrer Schulverpflegung im Vordergrund, jedoch hat dies auch gleichzeitig positive Effekte auf die Ernährungsbildung an den jeweiligen Schulen.

Dabei spielt Qualitätssicherung eine immer wichtigere Rolle, sodass zunehmend Maßnahmen und auch Material, welches in der Ernährungsbildung sowie -beratung eingesetzt wird (z. B. aid-Ernährungspyramide, Dreidimensionale Lebensmittelpyramide der DGE), evaluiert werden.

1.3.4 Qualitätsstandards der DGE

Ein weiteres Instrument der qualitätssichernden schulischen Ernährungsbildung stellen auf nationaler Ebene u. a. die Qualitätsstandards für die Schulverpflegung der DGE dar (▶Kapitel 2.3.4).

1.3.5 Fazit

Maßnahmen der Ernährungsbildung sind sehr vielfältig. Um nicht in Aktionismus zu verfallen erscheint es daher von Bedeutung zu sein, unter Beteiligung der relevanten Akteure auf der Basis gemeinsam erarbeiteter Ziele zu agieren sowie Ergebnisse zu evaluieren und zu kommunizieren, damit sich Ernährungsbildung qualitativ weiterentwickeln kann.

Mit dem WABE-Zentrum verfügt der Studiengang Ökotrophologie der Hochschule Osnabrück über ein Versuchszentrum, an dem in optimaler Weise Maßnahmen der Ernährungsbildung erprobt und ausgewertet werden können. Im vorliegenden Kapitel werden die wichtigsten der bisher durchgeführten Projekte beschrieben. Die genaue Darstellung von Methoden, Ergebnissen und Verbesserungsmöglichkeiten soll zur Nachahmung anregen.

1.4.1 Einführung: Das WABE-Zentrum

Rahmenbedingungen und Aufgabenstellung

Das WABE-Zentrum verknüpft Wissenschaft und Praxis für alle Themen entlang der Lebensmittelkette. WABE steht für Waldhof – Aktion – Bildung – Erleben und spiegelt nicht nur den Standort auf dem Waldhof-Gelände des landwirtschaftlichen Bioland-Versuchsbetriebs der Hochschule Osnabrück wider, sondern auch die Arbeitsschwerpunkte für Aktionen, Bildungsmaßnahmen und aktive Beteiligung der Zielgruppen sowie schließlich die wabenähnliche Form der Gebäudeteile (■ Abbildung 1.2). Leitthema des WABE-Zentrums ist das nachhaltige und ökologische Wirtschaften. Wissenschaftler, Studierende, Marktpartner, Erzeuger und Verbraucher sollen sich in dem Veranstaltungszentrum mit dem angeschlossenen Café sowie der Schau- und Produktionskäserei über ökologisch erzeugte Lebensmittel der Region informieren und austauschen, diese aber auch selbst herstellen und verzehren können. Damit trägt das WABE-Zentrum aktiv dazu bei, das Wissen um ökologische Zusammenhänge in der Ernährung an Multiplikatoren und Verbraucher weiterzugeben (www.wabe-zentrum.de).

Wissenschaftlicher Versuchsbetrieb

Das WABE-Zentrum ist ein Versuchsbetrieb des Studiengangs Ökotrophologie der Fakultät Agrarwissenschaften und Landschaftsarchitektur der Hochschule Osnabrück. Es verfügt über eineinhalb Personal-Stellen, die flankiert werden von studentischen Hilfskräften, wissenschaftlichen Projektmitarbeitern, jungen Menschen im Freiwilligen Ökologischen Jahr (FÖJ) sowie von Studierenden, die im Rahmen ihrer berufspraktischen Phase oder für Projekt- und Abschlussarbeiten dort tätig sind.

Als „Zentrum für Verbraucherinformation, Ernährung, nachhaltige Lebensmittelproduktion und Nacherntetechnologie" gehört das WABE-Zentrum zu den wichtigen Projekten der Rut- und Klaus-Bahlsen-Stiftung, bei denen stets der greifbare praktische Nutzen durch die unmittelbare Anwendung zum Wohle des Menschen im Mittelpunkt steht.

2011 wurde das WABE-Zentrum um ca. 50 Prozent der Fläche erweitert und bietet Gästen und Studierenden (z. B. im neuen Studiengang „Lehramt für Berufsbildende Schulen: Ökotrophologie") nun die Möglichkeit, in einem neu konzipierten Küchenbereich Speisen selbst ressourcen-

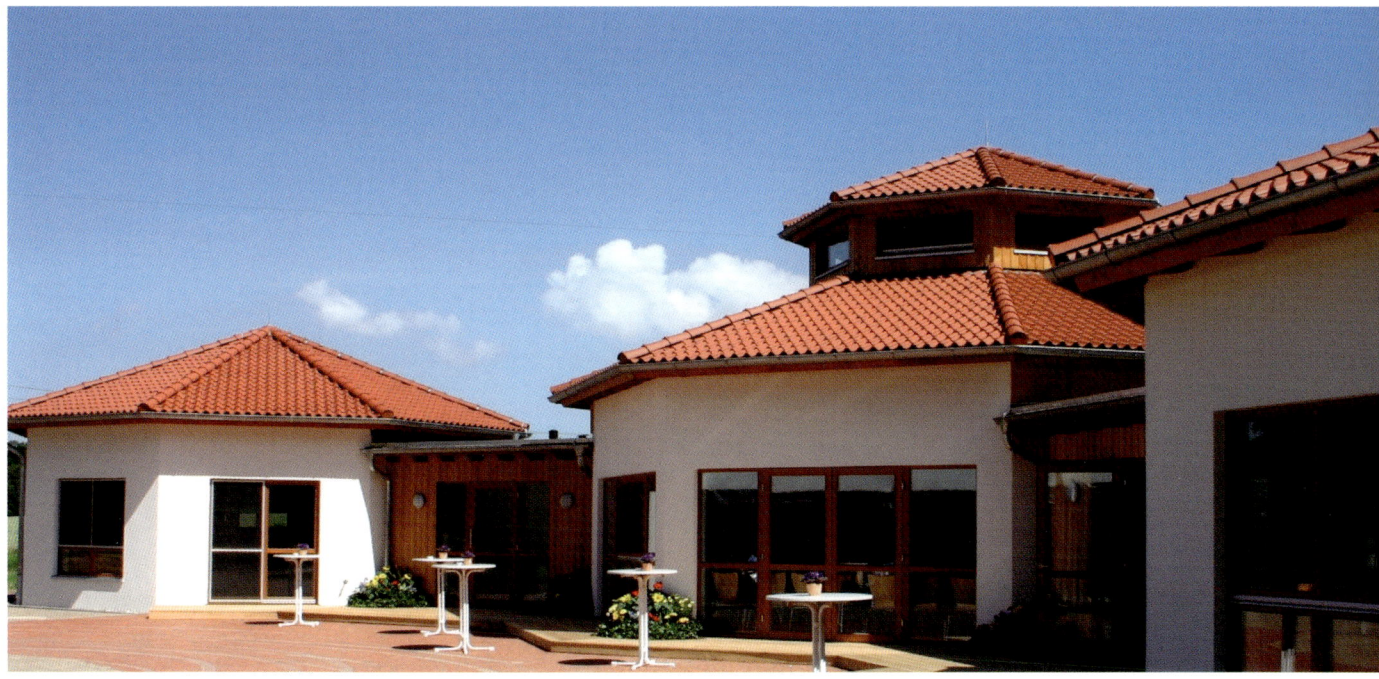

Abb. 1.2: Außenansicht des WABE-Zentrums

schonend zuzubereiten (■ Abbildung 1.3, Folgeseite). Die Küche ist mit entsprechenden Messvorrichtungen ausgestattet, die es erlauben, den Energie- und Wasserverbrauch, der durch die Speisenherstellung entsteht, direkt zu visualisieren.

Zielsetzung

Das WABE-Zentrum hat den ganzheitlichen und prozesshaften Anspruch, den ökologischen Landbau und die handwerklich-hauswirtschaftliche Verarbeitung von ökologisch erzeugten Lebensmitteln und Speisen in Theorie und Praxis darzustellen.

Arbeitsschwerpunkte

Das WABE-Zentrum bietet unterschiedlichste Veranstaltungen (Seminare, Tagungen, Vortragsangebote, Werkstätten, Workshops) für die Zielgruppen Endverbraucher, Multiplikatoren und regionale ökologische Erzeuger an. Stets steht dabei die Wissensvermittlung mit Anwendungsbezug im Mittelpunkt, beispielsweise für einzelne Lebensmittel (z. B. Obst und Gemüse, Milch, Fleisch, Wildpflanzen) oder für ausgewählte Themenschwerpunkte (z. B. Hygiene, Schulverpflegung). Die Veranstaltungen werden von den Mitarbeitern des WABE-Zentrums, auch in Kooperation mit Kollegen des benachbarten landwirtschaftlichen Bioland-Betriebs Waldhof, mit Studierenden und Lehrenden des Studiengangs Ökotrophologie sowie externen Experten durchgeführt.
Zusammen mit Professoren der Fakultät Agrarwissenschaften und Landschaftsarchitektur hat das WABE-Zentrum als Lehr- und Forschungsbetrieb seit seiner Eröffnung im Juni 2004 mehrere Forschungsprojekte unterschiedlicher Drittmittelgeber bearbeitet und für die Schriftenreihe Ökotrophologie der Hochschule Osnabrück zwei Bände zu den Themen Ernährungsbildung und Ressourcenmanagement veröffentlicht.

Veranstaltungen und Projekte

Das WABE-Zentrum führt regelmäßig Veranstaltungen durch, z. B. das Kartoffelfest in Kooperation mit dem Waldhof, eine Belehrung zum Infektionsschutzgesetz in Kombination mit einer Hygieneschulung sowie Veranstaltungen zum Thema Schulverpflegung.

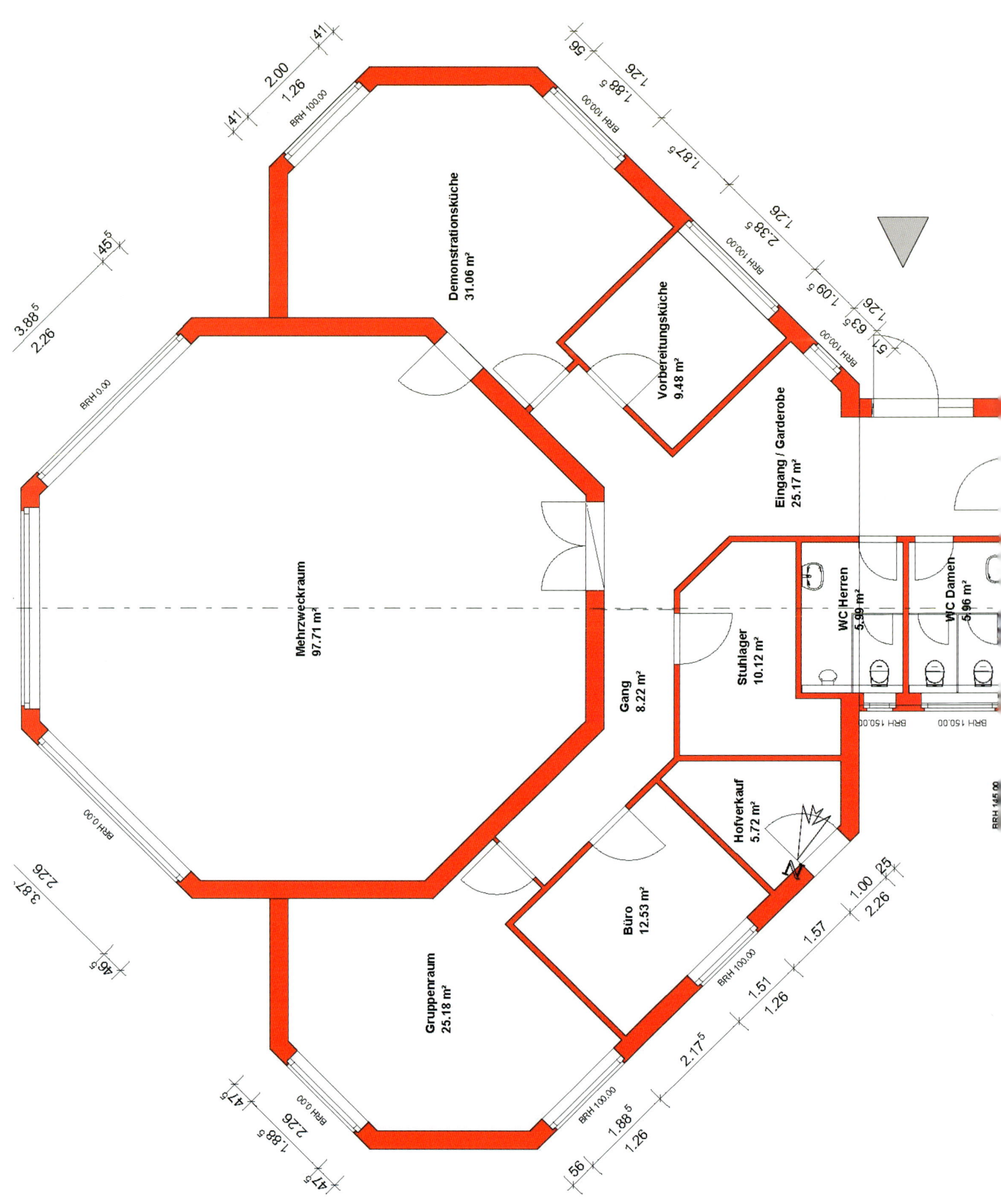

Veranstaltungen zum Thema Schulverpflegung des WABE-Zentrums seit 2004

2005: Fachtagung: Zeitgemäße Schulverpflegung

2007: Seminar: Bio in der Schulverpflegung

2008: Fachtagung: Management nachhaltiger Schulverpflegung

2009: Fachtagung: Aktuelle Fragen der Schulverpflegung – Auftaktveranstaltung der Vernetzungsstelle Schulverpflegung Niedersachsen am Standort Osnabrück

2010: Fachgespräch: Schulverpflegung in der Grundschule
Fachgespräch: Abrechnungssysteme in der Schulverpflegung

2011: Fachgespräch: Qualitätssicherung in der Schulverpflegung

Insgesamt bietet das WABE-Zentrum jährlich ca. 100 Veranstaltungen mit unterschiedlichen Teilnehmerzahlen an (z. B. von sechs Personen bei einem Intensivseminar bis hin zu 1500 Personen beim alljährlichen Kartoffelfest). Endverbraucher können sich einzeln im Rahmen des Jahresprogramms oder in Gruppen anmelden (siehe www.wabe-zentrum.de). Stammgäste des WABE-Zentrums sind zudem Schulklassen und Lehrkräfte, insbesondere aus Grund- und Förderschulen, sowie regionale landwirtschaftliche Erzeuger. Seit der Eröffnung des WABE-Zentrums im Juni 2004 haben ca. 40 000 Gäste an Veranstaltungen des WABE-Zentrums teilgenommen.

Mit Mitteln des Europäischen Fonds für Regionalentwicklung (EFRE) wurde ein Projekt über Heilpflanzen bearbeitet und – finanziert durch die Rut- und Klaus-Bahlsen-Stiftung – für Lernstationen im Unterricht aufbereitet (▶ Kapitel 1.4.3). Das barrierefreie WABE-Zentrum ist seit 2008 anerkannt als Projekt der „Dekade für Nachhaltige Bildung" der Vereinten Nationen und als außerschulischer Lernstandort für Förderschulen in Niedersachsen.

Publiziert wurde beispielsweise – in Kooperation mit der Bundesforschungsanstalt für Landwirtschaft – eine wissenschaftliche, anwendungsbezogene Dokumentation als Leitfaden für die unterschiedlichen Anforderungen an die Direktvermarktung für Planer und Landwirte. In Kooperation mit der Serviceagentur „Ganztägig Lernen" wurde eine Handreichung für die Mittagsverpflegung an Schulen erarbeitet, die im Internet kostenlos zum Download zur Verfügung steht. Das Thema „Hygiene für Sonderveranstaltungen" wurde auf Bitten regionaler landwirtschaftlicher, ökologisch wirtschaftender Betriebe in eine Handreichung gefasst, die über die Homepage des WABE-Zentrums ebenfalls kostenlos zum Download zur Verfügung steht (www.wabe-zentrum.de).

Qualitätsmanagement

Das WABE-Zentrum ist zertifiziert für sein Qualitätsmanagementsystem nach DIN EN ISO 9001:2008 und für sein Umweltmanagementsystem nach DIN EN ISO 14001:2005 sowie nach EMAS (Environmental Management and Audit Scheme). Die Umwelterklärung befindet sich auf der Homepage (www.wabe-zentrum.de).

Finanzierung

Für die Deckung der Personal- und Sachkosten wird das WABE-Zentrum von der Rut- und Klaus-Bahlsen-Stiftung unterstützt. Zusätzlich werden die Einnahmen genutzt, die durch das Angebot von Dienstleistungen (unterschiedliche Veranstaltungen) und Produkten (WABE-Bioland-Käse)

oder durch die Vermietung der Räumlichkeiten an Firmen selbst erwirtschaftet werden. Für (Forschungs-)Projekte kommen themengebundene Projektmittel der Rut- und Klaus-Bahlsen-Stiftung sowie andere Drittmittel über die Hochschule hinzu.

1.4.2 Projekt „Obst und Gemüse im Schulalltag"

Rahmenbedingungen und Aufgabenstellung

Der hohe Stellenwert von Obst und Gemüse in einer abwechslungsreichen und gesundheitsfördernden Ernährung ist nicht nur durch den hohen Nährstoffgehalt (Vitamine, Mineralstoffe, Ballaststoffe, sekundäre Pflanzenstoffe) begründet, sondern auch durch die Vielfalt (Genuss, Geschmack, Verwendung). Der süße Geschmack (Obst) und der geringe Energiegehalt (Gemüse) machen diese Lebensmittel zusätzlich für die Kinderernährung interessant, da sie reichlich verzehrt, optisch ansprechend angeboten und als Zwischenmahlzeit eingesetzt werden können. Wie aktuelle Forschungsergebnisse aus dem Kinder- und Jugendgesundheitssurvey zeigen, haben Kampagnen wie „5 am Tag" (5 Portionen Obst und Gemüse pro Tag, seit 2000/2001) dahingehend Erfolge gezeigt, dass heute 47 Prozent der Jungen und 55 Prozent der Mädchen im Alter von drei bis 17 Jahren mindestens einmal pro Tag Obst essen. Gegartes Gemüse (aus frischem Gemüse, Tiefkühl-, Konservengemüse) wird nur von 13 Prozent der Jungen und 14 Prozent der Mädchen täglich verzehrt. Rohes Gemüse erfreut sich größerer Beliebtheit (täglich: 21 Prozent der Jungen, 29 Prozent der Mädchen). Kritisch wird vor allem gesehen, dass der Obst- wie auch der Gemüsekonsum mit zunehmendem Alter der Kinder deutlich abnimmt und die Empfehlungen des Forschungsinstituts für Kinderernährung Dortmund von je 200 bis 350 g Obst und Gemüse täglich für drei- bis 18-jährige Kinder und Jugendliche kaum erreicht werden.

Für den schulischen Bereich ist das Thema Obst und Gemüse aus sehr unterschiedlichen Gründen von Interesse: Mehrmals täglich Obst und Gemüse zu essen (Zwischen-, Mittagsverpflegung), ist ein wichtiger Bestandteil in den Qualitätsstandards für die Schulverpflegung, wobei hier saisonale, regionale und ökologische Aspekte zusätzlich berücksichtigt werden. Dem Verpflegungsangebot verknüpft mit weiteren Maßnahmen zur schulischen Gesundheitsförderung kommt im Rahmen des Nationalen Aktionsplans „IN FORM" eine wichtige Rolle zu. Dieser Handlungsrahmen bezieht das Konzept von REVIS (Reform der Ernährungs- und Verbraucherbildung an Schulen, ▶Kapitel 1.2.2) mit ein.
Speziell bezogen auf Schulen in Niedersachsen geht es in der Gesundheits- und Ernährungsbildung darum, dass die Schüler befähigt werden, „für die Erhaltung der Umwelt Verantwortung zu tragen und gesundheitsbewusst zu leben ..." (§§2, Abs. 1, Nr. 3, NSchG). So leistet die Ernährungsbildung durch die Förderung vielfältiger Kompetenzen der Schüler einen Beitrag zu „health literacy". Höhere Gesundheits- und Lebensqualität der Kinder tragen letztlich auch zu Bildungserfolgen in der Schule bei.
Konkrete Umsetzungsstrategien zur Förderung des Obst- und Gemüseverzehrs in der Schule sowie praktische Anleitungen zur Umsetzung des (von der EU ab dem Schuljahr 2009/2010 finanziell geförderten) Schulfruchtprogramms zeigen Entwicklungspotenzial für das Thema Obst und Gemüse im Alltag der schulischen Ernährungsbildung und Ansätze für das hier beschriebene Projekt. Spezielle Kommunikationsstrategien für Kinder sind hier wichtig, um Interesse und Akzeptanz zu erreichen – und zwar unter Einbeziehung der Eltern und Lehrer.

Vor diesem Hintergrund wurde das Projekt „Obst und Gemüse im Schulalltag" konzipiert sowie unterstützt durch das WABE-Zentrum und finanziert durch die Rut- und Klaus-Bahlsen-Stiftung umgesetzt. Das Projekt wurde im Zeitraum vom 1. Januar bis 31. Dezember 2009 durchgeführt. An der Umsetzung beteiligt waren sechs Modellschulen – zwei Grund-, eine Förder- und drei Haupt- und Realschulen –, die unter dem Aspekt ihrer unterschiedlichen Verpflegungsangebote ausgewählt wurden (■ Tabelle 1.1). Bei der an der Haupt- und Realschule beteiligten Klasse handelte es sich um eine Realschulklasse, weshalb sie in der Übersicht unter Realschule geführt wird. Aufgrund schulischer Strukturen nahmen Schule a und Schule c mit jeweils zwei Klassen teil. Die Gesamtzahl der am Projekt beteiligten Schüler betrug 164 sowie 9 Lehrkräfte.

Verpflegungstyp	keine Verpflegung		Pausen-verpflegung	Pausen- und Mittagsverpflegung		
	Schule a	Schule b	Schule c	Schule d	Schule e	Schule f
Schulform	Förderschule	Grundschule	Grundschule	Realschule	Realschule	Realschule
Klassenstufe	3/4 [1]	2/3	2/3	6/7	6/7	5/6
Anzahl der Schüler	18	17	49	28	25	27

[1] Durch die Laufzeit von einem Jahr resultieren die in Tabelle 1.1 angegebenen Jahrgangswechsel, sodass sich z. B. eine Klasse zu Beginn des Projektes in der zweiten Klasse, zum Abschluss in der dritten Klasse befand.

Tab. 1.1: Übersicht der teilnehmenden Modellschulen (nach Verpflegungstyp)

Bei der Förderschule handelte es sich um eine Förderschule im Grundschulbereich. In ■ Abbildung 1.4 wird deutlich, dass ungefähr die gleiche Anzahl von Primar- und Sekundarschülern am Projekt teilnahmen.

Zielsetzung
Das Projekt „Obst und Gemüse im Schulalltag" beschäftigt sich mit der Bedeutung von Obst und Gemüse für eine ausgewogene Ernährung im schulischen Umfeld. Die Schüler sollten praktische Fähigkeiten und Fertigkeiten im Umgang mit Obst und Gemüse erwerben und ihre Kenntnisse erweitern. Eine Steigerung des Obst- und Gemüseverzehrs unter Einbeziehung saisonaler (ökologischer) und regionaler Angebotsstrukturen – inklusive essbarer Wildpflanzen – bei Schülern, Lehrkräften und Eltern wurde angestrebt. Weitere Ziele waren der Aufbau geeigneter Kommunikationsstrukturen zwischen Schülern, Lehrkräften und Familien und eine Verbesserung der Angebotsstruktur in der Schulverpflegung als Beitrag auf dem Weg zur „guten gesunden Schule".

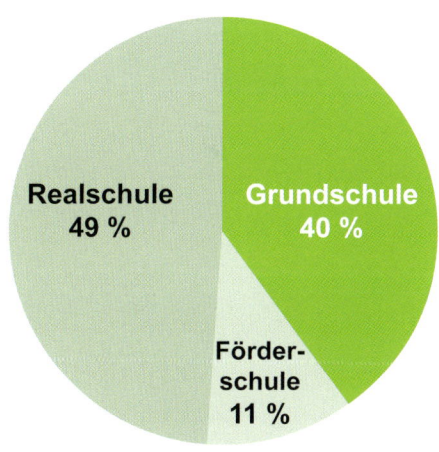

Abb. 1.4: Modellschulen nach Schülerzahlen und Schultyp in Prozent (n = 164)

Maßnahmen und Methoden
Die Maßnahmen des Projekts „Obst und Gemüse im Schulalltag" setzten sich zusammen aus schulischen Bildungsmaßnahmen und Maßnahmen zur Veränderung der Schulorganisation (■ Abbildung 1.5, Folgeseite).

Die **Bildungsmaßnahmen** bestanden aus zwei Aktionstagen (**Interventionen**) für die Schüler. Der erste fand im WABE-Zentrum an der Hochschule Osnabrück statt. Das WABE-Zentrum wurde als Veranstaltungsort gewählt, da in den Seminarräumen und im Bauerngarten des Waldhofs Produktion und Verarbeitung von Lebensmitteln (Obst und Gemüse) praxisnah veranschaulicht werden konnten. Beim zweiten Aktionstag war es den Lehrkräften freigestellt, ob die Veranstaltung im Klassenzimmer oder erneut im WABE-Zentrum stattfinden sollte. Die methodische Gestaltung erfolgte für die Primar- wie auch Sekundarstufe nach dem Prinzip des Lernens an Stationen (Stationen-Lernen, Lernzirkel, Übungszirkel). Darunter wird ein Angebot an verschiedenen Lernstationen zu einem übergeordneten Thema verstanden. Durch eine intensive Auseinandersetzung mit dem Thema und abgestuften Leistungsanforderungen werden angemessene Entwicklungsbedingungen für alle Schüler bereitgestellt, sodass selbstständiges Lernen und Handeln gefördert werden kann. Somit kann die Lebenswirklichkeit der Kinder aufgegriffen werden, zum Nachdenken angeregt und gegebenenfalls eine Verhaltensänderung hervorgerufen werden.

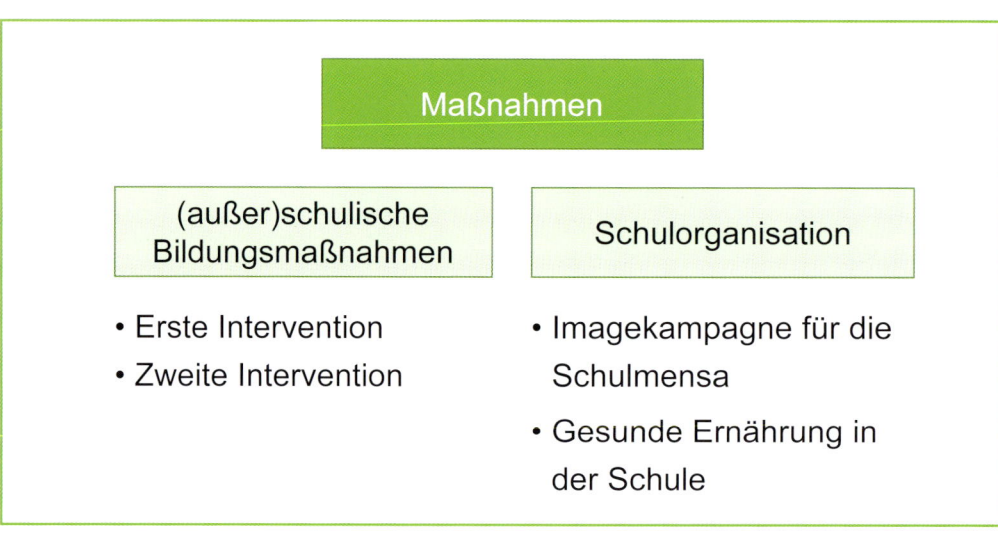

Abb. 1.5: Übersicht der Maßnahmen des Projektes

Die Maßnahmen im Bereich der **Schulorganisation** erfolgten im Rahmen studentischer Projekte. Sie fanden als Modul im vierten und fünften Semester des Ökotrophologie-Studiums an der Hochschule Osnabrück statt. Das eine Projekt befasste sich mit einer **Imageförderung für die Schulmensa** zur Verbesserung der Akzeptanz von Bio-Lebensmitteln in der Mittagsverpflegung bei den Schülern und Lehrkräften Dieses Projekt wird in ▶Kapitel 2.4.2 ausführlich dargestellt. Im zweiten Projekt – **„Gesunde Ernährung in der Schule"** – wurden im Rahmen der Pausenverpflegung und des Unterrichts Maßnahmen zur Steigerung des Obst- und Gemüseverzehrs bei den Schülern durchgeführt. Ein Ziel war es, ein Verpflegungssystem mit Obst und Gemüse für eine im Projekt „Obst und Gemüse im Schulalltag" beteiligte Grundschule zu entwickeln – basierend auf den Grundüberlegungen zum Schulfruchtprogramm. Ein weiteres Ziel bestand darin, dass sich Schüler, Lehrkräfte, aber auch Eltern mit der Bedeutung von Obst und Gemüse in einer abwechslungsreichen (Kinder-)Ernährung auseinandersetzen und auf einen regelmäßigen Verzehr von Obst und Gemüse Wert legen.

Durchführung der Aktionstage (Interventionen)

Bei der ersten von zwei geplanten Interventionen der schulischen Bildungsmaßnahmen im Juni 2009 beschäftigten sich die einzelnen Schulklassen mit dem Thema „Obst und Gemüse – bunt und vielfältig".

An vier verschiedenen Stationen arbeiteten die Schüler am Aktionstag unterschiedliche Inhalte zum Thema aus. Beim Aufbau der einzelnen Stationen wurde bezüglich der Inhalte unterschieden zwischen Grund- und Förderschule und der Sekundarstufe I (■ Tabellen 1.2 und 1.3). Im Anschluss an die Stationen erfolgte eine gemeinsame Verkostung der von den Schülern selbst hergestellten Speisen (vgl. Station 2).

Beim zweiten Aktionstag im WABE-Zentrum (September 2009) lag der Schwerpunkt im Themengebiet Apfel und Apfelsaftherstellung. Eine Interessenabfrage bei den Lehrkräften ergab

	Thema	Ziel	Inhalt
Station 1	Unterscheidung Obst und Gemüse	Kenntniserweiterung	Obst und Gemüse anhand von Fotomaterial benennen und zuordnen Kampagne „5 am Tag"
Station 2	Verarbeitung	Kenntniserweiterung Training motorischer Fähigkeiten und Fertigkeiten	Rezepte: Gurkenschlange, Radieschenmäuse, Erdbeer-Dessert-Leuchtturm, Pizzabrötchen mit Zucchini, Obstspieße (Rezepte ▶ Band 2)
Station 3	Fotorallye im Waldhofgarten	Kenntniserweiterung	Zuordnung von Obst und Gemüse zur dazugehörigen Pflanze
Station 4	Sensorikübung	mit allen Sinnen wahrnehmen	sensorische Bewertung von Obst und Gemüse (Aussehen und Geschmack)

Tab. 1.2: Aufbau der Stationen für Grund-/Förderschule (erste Intervention)

	Thema	Ziel	Inhalt
Station 1	Herkunft von Obst und Gemüse	Kenntniserweiterung in Bezug auf Saisonalität und Regionalität von Obst und Gemüse	Herkunftsländer von Obst und Gemüse bestimmen und hinterfragen
Station 2	Verarbeitung	Kenntniserweiterung Training motorischer Fähigkeiten und Fertigkeiten	Rezepte: Erdbeer-Muffins, Hamburger mit Frischkäsedip, Bunter Kartoffelsalat, Pizzabrötchen mit Zucchini, (Rezepte ▶ Band 2)
Station 3	Fotorallye im Waldhofgarten, Wiese	Kenntniserweiterung	Zuordnung von Obst und Gemüse, essbaren Wildpflanzen zur dazugehörigen Pflanze
Station 4	Sensorikübung	mit allen Sinnen wahrnehmen	sensorische Bewertung von Obst und Gemüse (Aussehen und Geschmack); Unterscheidung von biologischen und konventionellen Produkten

Tab. 1.3: Aufbau der Stationen für Sekundarstufe I (erste Intervention)

diesen Themenschwerpunkt. Für die Kinder war der Apfel ein bekanntes und beliebtes Obst. Darüber hinaus ist der Apfel im September regional verfügbar. Die Schüler sollten am Beispiel des Apfels eine Obstart näher kennen lernen, um sich exemplarisch die Vielfalt an Bezügen zu Ernährung, Wachstum und Lebensmittelverarbeitung zu verdeutlichen. Sie lernten den Apfel als facettenreiches Lebensmittel kennen und erprobten seine vielseitigen Verarbeitungsmöglichkeiten. Die Mehrzahl der Lehrer entschied sich für das WABE-Zentrum als Veranstaltungsort. Schule b favorisierte eine Durchführung in der eigenen Schule.

Im Folgenden werden die Abläufe der zweiten Intervention dargestellt. Die methodische Gestaltung erfolgte wie beim ersten Aktionstag im Sommer für die Grund- und Förderschüler auf Basis des Stationen-Lernens, da in Kleingruppen intensiver mit einzelnen Schülern gearbeitet werden konnte. Zu jeder Station wurden Arbeitsblätter entwickelt, um das Erlernte in der Schule zu wiederholen oder zu vertiefen. Zunächst erfolgt eine Beschreibung der Stationen für die Schüler der Grund- und Förderschulen (■ Tabelle 1.4).

Im Anschluss an die vier Stationen verzehrten die Schüler gemeinsam die selbst produzierten Speisen. Abschließend kreierten die Schüler gruppenweise einen „Klassenfruchtcocktail" und lernten dabei verschiedene Geschmacksarten von Obst zu differenzieren und zu kombinieren. Zusätzlich bot diese Arbeit den Schülern eine Möglichkeit ihre Sozialkompetenz und Teamfähigkeit zu trainieren.

Der Aufbau des zweiten Aktionstages für die Schüler der Sekundarstufe I erfolgte anhand einer anderen Methode. Zudem wurde der Wunsch der Lehrkräfte, mehr über die Produktion, technologische Verarbeitung und den Nährstoffgehalt von Lebensmitteln zu erfahren, aufgegriffen.

Der Einstieg in das Thema erfolgte wie bei der Grundschule über eine Punktabfrage zu den durchschnittlich verzehrten Portionen Obst und Gemüse inklusive einer Erläuterung der „5 am Tag"-

	Thema	Ziel	Inhalt
Plenum	Kampagne „5 am Tag"	Wiederholung	Punktabfrage zum Obst- und Gemüseverzehr
Station 1	Verarbeitung	Kennenlernen verschiedener Verarbeitungsmethoden Training motorischer Fähigkeiten und Fertigkeiten	Rezepte: Apfelchips, Apfel-Zwiebel-Brötchen, Apfelkekse, Apfel-Kartoffel-Suppe (Rezepte ▶ Band 2)
Station 2	Industrielle Apfelsaftherstellung	Kenntniserweiterung	Erarbeitung der einzelnen Prozessschritte; eigene Saftherstellung (haushaltstechnisch)
Station 3	Unterscheidung von Apfelgetränken	Kenntniserweiterung zu gesundheitsbezogenen Aussagen	Differenzierung von Apfelsaft, -nektar, -fruchtsaftgetränk nach dem Gehalt an Wasser und zugesetzten Zucker
Station 4	Entwicklungsstadien des Apfelbaumes im Waldhofgarten	Kenntniserweiterung	Jahreszeitenbezogene Entwicklungsstadien, Nützlinge im ökologischen Anbau

Tab. 1.4: Aufbau der Stationen für Grund-/Förderschule (zweite Intervention)

Kampagne. Zur weiteren Bearbeitung des Themas wurde bei den Schülern der Sekundarstufe I die „Expertenmethode" gewählt. Bei dieser Methode werden die Schüler in Gruppen aufgeteilt. Diese Gruppen erarbeiten dann in einer vorgegebenen Zeit einen bestimmten Themenschwerpunkt und bereiten sich vor, als Experten zu der Thematik von ihren Mitschülern befragt zu werden. Neben dem Zugewinn von Fachwissen fördert diese Methode die Fähigkeit der Schüler Problemlösungsstrategien zu entwickeln, im Team zu arbeiten und Ergebnisse zu präsentieren. An dem Aktionstag wurden die Schüler zunächst in Gruppen eingeteilt. Diese erarbeiteten anschließend in einem relativ kurzen Zeitraum von 30 Minuten mit Hilfe spezifischer Fragen unterschiedliche Textausschnitte zu den jeweiligen Themenschwerpunkten. Die Ergebnisse sollten möglichst anschaulich und kreativ auf einem Poster dargestellt und zum Abschluss den anderen Gruppen präsentiert werden.

Die sechs Themenschwerpunkte der Expertenmethode lauteten:

- Die Produktpalette an Apfel-Getränken
- Inhaltsstoffe verschiedener Apfelgetränke
- Industrielle Apfelsaftherstellung
- Unterscheidung ökologischer und konventioneller Apfelanbau
- Sekundäre Pflanzenstoffe
- Verarbeitung von Äpfeln

Nach der Präsentation der Ergebnisse wurde wie bei den Grundschülern ein „Klassenfruchtcocktail" gemischt, jedoch mit einer größeren Saftauswahl, um den Fähigkeiten und Fertigkeiten älterer Schüler in Bezug auf den Umgang mit Lebensmitteln und die sensorische Beurteilungsfähigkeit Rechnung zu tragen.

Durchführung des Projekts „Gesunde Ernährung in der Schule"

Zur Umsetzung des Projekts „Gesunde Ernährung in der Schule" wurde die Aktion „Gesunder Teller" entwickelt, die eine Ergänzung zu weiteren ernährungsbildungsbezogenen Maßnahmen der Schule darstellte. Hierbei handelte es sich um ein wöchentliches Angebot an Obst oder Gemüse, das jeweils freitags von einer Klasse für die gesamte Klassenstufe thematisch aufbereitet und für die Pausenverpflegung zubereitet wurde. Damit war jede Klassenstufe regelmäßig einmal monatlich mit dem Thema befasst (1. Woche: 1. Klassen – 52 Schüler, 2. Woche: 2. Klassen 56, 3. Woche: 3. Klassen 52, 4. Woche: 4. Klassen 63). Die jeweils beteiligten Schüler thematisierten an diesen Tagen im Rahmen des Unterrichts ein spezielles Obst oder Gemüse der Saison hinsichtlich der Aspekte

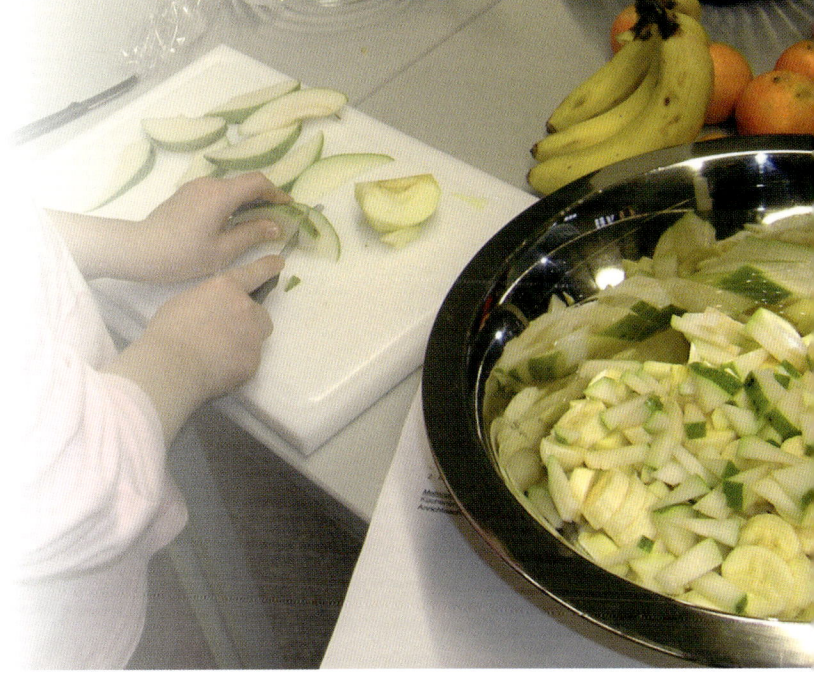

Vorbereiten von Obstsalat

Herkunft, Inhaltsstoffe, Wachstums- und Erntezeit. Gemeinsam mit engagierten Eltern, einer Lehrkraft und der Studierendengruppe wurde jeweils im Anschluss an die Theorie das zuvor thematisierte Obst bzw. Gemüse für die Pausenverpflegung der gesamten Klassenstufe zubereitet. Die Anlieferung und Kostenübernahme des Obstes und Gemüses wurde für sechs Monate von einem Sponsoren übernommen. Die Lebensmittelauswahl erfolgte in Absprache mit allen Beteiligten (siehe Abschnitt Evaluation), wobei die Studierenden ergänzend entsprechende Unterrichtsmaterialien für die Schüler zusammenstellten. Auf diese Weise wurden Lehrkräfte und Eltern in die Projektkommunikation und -gestaltung mit einbezogen.

Aufwand/Zeit, Personal, Sachkosten
Die Laufzeit des Projekts betrug ein Jahr (Januar bis Dezember 2009). Die personelle Unterstützung erfolgte über die Projektleitung und zwei Projektmitarbeiterinnen mit jeweils einer Viertelstelle und wurde mit 40 000 Euro von der Rut- und Klaus-Bahlsen-Stiftung gefördert.

Evaluation, Ergebnisse der Aktionstage (Interventionen)
Die Erhebung zur Ausgangssituation erfolgte in Form von schriftlichen Befragungen der Schulleiter, der Eltern und der Schüler sowie einem Leitfaden für ein Schulleiterinterview. Da die Schüler minderjährig waren, bedurfte es einer Erlaubnis der Eltern, an der Evaluation teilzunehmen. Die ersten Erhebungen für das Projekt fanden im Mai 2009 statt. 120 Eltern und 130 Schüler nahmen an einer ersten schriftlichen Befragung teil. Die sechs Schulleiter wurden mündlich interviewt und schriftlich befragt. Die zweite Befragung (Folgebefragung) fand im Oktober 2009 mit 138 Schülern statt. Eine abschließende Erhebung zur Sichtweise der Lehrkräfte erfolgte im Dezember im Rahmen einer Gruppendiskussion (■ Tabelle 1.5).

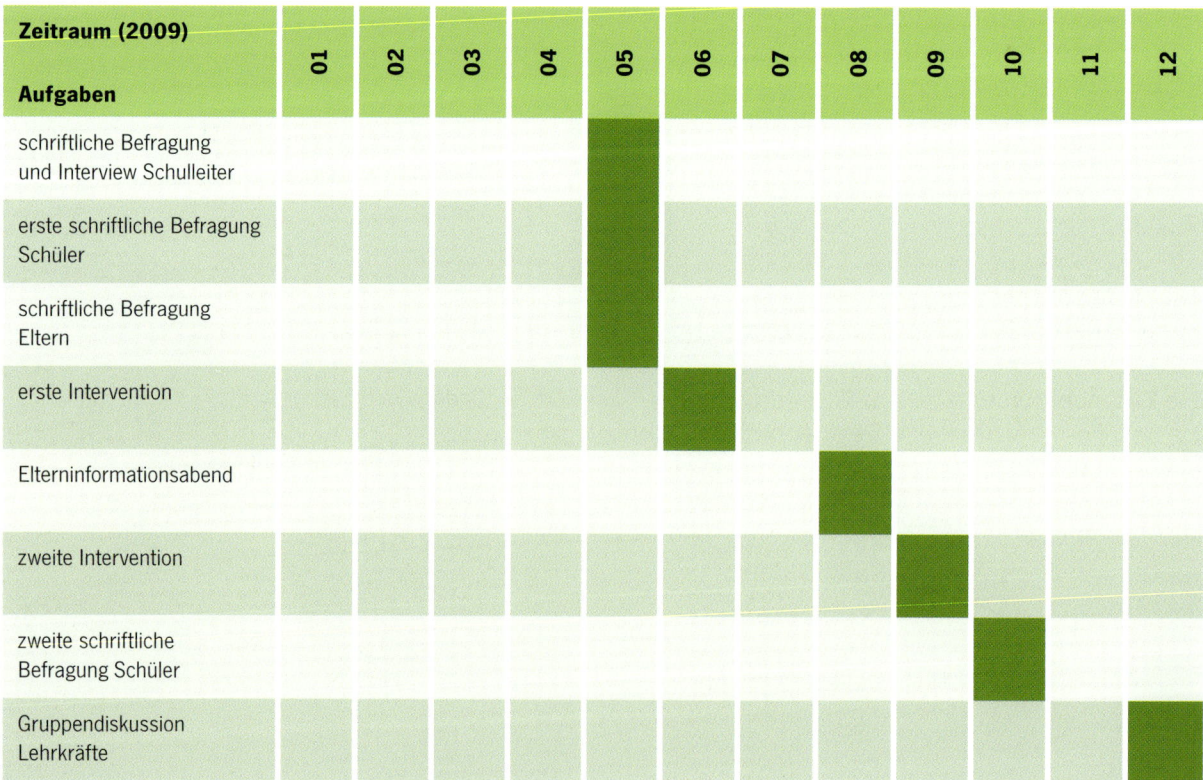

Zeitraum (2009) Aufgaben	01	02	03	04	05	06	07	08	09	10	11	12
schriftliche Befragung und Interview Schulleiter					■							
erste schriftliche Befragung Schüler					■							
schriftliche Befragung Eltern					■							
erste Intervention						■						
Elterninformationsabend							■					
zweite Intervention								■				
zweite schriftliche Befragung Schüler										■		
Gruppendiskussion Lehrkräfte												■

Tab. 1.5: Erhebungsdesign des Projekts

Die erhobenen quantitativen Daten wurden mit SPSS Version 17 und die Gruppendiskussion mittels qualitativer Inhaltsanalyse (zusammenfassendes Protokoll) ausgewertet. Im Folgenden werden ausgewählte Ergebnisse dargestellt.

Die **mündlichen Befragungen** der Schulleiter ergaben, dass Ernährungsthemen auch vor Projektbeginn bereits in Form von Projekten, Unterrichtseinheiten und Aktionen in den Schulalltag integriert wurden. Die Erfahrungen von zwei Dritteln der Befragten zeigten jedoch, dass diese nur kurzfristige Effekte auf Veränderungen im Ernährungsverhalten der Schüler zeigten. Auf die Frage, wie Obst und Gemüse an den Schulen angeboten werden könnten, wurden Kiosk, Obstkorb im Klassenzimmer, Mensa, Cafeteria und Schüler-AG genannt. Zu der Frage „Wo sehen Sie Schwierigkeiten bei der Umsetzung eines Obst- und Gemüseangebots an Ihrer Schule?" gaben drei der fünf Schulleiter fehlende geeignete Lagerkapazitäten an. Von jeweils zwei Schulleitern wurden fehlende Verantwortliche, schwer praktikable Bestellungs- und Lieferungsbedingungen, Widerstände der Caterer und wenig Informationen zu Umsetzungsmöglichkeiten angeführt. Weitere Nennungen waren: zu wenig Zeit, Akzeptanzprobleme seitens der Schüler und zu hohe Kosten.

Durch das Vorher-Nachher-Design der **Schülerbefragung** erhielt diese Teilnehmergruppe bei beiden Befragungen (vor und nach den Interventionen) den gleichen Fragebogen, um mögliche Verhaltensveränderungen feststellen zu können. Einige Fragestellungen (Verzehrsgewohnheiten, mögliches Angebot in der Schule an Obst und Gemüse) fanden sich ebenfalls im Elternfragebogen, um hier entsprechende Datenvergleiche zu ermöglichen.

Von der ersten zur zweiten Befragung nahm der Anteil an Schülern, die angaben, mehrere Portionen Obst/Gemüse am Tag zu verzehren, deutlich zu, sowohl in der Grundschule als auch in der Sekundarstufe I. Durchschnittlich steigerte sich der Verzehr von Obst und Gemüse um eine Portion pro Tag. Begründet werden kann diese Verhaltensänderung in einem möglichen Wissenszuwachs und neuen Anreizen durch die Interventionen. Auch das Wissen, dass eine Saftportion dem gesamten Obst- und Gemüseverzehr zugerechnet wird, könnte eine Erklärung sein. Da lediglich ein Viertel der Grundschüler und knapp neun Prozent der Schüler der Sekundarstufe I die täglich wünschenswerten fünf Portionen Obst und Gemüse erreichten, stellt sich die Frage, ob ein schulisches Angebot an Obst und Gemüse die Situation verbessern könnte.

Die Möglichkeit eines schulischen Angebots an Obst und Gemüse war insbesondere in der Sekundarstufe I gefragt. Fast die Hälfte der befragten Schüler würde ein solches Angebot nach eigener Aussage in Anspruch nehmen. Grundschüler erhielten nach eigenen Angaben ausreichend Obst und Gemüse über die von zu Hause mitgebrachte Pausenverpflegung. Dennoch empfand die Mehrheit der Schüler ein mögliches Angebot als eine gute Idee (■ Abbildung 1.6).

Die **Elternbefragung** ergab, dass der größte Teil der Eltern ihren Kindern durchschnittlich ein bis zwei Portionen Obst und Gemüse pro Tag anbot und damit weniger als die gewünschten fünf Portionen pro Tag (■ Abbildung 1.7 zeigt das Obst- und Gemüseangebot durch die Eltern nach deren Berufstätigkeit). Verglichen mit den Aussagen der Eltern gaben die Schüler selbst einen höheren Obst- und Gemüseverzehr an. Auf der einen Seite kann das teilweise auf sozial erwünschtes Anwortverhalten der Schüler zurückzuführen sein, auf der anderen Seite aßen die Schüler mit zunehmendem Alter unter Umständen selbstständig mehr Obst und Gemüse, als ihnen von den Eltern angeboten wurde. ■ Abbildung 1.8 zeigt, dass auch die Eltern – stärker noch als die Schüler – eine schulische Versorgung der Kinder und Jugendlichen mit Obst und

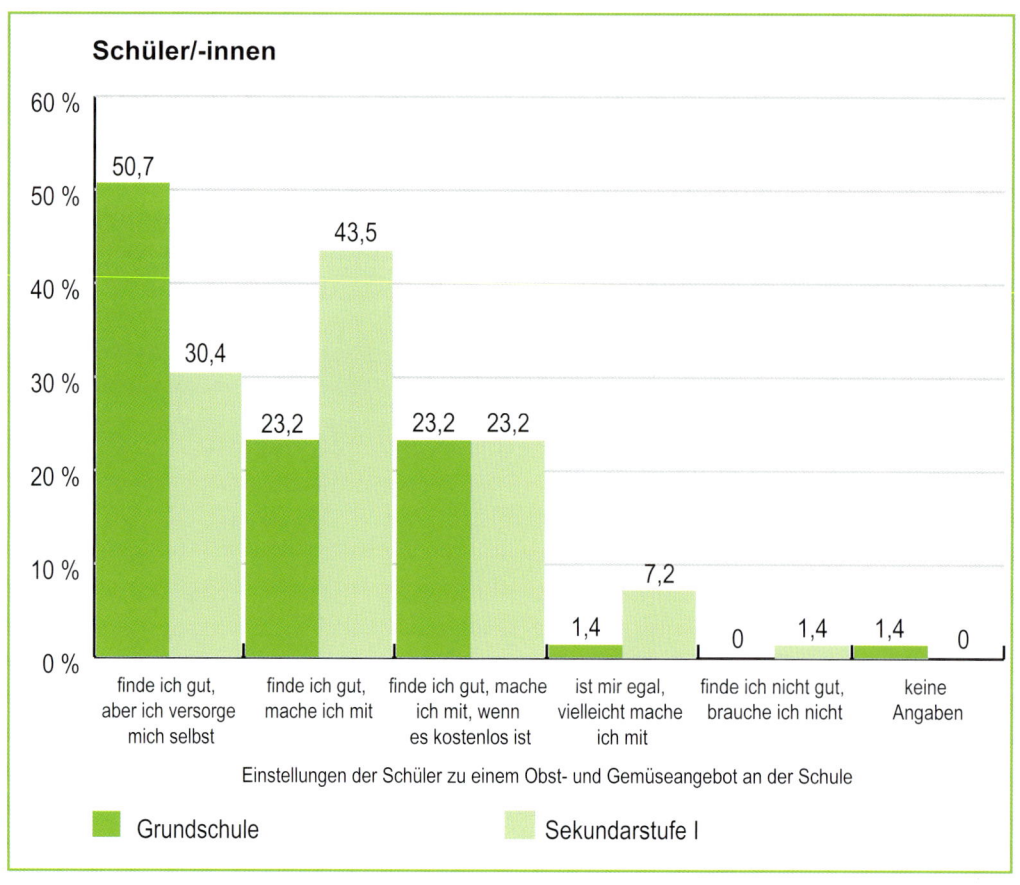

Abb. 1.6: Einstellungen der Schüler zu einem Obst- und Gemüseangebot an der Schule
(2. Befragung Schüler, n = 138; Angaben in Prozent)

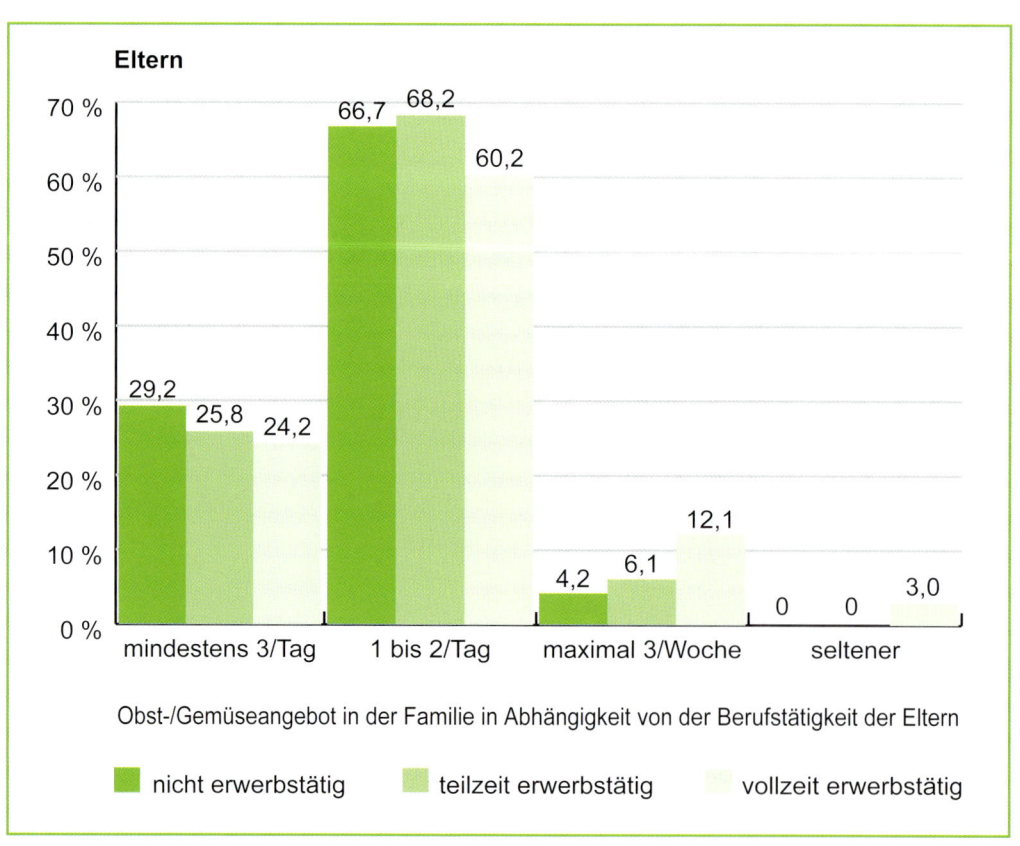

Abb. 1.7: Obst- und Gemüseangebot in der Familie in Abhängigkeit von der Berufstätigkeit der Eltern
(1. Befragung Eltern, n = 131; Angaben in Prozent)

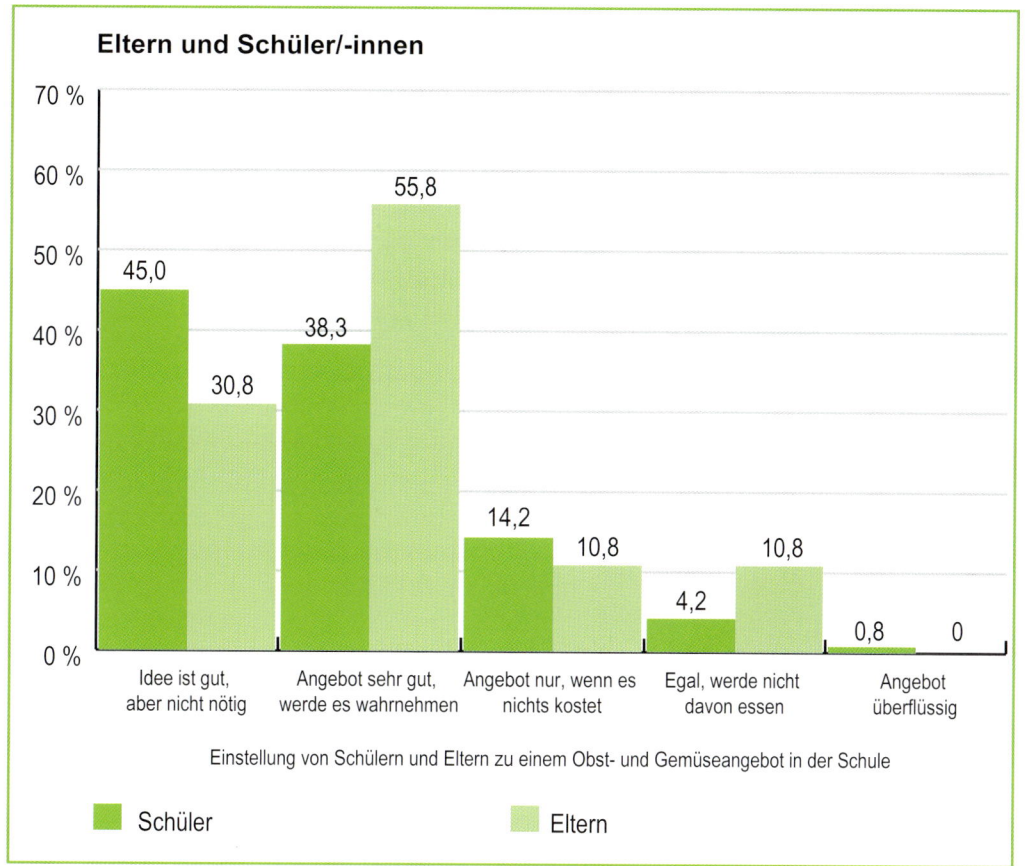

Abb. 1.8: Einstellung von Schülern und Eltern zu einem Obst- und Gemüseangebot in der Schule
(1. Befragung, Schüler und Eltern, n = 120; Angaben in Prozent)

Gemüse grundsätzlich wünschenswert finden und ein Angebot unterstützen würden. Monetäre Mittel spielen laut der Ergebnisse in diesem Fall keine relevante Rolle.

Im Rahmen einer Abschlussveranstaltung zum Ende des Projektes fand eine **Gruppendiskussion mit den Lehrkräften** statt, die mit einem zusammenfassenden Protokoll dokumentiert wurde. Als Auswertungsinstrument diente eine qualitative Inhaltsanalyse nach Mayring (2010), um die Kommunikation systematisch und theoriegeleitet analysieren zu können.

Grundsätzlich waren die Lehrkräfte gegenüber dem Thema „Obst und Gemüse" im Rahmen der Ernährungsbildung aufgeschlossen. Eine potenzielle Beteiligung am Schulfruchtprogramm betrachteten sie dagegen als kritisch. Sie bevorzugten individuelle Lösungen, die an die einzelnen Schulen angepasst sind. Die Aktionstage des Projekts bewerteten die Pädagogen sehr positiv. Einheiten in dieser Form könnten einen individuellen Lösungsansatz darstellen. „Neues zu entdecken, das macht Essen einfach spannend und das ist das, was für unsere Schule gut ist", war ein treffendes Zitat einer Lehrkraft, welches die Wünsche der Lehrkräfte unterstreicht. Zudem betonten sie, dass nicht alle Schüler über ein hinreichendes Ernährungswissen verfügten und es diese Lücken zu schließen gelte. Die Verpflegungssituation an den einzelnen Schulen war oft ohne Unterstützung der Eltern nicht aufrechtzuerhalten. Dabei fiel auf, dass die Hilfsbereitschaft der Eltern mit zunehmendem Alter der Schüler zurückging. Dennoch war den Eltern ein schulisches Angebot wichtig, auch wenn die älteren Schüler dieses nur in Maßen annahmen.

Evaluation, Ergebnisse des Projekts „Gesunde Ernährung in der Schule"
Das Projekt wurde über eine schriftliche Schülerbefragung vor Beginn der Aktion „Gesunder Teller" sowie eine Gruppendiskussion nach zwei Monaten evaluiert. Im Rahmen der schriftlichen

Befragung wurden Verzehrsgewohnheiten der Schüler erhoben, auf deren Basis das Obst und Gemüse für den „Gesunden Teller" ausgewählt werden sollte. So konnten einerseits saisonale Aspekte berücksichtigt werden, andererseits aber auch Schülern unbekannteres bzw. unbeliebtes Obst und Gemüse schmackhaft gemacht werden. Insgesamt 176 Schüler beteiligten sich an der Befragung. Es zeigten sich interessante Ergebnisse dahingehend, dass manche Lebensmittel wie z. B. Kiwis, Haselnüsse und Erdnüsse einen hohen Bekanntheitsgrad bei den Kindern hatten, dies sich jedoch nicht zwangsläufig im Verzehrsverhalten widerspiegelte. Auf der Basis der Befragungsergebnisse wurden für die Aktionstage in den folgenden sechs Monaten rote Weintrauben, Kiwis, Walnüsse, Zucchini, Kohlrabi und Radieschen als Unterrichtsthemen bzw. für die Pausenverpflegung ausgewählt.

Schwierigkeiten bei der Umsetzung zeigten sich insbesondere durch die phasenweise unzuverlässige Lieferung durch den Sponsoren (Anlieferzeiten, Produktauswahl), was zu schulorganisatorischen Problemen führte, da der Unterricht auf das jeweilige Thema abgestimmt war und die Eltern zur Unterstützung organisiert worden waren. Die Gruppendiskussion mit den Schülern ergab, dass sie größtenteils das geschmacklich vielfältige Angebot sehr schätzten und im Rahmen der Zubereitung ihre Fertigkeiten verbessern konnten.

Hinweise für die Praxis

Es ist eine wichtige Aufgabe, Obst und Gemüse in den Schulalltag zu integrieren, um einen Beitrag zur Gesundheit in der Schule zu leisten. Projekte wie das vorgestellte können als Alternativen für das in Niedersachsen abgelehnte Schulfruchtprogramm gesehen werden und lassen sich in bestehende Konzepte der Ernährungsbildung integrieren. Dabei sollten für die praktische Umsetzung folgende Aspekte berücksichtigt werden:

- Die Projektaktivitäten sollten die Ernährungskommunikation in den Schulen unterstützen und fördern, um nachhaltige Ernährungsbildung in und mit Schulen umsetzen zu können.
- Eine dauerhafte Verpflegung von Schülern mit Obst und Gemüse in den Pausen sollte den individuellen Gegebenheiten und Möglichkeiten der Schulen angepasst sein und lässt sich damit auch in einem kleineren Rahmen als dem Schulfruchtprogramm umsetzen.
- Das Trainieren von Fertigkeiten im Umgang mit Küchenutensilien sollte insbesondere bei der Nahrungszubereitung in Projekten mit jüngeren Grundschülern berücksichtigt werden.
- Sponsoren können gerade zu Beginn neuer Maßnahmen für finanzielle Unterstützung sorgen, müssen jedoch intensiv in die Planung mit einbezogen werden, um den Erfolg der Maßnahme zu sichern.

1.4.3 Projekt „Heimische Wildpflanzen im Alltag" für die Sekundarstufe I

Rahmenbedingungen und Aufgabenstellung

Die Vielfalt heimischer Wildpflanzen ermöglicht aufgrund ihrer Inhaltsstoffe die unterschiedlichsten Verwendungsmöglichkeiten, die von Heil- bis hin zu Lebensmitteln reichen. Um Wildpflanzen sinnvoll, d. h. geschmacksgebend oder auch heilend einsetzen zu können, bedarf es spezifischer Kenntnisse, die früher zum tradierten Wissen gehörten, heute aber im (Ess-)Alltag kaum noch

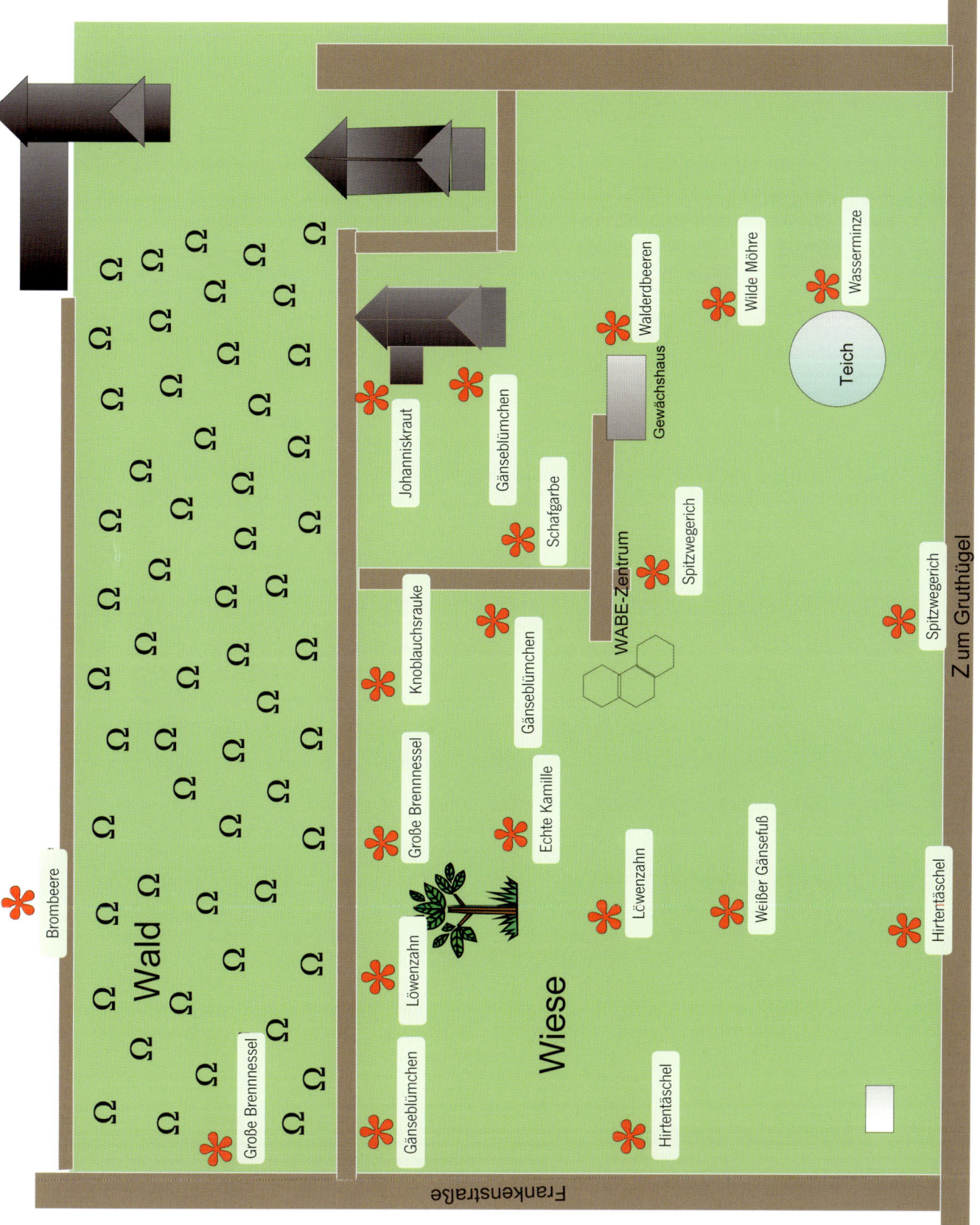

Abb. 1.9: Standortplan von 14 Wildpflanzenarten (Auswahl) auf dem Außengelände des WABE-Zentrums und Waldhofs im Jahr 2008 (BERLING 2009)

eine Rolle spielen. Daher werden sowohl Heil- als auch Gewürzpflanzen in Haushalten nur wenig genutzt. Vor dem Hintergrund einer genuss- und geschmacksorientierten Ernährungsbildung und von Empfehlungen, die Frische und Genuss in der Ernährung wieder mehr Raum geben, können Wildpflanzen von Interesse für eine abwechslungsreiche Küche sein. So eignen sich manche Wildpflanzen wie der Spitzwegerich oder die Große Brennnessel sowohl als Heilkraut als auch zum Verzehr, z. B. in Suppen. Andere Pflanzen wie Schafgarbenblüten können frisch als Gewürz eingesetzt werden.

Wichtig für die Verwendung von Wildpflanzen ist es, das Aussehen der Pflanzen zu kennen und sich bei den verwendeten Pflanzenteilen und deren Anwendung sicher zu sein. Aus praktischen und gesundheitlichen Aspekten muss ferner die Jahreszeit, während der eine Pflanze geerntet werden darf, berücksichtigt werden. Die hier vorgestellte erlebnisorientierte Bildungsmaßnahme soll dazu beitragen, dass Schüler sich aktiv mit der Thematik auseinandersetzen können, um einerseits Einsatz- und Anwendungsbereiche von Wildpflanzen im Alltag kennen zu lernen und sich andererseits der Gefahren, die von einigen dieser Wildpflanzen ausgehen, bewusst zu werden. Sich mit der Natur zu beschäftigen und Zusammenhänge zu erkunden, ermöglicht es den Schülern, Verständnis auch für vermeintliche Unkräuter zu entwickeln.

Die regionale Flora im Osnabrücker Land bietet eine breite Vielfalt an verschiedenen Heilpflanzen. Insgesamt wachsen auf dem Gelände des WABE-Zentrums und Waldhofs (Wiese, Wald) 32 verschiedene Heil- und 29 essbare Pflanzen (■ Abbildung 1.9), sodass das WABE-Zentrum ideale Bedingungen liefert, um praxisorientierte Bildungsangebote für Schüler der Sekundarstufe I zu diesem Thema durchzuführen.

Schüler der Sekundarstufe I wurden als Zielgruppe ausgewählt, weil die Schüler dieser Altersgruppe über sichere Fähigkeiten im Lesen und Schreiben verfügen, Interesse für Naturphänomene zeigen und Pflanzen unter Anleitung selbst sammeln und verarbeiten können.[1] Zusätzlich besteht das Bestreben, insbesondere Bildungsangebote für Schüler und Lehrkräfte der Sekundarstufe I (weiter) zu entwickeln. Damit bestand die Herausforderung dieses Projektes darin, die Maßnahmen für Schüler der Jahrgangsstufe fünf und sechs der Realschule oder auch des Gymnasiums konzeptionell zu erarbeiten, entsprechende Arbeitsmaterialien zu erstellen und im Rahmen des Projektes „Obst und Gemüse im Schulalltag" (▶Kapitel 1.4.2) Teile des Konzeptes zu erproben.

Zielsetzung

Das Konzept zielt darauf ab, dass die Schüler mittels erlebnisorientierter und praktischer Methoden erfahren, welche Bedeutung heimische Wildpflanzen im Alltag haben und wie sie genutzt werden können.

Die Schüler der Sekundarstufe I sollen …

- allgemeine Grundlagen zu Pflanzen und Heilpflanzen kennen,
- über wichtiges Grundlagenwissen zum Umgang mit Pflanzen und Heilpflanzen und zu potenziellen Gefahren verfügen,
- häufig vorkommende Heilpflanzen und essbare Pflanzen(-teile) erkennen können,
- grundlegende Anwendungsgebiete kennen und bewerten,
- Ideen zum Einsatz der Pflanzen entwickeln,
- Wildpflanzen genau betrachten und anhand spezifischer Merkmale erkennen und vergleichen können,
- Zubereitungsmöglichkeiten von Wildpflanzen praktisch erfahren und dabei Zubereitungstechniken anwenden können.

---

1 Diese Erkenntnisse basieren zum einen auf bisherigen Erfahrungen des WABE-Zentrums aus Bildungsmaßnahmen für Schülergruppen unterschiedlicher Altersstufen, zum anderen auf Gesprächen mit Lehrkräften verschiedener Schultypen.

Das Thema lässt sich fächerübergreifend in Form von Projekten realisieren oder (ausschnittweise) im Fachunterricht, z. B. in Biologie oder Chemie, integrieren. Am Beispiel des Faches Biologie zeigen sich Anknüpfungspunkte an die niedersächsischen Bildungsstandards für den mittleren Schulabschluss, denn hier steht bei der Inhaltsdimension der Kompetenzbereich Fachwissen im Vordergrund, während es bei der Handlungsdimension um die Kompetenzbereiche Erkenntnisgewinnung, Kommunikation und Bewertung geht. Bei der Vermittlung von Fachwissen könnten für das Thema Wildpflanzen Bezüge zu den Basiskonzepten System, Struktur und Funktion hergestellt werden. Bei der Bestimmung von Wildpflanzen können Erkenntnisgewinn und Kommunikation geübt werden, indem die Schüler Beobachtungskriterien wählen und anwenden (Erkenntnisgewinn) und sich über ihre Ergebnisse austauschen sowie Anwendungsmöglichkeiten der Pflanzen in ihrer Lebenswelt reflektieren ([Fach-]Kommunikation).

Maßnahmen und Methoden

Die Unterrichts-/Projektkonzeption basiert auf acht Lernstationen, die eine kreative, kognitive und spielerische Auseinandersetzung mit dem Thema ermöglichen. Die Wahl fiel auf die Methode des Lernens an Stationen, damit sich die Schüler zum einen sehr intensiv mit dem Thema auseinandersetzen und zum anderen individuell anpassungsfähige Entwicklungsbedingungen durch abgestufte Leistungsanforderungen finden können. Selbstständiges Lernen und Handeln kann auf diese Weise optimal gefördert werden. So können Wildpflanzen für die Schüler im Rahmen ihrer Lebenswirklichkeit erfahrbar gemacht werden und sie zum Nachdenken sowie Ausprobieren anregen.

Bevor die einzelnen Stationen konkret beschrieben werden, folgen zunächst einige allgemeine Hinweise, die die Konzeption für bestimmte bzw. alle Stationen vorsieht. Zu jeder Station liegen eine ausgearbeitete ausführliche Anleitung mit Beschreibung des Inhalts, des Lernziels und des Ablaufs, eine Liste zu Arbeitsmaterialien und selbst erstellte Arbeitsblätter vor.

Der Zeitbedarf pro Station liegt im Allgemeinen bei ca. 45 Minuten. Die Einführung in die jeweilige Thematik und die Auswertung der Arbeitsergebnisse sollten durch eine Lehrkraft erfolgen, dies ist im geplanten Zeitrahmen enthalten. Für zwei Stationen (Stationen 4 und 7) ist ein Zeitbedarf von jeweils eineinhalb Stunden einzuplanen, da es sich hierbei um eine Freilandexkursion (Station 4) und eine Nahrungszubereitung (Station 7) als praktische Übungseinheiten handelt. Als Lernorte eignen sich je nach örtlichen und wetterbedingten Gegebenheiten sowohl geschlossene (Klassen-)Räume als auch das Freiland. Lediglich für die Station 4 ist das Freiland als „Station" erforderlich. Zum allgemeinen Ablauf an den einzelnen Stationen ist anzumerken, dass jeweils zu Beginn die betreuenden Lehrkräfte eine kurze Einführung in die jeweilige Thematik und Methode geben. Die unterschiedlichen Arbeitsaufträge können anschließend weitestgehend selbstständig von den Schülern bearbeitet werden. Die Aufgaben der einzelnen Stationen stehen in einem gesamtthematischen Zusammenhang, können aber in der Regel unabhängig voneinander und in unterschiedlicher Reihenfolge bearbeitet werden. Dadurch erhalten die Schüler die Möglichkeit, ihren Lernweg entsprechend ihrer Interessen und Fähigkeiten selbst zu steuern. Es gibt grundsätzlich zwei Möglichkeiten, die acht Stationen zu durchlaufen:

1. Kleingruppen: Die Stationen 1 bis 6 können ohne festgelegte Reihenfolge in Kleingruppen (z. B. zwei bis fünf Schüler) bearbeitet werden. Die Stationen 7 und 8 bauen auf dem bisher Erlernten auf, müssen also am Ende der Themenbearbeitung stehen. Die Bearbeitung der Stationen durch Kleingruppen eignet sich eher für Projekttage.

2. Klassenverband: Alle Stationen können prinzipiell auch nacheinander von 1 bis 8 gemeinsam von der gesamten Klasse im Rahmen regulärer Unterrichtsstunden erarbeitet werden.

Die Lernstationen 1, 2, 3, 6 und 8 lassen sich von den Schülern weitestgehend selbstständig und zeitlich parallel im Klassenraum durchführen. Hingegen könnte je nach Klassengröße eine Bearbeitung der Stationen 4, 5 und 7 in Kleingruppen günstiger sein. Zudem bedürfen diese Stationen aus Sicherheitsgründen der Aufsicht, um unerwünschte Wirkungen der Wildpflanzen durch Kontakt bei den Schülern zu vermeiden. Insbesondere für die Station 4 eignet sich (für Schulen rund um Osnabrück) das Gelände rund um das WABE-Zentrum und den Waldhof als außerschulischer Lernort für eine Freilandexkursion, da für das Außengelände eine Kartierung heimischer Wildpflanzen vorliegt (■ Abbildung 1.9) und damit die Vorbereitung der Station deutlich vereinfacht.

Im Folgenden werden die einzelnen Stationen inhaltlich und methodisch kurz beschrieben:

1. Station: Faszination Pflanzenreich
Inhalt: Grundlagen und Gefahren im Umgang mit Wildpflanzen, Verwendungsmöglichkeiten von Wildpflanzen.
Methode: Lehrgespräch und Quiz zu Pflanzenarten und -aufbau, deren Aufgaben/Funktionen sowie ihrem möglichen Gefahrenpotenzial. Die Ergebnisse aus dem Gespräch und Quiz werden auf Zetteln/Karten notiert, die auf einem (farbigen) A2-Blatt zur Veranschaulichung gesammelt und befestigt werden.

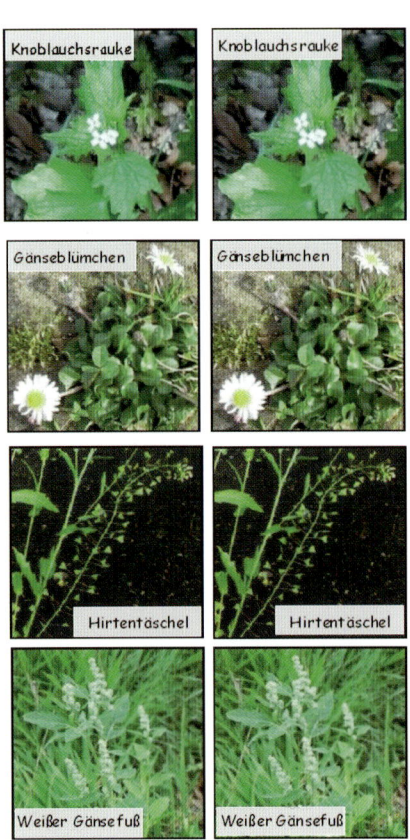

Abb. 1.10: Memory-Spiel
(Ausschnitt) (Foto: BERLING 2009)

2. Station: Was blüht denn da?
Inhalt: Erarbeitung von botanischen Merkmalen ausgewählter einheimischer Pflanzen, die auf dem gewählten Freigelände (hier: dem Waldhof) wachsen.
Methode: Memory-Spiel zur Verbesserung der Wahrnehmung der Unterschiede von Blütenfarben, Blattform, Stängel (■ Abbildung 1.10).

3. Station: Zeig, was du kannst!
Inhalt: Merkmale zur Unterscheidung von Wildpflanzen, Heil- und essbaren Pflanzen sowie Giftpflanzen.
Methode: Spielkarten-Quiz (■ Abbildung 1.11) mit teilweise bebilderten Fragen oder Lückentexten und umseitigen Antworten zu Wild-, Heil-, essbaren oder Giftpflanzen, deren Namen, Einsatzgebieten und Gefahrenpotenzialen.

4. Station: Wald und Wiese des Waldhofs und WABE-Zentrums
Inhalt: Freilandexkursion zu Standorten der Wildpflanzen; Botanik; Ernten, Trocknen und Lagern der Pflanzen.
Methode: Bestimmen und Sammeln von Pflanzen (Pflanzenbestimmung z. B. über Farbcodes der Blütenfarben, vgl. ■ Abbildung 1.12); Lehrgespräch zur sachgemäßen Ernte, Trocknung und Lagerung von Pflanzen(-teilen).

5 Frage:

Die Wilde Möhre hat wie auch die Möhre, die wir im Supermarkt kaufen können, viele gesunde Eigenschaften. Eine ist:

A) sie hilft gegen Angst

B) sie fördert die Verdauung

C) sie fördert die Sehschärfe

D) sie hat gar keine guten Eigenschaften

Richtige Antwort: C

Begründung:

Die Wilde Möhre enthält viele Vitamine und z.B. auch die Vorstufe des Vitamin A.
Möhren können daher die Sehschärfe begünstigen.

(Jänicke et al. 2003, S. 276)

Abb. 1.11: Spielkarten-Quiz (Beispiel; links Vorderseite, rechts Rückseite einer Spielkarte) (Berling 2009)

Walderdbeere

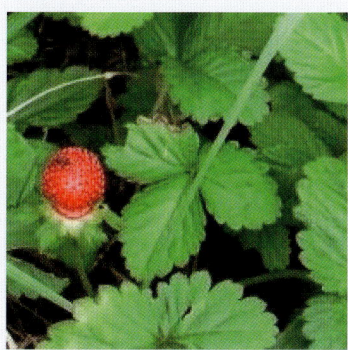

Pflanzenmerkmale:

Pflanze mit langen, oberirdischen, wurzelnden Ausläufern mit roter Scheinfrucht

Höhe: 5 bis 20 cm

Blüte: meist einzeln, weiß, in einem rispig-traubigen Blütenstand

Blätter: 3-zählig

Blütezeit: Mai bis Juni

Abb. 1.12: Beispiel für eine Pflanzenbestimmung – Walderdbeere (Berling 2009)

5. Station: Zeig, was in dir steckt!

Inhalt: Pflanzeninhaltsstoffe.

Methode: Kurzvortrag zu Pflanzeninhaltsstoffen; Einzelarbeit mit Unterrichtsblättern; Übung zur Pflanzenbeschriftung: Zuvor gesammelte Pflanzen werden beschriftet und mit den Hinweisen „essbar", „Heilpflanze" oder „bloß nicht – giftig!" versehen; Verkostung essbarer Pflanzenteile.

6. Station: Bauchweh und Co? Nicht mit mir!

Inhalt: Anwendungsgebiete von Heilpflanzen.

Methode: Lesen von Texten (Einzelarbeit), Zusammentragen der Ergebnisse zu Anwendungsgebieten der Heilpflanzen (Partnerarbeit).

7. Station: Essen ist fertig!

Inhalt: Verarbeitung, Zubereitung und Verkostung essbarer Wildpflanzen.

Methode: Nahrungszubereitung von Speisen einer Menüfolge unter Einsatz essbarer Wildpflanzen; Verkostung.

Beispiel für eine Menüfolge: (Rezepte ▶ Band 2)

Getränk:	Fresh-Lemon-Soda mit Wasserminze
Hauptgericht:	Mischpilz-Brennnesselrisotto
Nachspeise:	Brombeerkompott

8. Station: Das ist meine Lieblingspflanze!

Inhalt: Erstellung eines Wildpflanzenportraits (Name, Standort, Blütenfarbe, Zeichnung, Einsatzgebiete).

Methode: Postererstellung zur Lieblingspflanze (Einzel- oder Partnerarbeit).

Durchführung

Zur partiellen Erprobung wurde ein kleiner Teil der Konzeption im Rahmen des Projektes „Obst und Gemüse im Schulalltag" umgesetzt (▶ Kapitel 1.4.2). Dabei wurden Teile der 4. Station „Wald und Wiese des Waldhofs und WABE-Zentrums" in die 2. Station „Obst und Gemüse im Garten" des anderen Projektes am Aktionstag im Juni 2009 integriert. Die Freilandexkursion zu essbaren Wildpflanzen fand ausschließlich für die Schüler der drei Sekundarstufe-I-Klassen (5. und 6. Klassenstufe) statt und nicht für die Schüler der Grundschule, da die Grundschüler nicht zu der gewählten Zielgruppe zählen. Die Freilandexkursion umfasste zusätzlich zu Obst und Gemüse Löwenzahn und Brennnessel sowie Brombeere und Erdbeere (Wild- und Kulturpflanze) als Beispiele für essbare Pflanzen. Diese sollten nach der für die Station 4 entwickelten Anleitung bestimmt werden.

Aufwand/Zeit, Personal, Sachkosten

Die Konzepterstellung erfolgte über einen mehrmonatigen Projektzeitraum von 2008 bis 2009 im Rahmen eines Werkvertrages mit einer halben Stelle für eine wissenschaftliche Mitarbeiterin.

Evaluation, Ergebnisse

Die Erfolgskontrolle wurde über ein Beobachtungsprotokoll und mehrere Auswertungsgespräche mit den Projektbetreuern durchgeführt.

Das Beobachtungsprotokoll bezog sich auf 27 Realschüler der 6. Klassenstufe, die in drei Gruppen zu je neun Personen an der Freilandexkursion teilnahmen. Die Pflanzenbestimmung erfolgte für die vier zuvor genannten essbaren Wildpflanzen.

Die Aufgaben zu dieser Station wurden von den Schülern folgendermaßen bewältigt:

- Sie konnten die genannten Pflanzen weitestgehend selbstständig anhand von Fotos oder im Freiland identifizieren.
- Viele Schüler kannten die essbaren Pflanzenteile der Pflanzen.
- Viele Schüler wussten, dass von Brennnessel und Löwenzahn bevorzugt junge Blätter verzehrt werden, und sie kannten die Gründe dafür:
  – Brennnesselblätter sind im unteren Bereich des Stängels stärker verschmutzt und sie besitzen dort vermehrt Brennhaare.
  – Ältere Löwenzahnblätter schmecken bitterer als junge.
- Die Schüler wussten, dass Wildpflanzen, die z. B. an befahrenen Straßen oder in Parks wachsen, stärker verunreinigt sind als die von abgelegenen Wiesen.
- Die meisten Schüler kannten Einsatzmöglichkeiten der Wildpflanzen in der Küche.

Die sachgerechte Ernte und Beschriftung der Pflanzenteile wurde von den Projektbetreuern als sehr zeitaufwändig eingestuft. Daher wäre je nach Projektschwerpunkt zu überlegen, wo dieser Teil der Station in welchem Umfang mit eingebunden werden kann – auch wenn es hierbei zweifellos um einen für die Schüler besonders interessanten Teil der Station ging.

Hinweise für die Praxis

Da lediglich Teile der Konzeption evaluiert wurden, können Tipps für die Praxis hier nur begrenzt genannt werden:

- Für die Freilandexkursion ist es wichtig, die Beobachtungsgabe der Schüler zu fördern.
- Zur Ergebnissicherung ist auf ein systematisches Vorgehen bei der Pflanzenernte und bei der Beschriftung gemäß der Arbeitsanleitung unbedingt zu achten.

Auch die übrigen Stationen müssen noch einem Praxistest unterzogen werden, um die Praktikabilität (Zeitrahmen und Gruppengröße) und die Zielgruppenansprache (altersgerechte Aufgabenstellung) zu überprüfen und gegebenenfalls zu korrigieren.

1.4.4   Projekt „Milch in der Ernährungsbildung"

Rahmenbedingungen und Aufgabenstellung

Das Projekt „Milch in der Ernährungsbildung" ist Bestandteil der „Gesunden Stunde", ein Projekt im Setting Familie mit dem Ziel, das Bewusstsein für eine gesunde Lebensweise in Familien zu fördern und eine nachhaltige Veränderung in den täglichen Lebensgewohnheiten zu erreichen. Initiiert und weiterentwickelt wurde die „Gesunde Stunde" als Gemeinschaftsprojekt des Gesundheitsdienstes für Landkreis und Stadt Osnabrück und des Kinderhospitals Osnabrück.

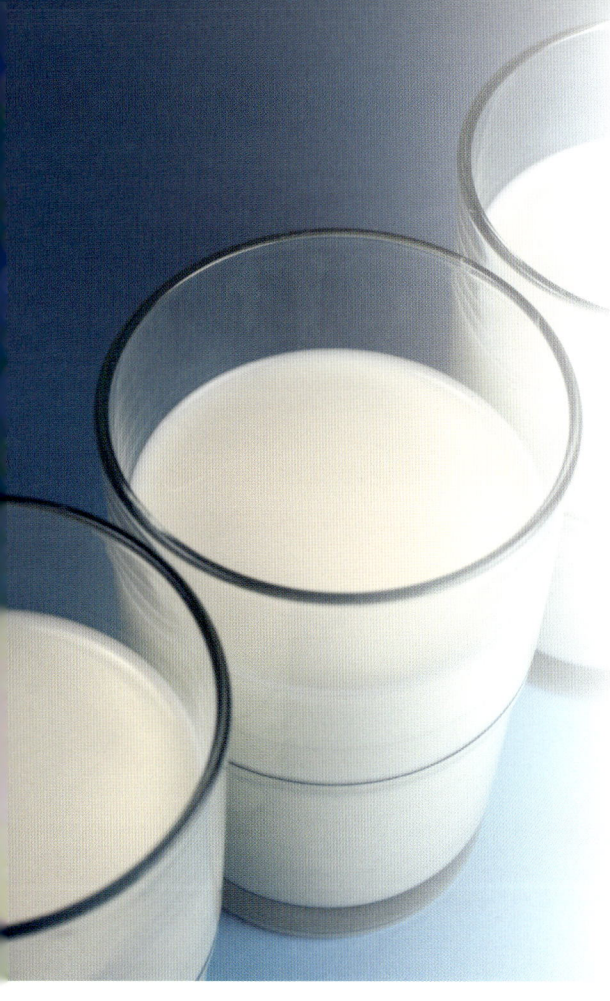

Die wissenschaftliche Begleitung erfolgt durch die Universität Osnabrück, sowohl im Pilotprojekt (2008) als auch in der Projektlaufzeit (2009–2011).

Die zentralen Botschaften des Projekts „Gesunde Stunde" sind:

- eine Stunde täglich ohne Kalorien, ohne Fernsehen und ohne Computer
- stattdessen Sport, Spiel, Bewegung, Beschäftigung mit der Familie

In Zusammenarbeit mit neun Grundschulen in Osnabrück, Georgsmarienhütte und Belm hilft das Team der „Gesunden Stunde" den Familien mit Tipps, Anregungen und praktischen Anleitungen, das Konzept im Alltag umzusetzen. Gemeinsam mit Lehrern, unterstützenden Eltern und Anbietern von Aktivitäten wurde so ein reichhaltiger Angebotskatalog erstellt, bei dem die Familien und gemeinsame Unternehmungen im Mittelpunkt stehen.

Das WABE-Zentrum beteiligte sich als Kooperationspartner der „Gesunden Stunde" an den Aktivitäten des Gesundheitsdienstes und des Kinderhospitals. Entwickelt wurde ein Kursangebot zum Themenkomplex „Milch in der Ernährungsbildung". Der **Kurs „Milchstunde"** war sowohl für Grundschüler als auch für ihre Eltern konzipiert und umfasste sowohl Theorie- wie auch Praxiselemente. Dabei wurde an den Grundgedanken und die

Aus Milch lassen sich viele verschiedene Speisen und Getränke herstellen

Zielsetzung des Projektes „Gesunde Stunde" angeknüpft. Entsprechend wurden folgende Aspekte der Gestaltung einer gesunden Stunde mit der Familie berücksichtigt:

- zusammen etwas Leckeres zum Essen oder Trinken zuzubereiten und zu genießen,
- die Familie zu stärken und Gemeinsamkeiten (neu) zu entdecken,
- etwas für das körperliche und seelische Wohlbefinden aller zu tun.

Für diese gemeinsame Stunde in der Familie bot das Kursprogramm „Milchstunde" des WABE-Zentrums am Beispiel des Lebensmittels „Milch" vielfältige Möglichkeiten der kreativen Auseinandersetzung mit dem Thema „Essen und Trinken".

Da die Bildung für nachhaltige Entwicklung ein wichtiges Anliegen des WABE-Zentrums ist, spielte die Verarbeitung weitestgehend ökologisch erzeugter Lebensmittel auch in der „Milchstunde" eine wichtige Rolle. Damit war auch die Bedeutung regionaler, saisonaler und ökologisch erzeugter Lebensmittel ein Bestandteil des Konzeptes.

Die folgenden Leitfragen bildeten das Themenspektrum für das Kurskonzept:

- Welche Milchprodukte kennen wir?
- Was braucht eine Kuh, damit sie Milch geben kann?
- Wie kommt eigentlich die Milch in die Verpackung?
- Aus welchen verschiedenen Zutaten können wir selbst einen Milchshake herstellen?
- Welche Unterschiede gibt es zwischen dem selbst hergestellten Milchprodukt und einem gekauften Produkt aus dem Supermarkt?

Am 23. und 30. September 2010 erfolgte die Erprobung und Evaluierung des Konzeptes der „Milchstunde" in Form eines Nachmittagskursangebotes für Schüler und ihre Eltern an einer Osnabrücker Grundschule. Die „Milchstunde" war für zwei Stunden konzipiert, wobei die maximale Teilnehmerzahl 16 Personen nicht überschreiten sollte.

Zielsetzung

Für das Kursprogramm „Milchstunde" waren folgende Ziele entwickelt worden:

- Über das gemeinsame Tun entdecken die Kinder und Eltern, dass es Spaß macht, Lebensmittel selbst herzustellen und zu verarbeiten.
- Die Teilnehmer wissen, dass selbst gemachte Milchprodukte frischer im Geschmack sind und weniger Zucker enthalten.
- Die Teilnehmer kennen den Unterschied zwischen Biomilch und konventionell hergestellter Milch.
- Die Teilnehmer wissen, was auf der Milchverpackung steht und kennen die Bedeutung der Herstellerangaben.
- Die Teilnehmer wiederholen zu Hause diese „Gesunde Stunde".
- Die Teilnehmer sind motiviert, weitere „Gesunde Stunden" mit anderen Lebensmitteln zu Hause auszuprobieren.

Maßnahmen und Methoden

Die „Milchstunde" war in vier Module unterteilt, in denen die folgenden Methoden eingesetzt wurden (■ Tabelle 1.6):

Module	Inhalt	Eingesetzte Methoden
1	Theoretische Einleitung in das Thema	„Blitzlicht", Abfragen
2	Milchherstellung	Gruppenarbeit, Lehrgespräch, Demonstration, Stationen-Lernen
3	Milchverarbeitung	Gruppenarbeit, Nahrungszubereitung
4	Kursauswertung	Verkostung, Diskussion, Ein-Punkt-Abfrage, Beobachtung

Tab. 1.6: Module und entsprechend zugeordnete eingesetzte Methoden

Durchführung

Für die Durchführung wurden zwei Klassenräume benötigt, um Modul zwei und drei parallel im Wechsel durchführen zu können. Ein Raum musste dafür geeignet sein, unter hygienischen Bedingungen Lebensmittel verarbeiten zu können, d. h. es musste mindestens ein Handwaschbecken vorhanden sein. Die Modulinhalte wurden für Schüler der 4. Klasse (Grundschule) konzipiert, lassen sich jedoch auch in abgewandelter Form (siehe Tipps) auch im 2. Schuljahr umsetzen. Im Kurs betätigten sich die Schüler als „Milchforscher", die mit entsprechender Hygienekleidung für die Laborexperimente ausgestattet wurden und nach Kursabschluss ein „Milch-Forscherdiplom" erhielten. Die Eltern erhielten ausführliche Informationen, Hinweise und Tipps zu den Inhalten des ganzen Kurses in Form eines Informationsblattes, das den Eltern nach Kursabschluss zur Verfügung gestellt wurde.

Erstes Modul: Theoretische Einleitung in das Thema

Zeit/Teilnehmerzahl: 15 Minuten, alle Teilnehmer

Inhalt: In diesem Modul sollten Eltern und Kinder mit Hilfe von folgenden Einleitungsfragen, die gemeinsam zu beantworten waren, an die Thematik herangeführt werden:

1. Welche Milchprodukte kennt ihr und esst ihr am liebsten?
2. Was brauchen wir alles, damit eine Kuh Milch gibt? (Hier werden auch die Unterschiede zwischen ökologischer und konventioneller Tierhaltung angesprochen.)
3. Warum trinken wir Milch?

Methoden/Materialien: Die Milchprodukte, die die Kinder und Erwachsenen reihum nannten (Blitzlicht) wurden mit Hilfe von zuvor erstelltem Bildmaterial an der Tafel oder Pinnwand gesammelt und gegebenenfalls schriftlich ergänzt.

Die Besonderheiten der ökologischen Tierhaltung wurden anhand von Bildmaterial näher erläutert und der konventionellen Tierhaltung gegenübergestellt, wobei hier auch auf die Kennzeichnung ökologisch erzeugter Produkte eingegangen wurde (EU-Bio-Siegel, Siegel der ökologischen Anbauverbände). Abschließend wurden die Unterschiede in der Milchproduktion und Tierhaltung mit den Kindern diskutiert.

Die Bedeutung der Milch für eine abwechslungsreiche Kinderernährung wurde mit Hilfe der aid-Ernährungspyramide für Kinder veranschaulicht und die Verzehrsempfehlungen für Kinder erläutert.

Medien/Geräte: Bildermaterial für die Einleitungsfragen, AID-Ernährungspyramide für Kinder und Jugendliche als Poster, Folie/Poster mit Biosiegeln, Pinnwand oder Tafel, Overheadprojektor

Zweites Modul: Milchherstellung

Zeit/Teilnehmerzahl: 30 Minuten. Teilnehmer wurden in 2 Gruppen geteilt, 1. Gruppe: Modul 2 und dann Modul 3; 2. Gruppe: Modul 3 und dann Modul 2. Ein wichtiges Ziel der „Milchstunde" war es, das gemeinsame Erleben von Kindern mit ihren Eltern zu fördern, weshalb bei der Gruppeneinteilung Kinder mit ihren Eltern zusammenblieben.

Inhalt: Einleitend wurden die Kinder noch einmal danach gefragt, was die Kühe brauchen, um Milch zu geben. Anschließend konnten die Kinder schätzen, wie viel Milch eine Kuh täglich gibt. Mit Hilfe von Ein-Liter-Milchflaschen wurde die durchschnittliche Milchleistung einer Kuh veranschaulicht und mit den Kindern erarbeitet. Am Beispiel der Milchflaschen erarbeiteten die Schüler mit Unterstützung der Eltern, welche Informationen über die Milch das Etikett für den Käufer bereit hält. Die folgenden Informationen auf der Lebensmittel-Verpackung können dabei gemeinsam geklärt werden: Verpackung (Warum ist die Flasche braun?), Homogenisierung, Pasteurisierung, Bio, „Mindestens haltbar bis", „bei 6°C kühl und dunkel lagern". Verfahren der Homogenisierung und Pasteurisierung wurden durch Experimente, Mikroskopierübungen oder zusätzliches Anschauungsmaterial vertieft.

Methoden/Materialien: Die Teilnehmer konnten während einer Mikroskopierübung den Unterschied zwischen homogenisierter und nicht homogenisierter Milch „erforschen" und die Ergebnisse auf ein Arbeitsblatt übertragen. Anschließend wurde an einem Wasser-Öl-Gemisch erklärt, was beim Homogenisieren von Milch passiert und welchen Nutzen dieses hat. Über das Experiment „Kunstmilch" (Öl-Wasser-Gemisch mit einer Sprühflasche in ein Glas gesprüht) wurde den Teilnehmern die technologische Funktionsweise des Homogenisierens veranschaulicht.

Medien/Geräte: 30 Milchflaschen, Mikroskope, Kittel und Hauben nach Teilnehmerzahl, Glas mit Wasser und Öl, Sprühflasche

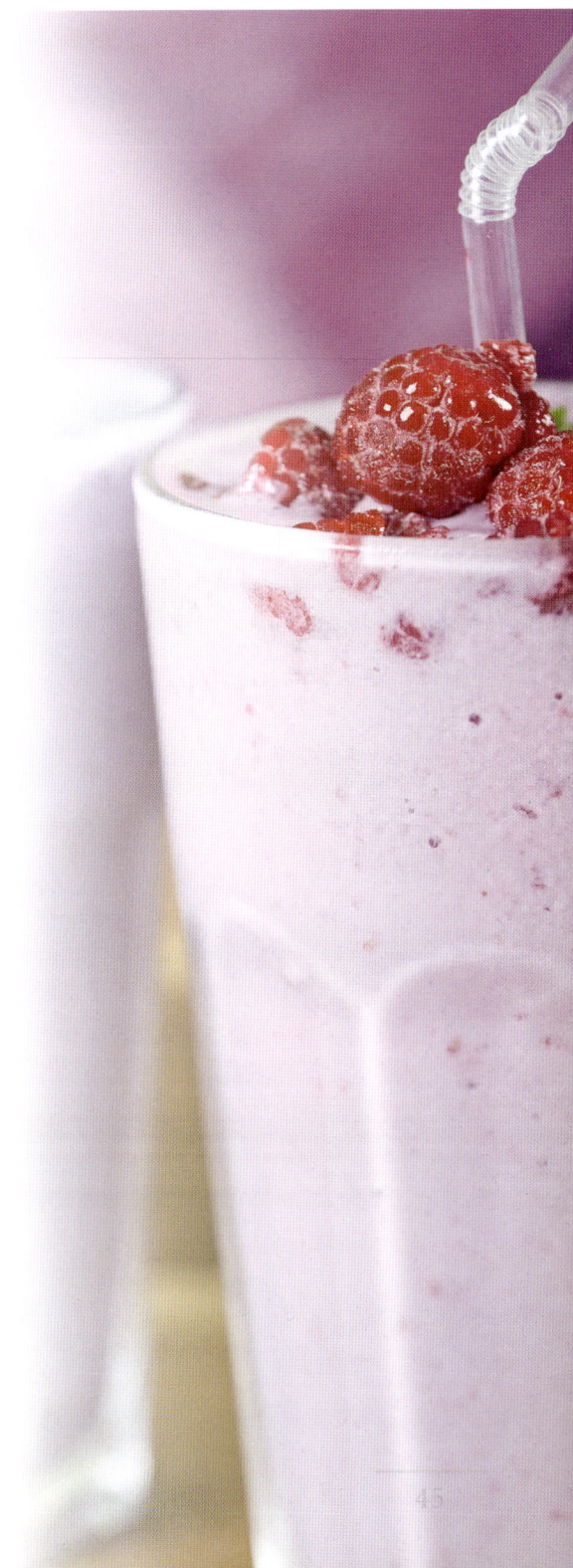

Drittes Modul: Milchverarbeitung

Zeit/Teilnehmerzahl: 30 Minuten, Teilnehmer wurden in 2 Gruppen geteilt, s. zweites Modul.

Inhalt: In diesem Modul stand die Verarbeitung von Milchprodukten im Vordergrund. Bevor mit der Verarbeitung von Lebensmitteln begonnen werden konnte, mussten Hygiene- und Arbeitsregeln festgelegt werden, wobei insbesondere auf die Einhaltung der Hygieneregeln im Umgang mit Geräten und Hilfsmitteln hingewiesen wurde. Nach dieser Einführung konnten die Kinder gemeinsam mit ihren Eltern aus Milchprodukten und anderen Zutaten verschiedene Milchshakes herstellen. Ziel war es, den Teilnehmern die Vorteile von selbst hergestellten Milchprodukten aufzuzeigen. Die Schüler und ihre Eltern konnten auf diese Weise erfahren und erproben, wie sie selbst durch die Wahl der Zutaten ihre individuellen Vorlieben und Wünsche bei der Erstellung des Milchshakes berücksichtigen konnten. Sie wussten es zu schätzen, den Zuckergehalt selbst bestimmen sowie saisonale, regionale und ökologische Zutaten verwenden zu können. Gemäß den Bildungszielen des WABE-Zentrums kamen in diesem Kurs ausschließlich Bioprodukte zum Einsatz. In dem Kursangebot für die Osnabrücker Grundschule wurden folgende Milchmixgetränke erprobt (Rezepte ▶ Band 2):

- Pflaume-Joghurt-Drink
- Fruchtmolke
- Milchshake mit Himbeeren
- Apfel-Buttermilch

Methoden/Materialien: Die Hygiene- und Arbeitsregeln wurden mit Hilfe eines Informationsblattes besprochen. Jedes Kind bearbeitete ein Rezept mit seinen Eltern gemeinsam, wobei das Rezept gelesen, Fragen zu den Zutaten geklärt sowie die Begriffe „saisonal" und „biologisch" erläutert wurden. Empfehlungen bezüglich des Fettgehaltes von Milchprodukten in der Kinderernährung wurden in Anlehnung an die Empfehlungen des FKE (Forschungsinstitut für Kinderernährung) mit den Eltern diskutiert.

Medien/Geräte: Je einmal: Hygiene- und Arbeitsregeln, Waschbecken, Pürierstab/Standmixer, Zitronenpresse. Nach Teilnehmerzahl: Rezepte, Lebensmittel und Zutaten, Messer, Schneidebretter, Löffel/Rührlöffel, Litermaße, Becher/Gläser

Viertes Modul: Kursauswertung

Zeit/Teilnehmerzahl: 30 Minuten, alle Teilnehmer

Inhalt: Abschließend probierten alle Teilnehmer gemeinsam die selbst hergestellten Shakes. Während der Milchshake-Verkostung wurden noch einmal die Vorteile der selbst hergestellten Produkte im Vergleich zu industriell hergestellten Shakes mit den Eltern diskutiert. Darüber hinaus bot sich die Gelegenheit, die Bedeutung ökologischer Produkte für eine schmackhafte und verantwortungsbewusste Familienkost zu thematisieren.

Am Ende der Veranstaltungen wurde die Durchführung zusammen mit den Kindern und Eltern über eine „Ein-Punkt-Abfrage" (s. *Methoden*) evaluiert und die Eltern erhielten das Informationsblatt mit Hintergrundinformationen zu Kursinhalten sowie praktischen Umsetzungsmöglichkeiten im Familienalltag (z. B. Rezepte, Experimente), damit die „Milchstunde" zu Hause eine erfolgreiche Wiederholung erfahren kann.

Methoden/Materialien: Das in diesem Kurs eingesetzte Informationsblatt für die Eltern diente einerseits der inhaltlichen Nachbereitung des Kurses, sollte jedoch gemäß der Zielsetzung auch zum Nachmachen und Weiterentwickeln anregen. Die Evaluation der Veranstaltungen erfolgte als Ein-Punkt-Abfrage mit Hilfe von Smilies: Dabei konnte jeder Teilnehmende einen die eigene Zufriedenheit ausdrückenden Smiley (☺ = positiv, ☺ = mittelmäßig, ☹ = negativ) auf ein entsprechend vorbereitetes Poster kleben.

Medien/Geräte: nach Teilnehmerzahl: Informationsblatt (für Eltern), Smilies

Aufwand/Zeit, Personal, Sachkosten

Für die Durchführung wurden mindestens zwei Personen benötigt, da Modul 2 und 3 parallel durchgeführt werden sollten. Bei weniger Teilnehmern könnten die beiden Module auch nacheinander durchgeführt werden, wobei hier je nach Beteiligungsgrad und Interesse der Zeitbedarf höher sein könnte, was sich jedoch durch eine reduzierte Auswahl der Experimente und Rezepte eingrenzen ließe.

Mit Vor- und Nachbereitung sollten für die Durchführung ca. fünf Stunden eingeplant werden, zuzüglich der Zeit, die für das Zusammentragen der Materialien und Geräte benötigt wird. Bei den Sachkosten fallen vor allem die Lebensmittelkosten ins Gewicht. Durch eine saisonale Auswahl von Zutaten können die Lebensmittelkosten geringer gehalten werden.

Evaluation, Ergebnisse

Die beiden Veranstaltungen wurden aus unterschiedlichen Perspektiven evaluiert. Verwendet wurden sowohl die Evaluationsmethoden, die ohnehin im Rahmen des Projektes „Gesunde Stunde" zum Einsatz kamen, als auch die speziell für die „Milchstunde" entwickelten Instrumente. Es wurden bewusst minimale und möglichst praxisorientierte Methoden eingesetzt, um eine größtmögliche Akzeptanz der wissenschaftlichen Begleitung bei den Kursteilnehmern zu erreichen und dennoch Aussagen zum Erfolg der Maßnahme treffen zu können. Damit ergab sich folgender Methodeneinsatz:

1. aus Sicht der Schüler (Ein-Punkt-Abfrage)
2. aus Sicht der Eltern (Ein-Punkt-Abfrage)
3. aus der Sicht der Veranstalter (Beobachtung/Gedächtnisprotokoll)

Bei den **Schülern** ergab die Ein-Punkt-Abfrage nach der Zufriedenheit mit der Veranstaltung bei 24 abgegebenen Bewertungen insgesamt 19 positive, 3 mittelmäßige und 2 negative Bewertungen. Dabei ist anzumerken, dass die mittelmäßigen und negativen Bewertungen aus der zweiten Veranstaltung kamen. Den **Eltern** wurden mit Hilfe von Ein-Punkt-Abfragen mit 4-stufiger Antwortskala zwei Fragen zur Veranstaltung gestellt:

1. Wie hat Ihnen die Veranstaltung gefallen? (sehr gut, gut, weniger gut, schlecht)
2. Können Sie sich vorstellen, die heute erworbenen Ideen, Fähigkeiten und Kenntnisse zu Hause anzuwenden und weiterzuführen? (auf jeden Fall, wahrscheinlich, eher nicht, auf keinen Fall)

Zehn Erwachsene beantworteten die Fragen insgesamt. Die erste Frage wurde von allen mit „sehr gut" beantwortet, also eine ausschließlich positive Gesamtbewertung seitens der teilnehmenden Eltern. Zu Frage 2 äußerten sich 8 Befragte positiv („auf jeden Fall"), während sich 2 der Stimme enthielten.

Als erstes Zwischenfazit kann festgehalten werden, dass die „Milchstunde" in dieser Form bei den Teilnehmern eine positive Resonanz gefunden hat. 8 von 10 Eltern konnten sich vorstellten, die erworbenen Ideen, Fähigkeiten und Kenntnisse zu Hause anzuwenden und weiterzuführen. Ob und in welchem Umfang die „Milchstunde" tatsächlich zu Hause umgesetzt wird, müsste zu einem späteren Zeitpunkt überprüft werden, um eine nachhaltige Wirkung eines solchen Kursangebotes zu belegen.

Die Ergebnisse aus der **Beobachtung durch die Veranstalter** selbst, die in Form von Gedächtnisprotokollen schriftlich festgehalten wurden, sind nachfolgend dargestellt. Der Auswertung zugrunde liegen die Gedächtnisprotokolle der Referenten, der Grundschullehrerin, der Projektleiterin der „Milchstunde" und der Organisatorin der „gesunden Stunde" (5 Protokolle). Das Gedächtnisprotokoll umfasste die Beobachtungsaspekte Methodeneinsatz, Medieneinsatz, Geräteeinsatz, Gestaltung der Kursinhalte.

Von den Beobachtern wurden bei den Methoden v. a. die Nahrungszubereitung und die Gruppenarbeit wahrgenommen, bei den Medien die Symbolkarten, Mikroskope und Poster.

Was den Geräteeinsatz betraf, so fiel den Beobachtern insbesondere die Nutzung der Mikroskope und Küchengeräte auf. Zur Bewertung des Geräteeinsatzes wurden folgende Angaben gemacht:

- wohl dosiert, passend
- Mikroskope interessant für Eltern und Kinder
- im Familienalltag aufwändig (mikroskopieren)
- sehr umfangreich und vielseitig

Insgesamt wurde der Geräteeinsatz für die „Milchstunde" in Bezug auf den Umfang und die Auswahl positiv wahrgenommen, dabei ist besonders der Einsatz der Mikroskope, der sowohl für die Eltern als auch für die Schüler sehr eindrücklich war, aufgefallen. Zur Auswertung der Frage nach der inhaltlichen Gestaltung der Kursinhalte (qualitative Inhaltsanalyse nach MAYRING 2010) wurden Aussagen zu den drei Kategorien Methoden, Medien und Gesamturteil jeweils drei Ausprägungen zugeordnet: positive, neutrale und negative Aussagen. Daraus ließen sich dann abschließend Rückschlüsse auf die einzelnen Module ziehen, um diese für zukünftige Vorhaben modifizieren zu können. Die ■ Tabellen 1.7–1.9 zeigen die Ergebnisse für die drei Kategorien. Die Aussagen in ■ Tabelle 1.7 zeigen, dass in Bezug auf den Methodeneinsatz die positiven Aussagen überwiegen, v. a. bei den Methoden „Gruppenarbeit" und „Nahrungszubereitung". Dabei ist die Nahrungszubereitung über die unproblematische Zubereitung und die Rezeptauswahl positiv aufgefallen. Die Gruppenarbeit wurde durch die Beobachter als gut eingestuft, aber auch darauf hingewiesen, dass diese in Bezug auf die Interaktion zwischen Eltern und Kinder noch mehr ausgebaut werden sollten.

Auch in puncto des Medieneinsatzes überwiegen die positiven Aussagen (■ Tabelle 1.8). Das Gesamturteil (■ Tabelle 1.9) zu dieser Veranstaltung fällt dementsprechend überwiegend ebenfalls positiv aus. Die Beobachter haben die „Milchstunde" als gut strukturiert und mit angenehmer Arbeitsatmosphäre wahrgenommen. Besonderes Augenmerk sollte allerdings auf einen gemeinsamen Abschluss gelegt werden, damit der motivierende Effekt für die Fortführung von Aktivitäten im Familienalltag noch stärker zum Tragen kommen kann.

Hinweise für die Praxis

Wie eingangs bereits erwähnt, ist es mit einigen Abwandlungen und Variationen möglich, die „Milchstunde" auch mit jüngeren Grundschülern durchzuführen. In ■ Tabelle 1.10 sind Variationsmöglichkeiten für die einzelnen Module dargestellt. Besondere Rücksicht wurde darauf genommen, dass jüngere Grundschüler für einzelne Inhalte mehr Zeit brauchen und somit andere Inhalte gekürzt oder sogar weggelassen werden müssten.

Kategorie 1: Methoden			
verwendete Methode	**positive Aussagen**	**neutrale Aussagen**	**negative Aussagen**
Abfragen, Demonstration, Lehrgespräch	Einstieg in das Thema gelungen	Einbindung der Kinder in die Erarbeitung des Themas	–
Gruppenarbeit, Stationen-Lernen, Nahrungszubereitung	die meisten Eltern haben es als Gemeinschaftsproduktion gesehen	–	Eltern zu wenig einbezogen, Gruppenarbeit, Eltern-Kind stärker ausbauen
Gruppenarbeit	Gruppenarbeit gut	–	–
Stationen-Lernen	Zeitverlauf passend	–	–
Nahrungszubereitung, Verkostung	leckere Milchprodukte zubereiten und verkosten	beim Probieren haben sich alle beteiligt und alle alles probiert	geschmackliche Akzeptanz unterschiedlich
Nahrungszubereitung	Mixen der Getränke technisch unproblematisch	–	–

Tab. 1.7: Bewertung des Methodeneinsatzes im Rahmen der Kursgestaltung

Kategorie 2: Medien, Arbeitsmittel			
verwendete Medien, Arbeitsmittel	**positive Aussagen**	**neutrale Aussagen**	**negative Aussagen**
Poster, Symbolkarten etc.	viel Anschauungsmaterial, altersgerecht aufbereitet, kinderorientierte Einführung in das Milchthema	–	–
Hygieneregeln	Kittel und Hauben sind gut angekommen	Hinterfragen der Vorstellung der Hygieneregeln	–
Mikroskope, Arbeitsblatt	Mikroskope und das Arbeitsblatt dazu waren gut	–	–
Milchflaschen	deutlich und kindgerecht in die Handhabung mit den Milchflaschen eingeführt und erläutert	–	Nachlesen auf den LM für die Altersgruppe ungewohnt (Leseprobleme)
Elterninformation	–	Hinweise und Erläuterungen zu Elternhandzettel	–

Tab. 1.8: Bewertung des Medieneinsatzes im Rahmen der Kursgestaltung

Kategorie 3: Gesamturteil

positive Aussagen	neutrale Aussagen	negative Aussagen
–	Kinder insgesamt aufgeweckt und lebhaft	–
gut strukturiert, gute Aufteilung mit Einleitung, Praxis, Theorie, Abschluss und Wiederholung des Erlernten	–	–
nette Ansprache, angenehme Arbeitsatmosphäre	–	Abschluss eher unruhig, Eltern mussten los
gute Berücksichtigung der Fragen der Kinder	–	–
aktive Beteiligung der Kinder	–	z. T. kritische Äußerungen bezogen auf Elternbeteiligung

Tab. 1.9: Gesamturteil zur Kursgestaltung

Modul	Variationen
1	Aus Zeitgründen kann die Frage nach den Unterschieden zwischen ökologischer und konventioneller Tierhaltung entfallen. Es ist wichtiger, die Schüler an den anderen Fragestellungen aktiv teilnehmen zu lassen, indem sie die Begriffe selbst an der Tafel anbringen. Außerdem ist für jüngere Grundschulkinder das Klären dieser Begriffe schwieriger und zeitaufwändiger. Zusätzlich wird für jüngere Schüler Zeit benötigt, um das Zusammengetragene noch einmal gemeinsam für die zukünftige Umsetzung mit der Familie zu vertiefen.
2	Jüngere Grundschulkinder benötigen mehr Zeit für einzelne Inhalte. Die Kinder brauchen Raum, um sich mitteilen zu können und einige Inhalte sind für diese Altersgruppe zu schwer und zu komplex. Deshalb kann auch in diesem Modul gegebenenfalls die differenzierte Betrachtung von ökologischer und konventioneller Herstellung entfallen.
	Um gemeinsam die Begriffe auf den Flaschen zu erarbeiten, müssen die Eltern mit einbezogen werden, da die Lesekompetenz von Kindern aus der 2. Klasse möglicherweise noch nicht ausreicht.
	Das zweite Experiment „Kunstmilch" ist für die jüngeren Schüler zu komplex und sollte deswegen nicht durchgeführt werden. Man kann aber den Kindern und Eltern die Experimentanweisung mitgeben als Anregung für zu Hause, damit sie dort Erlerntes wiederholen und gemeinsam experimentieren können.
3	Dieses Modul kann ohne Einschränkungen mit allen Altersgruppen durchgeführt werden. Eventuell muss mehr Zeit für die Durchführung eingeplant werden, weil die Kinder über weniger ausgeprägte handwerkliche Fähigkeiten verfügen. Falls Kinder oder Eltern mit einer Kuhmilchunverträglichkeit teilnehmen, sollte ein Rezept auf Soja-Basis eingeplant werden.
4	Je nach zeitlichem Verlauf der Veranstaltung sollte abgewogen werden, in welchem Umfang eine Diskussion mit den Eltern über die Handelsmarken im Vergleich zu selbst hergestellten Produkten sowie die Bedeutung von ökologischen Produkten mit den Teilnehmern durchgeführt wird.

Tab. 1.10: Variationsmöglichkeiten innerhalb der Module für jüngere Jahrgangsstufen

1.4.5 Projekt „DieBesserEsser" Norden

Modellprojekt für gesunde Ernährung an Ganztagsschulen in Niedersachsen

Rahmenbedingungen und Aufgabenstellung

An der Hauptschule Norden, der nordwestlichsten Stadt Deutschlands, wurde schon länger nach pragmatischen Lösungen für die Ernährungsbedürfnisse der Schüler gesucht. An der Schule besteht eine lange Tradition, mit eigenen Mitteln den aus Sicht der jeweils Zuständigen besonders bedürftigen Kindern eine Mahlzeit bereitzustellen. Die Hauptschule Norden im Schulzentrum Wildbahn wird insgesamt von 350 Schülern besucht und ist die einzige Hauptschule in der Stadt mit den Schuljahrgängen 5 bis 9, dem freiwilligen 10. Schuljahr sowie seit Beginn des Schuljahres 2008/09 zwei Integrationsklassen. Im Schuljahr 2005/2006 wurde das Schulgebäude um eine Mensa erweitert.

Als die Rut- und Klaus-Bahlsen-Stiftung zusammen mit dem Niedersächsischen Kultusministerium das Modellprojekt „Gesunde Ernährung an Ganztagsschulen in Niedersachsen" landesweit ausschrieb, wurde von einigen Kollegen der Hauptschule Norden das Konzept „DieBesserEsser" entwickelt, das schließlich auch den Zuschlag erhielt. Im April 2007 wurde der Vertrag von der Stiftung, dem Ministerium, der Stadt Norden, der Hauptschule Norden und deren Förderverein unterzeichnet. Das auf zunächst drei Jahre (Phase I), verlängert um weitere zwei Jahre (Phase II), geplante Projekt wird von der Rut- und Klaus-Bahlsen-Stiftung mit insgesamt 480 000 Euro gefördert und vom niedersächsischen Kultusministerium unterstützt. Seit September 2007 ist ein für die Durchführung des Projektes „DieBesserEsser" eingestelltes dreiköpfiges (seit 2008 vierköpfiges) Team an der Hauptschule Norden tätig. Dem Projekt ist ein vertraglich fixierter Beirat zur Seite gestellt, in dem die Institutionen, die den Vertrag unterzeichnet haben, mit jeweils einer Person vertreten sind. Ferner gibt es für das Projekt eine von der Rut- und Klaus-Bahlsen-Stiftung eingesetzte und finanzierte externe wissenschaftliche Begleitung.

Zielsetzung

Die Ziele des Projektes wurden folgendermaßen formuliert:

- Für Schüler und Erwachsene gehört es zum Alltag, bewusst einen Beitrag zur Gesunderhaltung des eigenen Körpers zu leisten.
- Schüler und Eltern setzen sich mit ihrem Ernährungsverhalten auseinander und lernen Möglichkeiten der Veränderung in der eigenen täglichen Ernährung sowie über die regionale Produktion von Lebensmitteln kennen.
- In der Schule werden gesunde Ernährungsprodukte – möglichst aus der Region – angeboten.
- Bisherige Kooperationen werden zu einem tragfähigen Netzwerk zwischen Kindertagesstätten, Grundschulen und weiterführenden Schulen ausgebaut. Auf diese Weise wird ein lebendiges lokales Bündnis für gesunde Ernährung mit regionalem und ökologischem Bezug geschaffen.
- Durch eine Dokumentation des Projektverlaufes, durch die Erstellung von Unterrichtsmaterialien und eines Kochbuches werden die Ergebnisse des Projektes nachhaltig gesichert und anderen Interessierten zur weiteren Verwendung bereitgestellt.

Maßnahmen und Methoden

Das Kollegium der Hauptschule Norden hat für die Umsetzung der Projektziele im Schulalltag sehr konkrete Arbeitsaufgaben – so genannte Bausteine – entwickelt. Diese sind auch in der nach drei Jahren angelaufenen Phase II des Projekts maßgeblich für die Arbeit des Projektteams. Die Vorgaben der einzelnen Bausteine wurden in Arbeitspakete aufgeteilt und werden vom Projektteam „DieBesserEsser" arbeitsteilig bearbeitet. Entsprechend den Abläufen im Schuljahr, der Beteiligung der Lehrkräfte, den Impulsen von außen und den Notwendigkeiten vor Ort war und ist die Intensität der Auseinandersetzung mit den einzelnen Bausteinen bzw. Teilen der Bausteine unterschiedlich. Nachfolgend werden die Bausteine und im Anschluss daran einzelne Aktionen daraus vorgestellt. Sie decken die Bereiche Ernährungsbildung und Schulverpflegung ab.

Die Bausteine des Projekts „DieBesserEsser"

Baustein I: Im Rahmen von Projektwochen oder -tagen beschäftigen sich die Kinder mit einem gesunden Frühstück. Exkursionen zu Bauernhöfen schaffen regionalen Bezug. Die Eltern werden durch Kochkurse und Informationsveranstaltungen einbezogen. Der Aufbau eines Mentorensystems rundet diesen Baustein ab und schafft Nachhaltigkeit.

Baustein II: Der Hauswirtschaftsunterricht wird noch stärker auf gesunde Ernährung, Gesundheitsbewusstsein und Regionalität ausgerichtet. Dazu werden die Inhalte auf Aktualität überprüft und die Rezepte ernährungsphysiologischen Erkenntnissen angepasst.

Baustein III: In den Wahlpflichtkursen Hauswirtschaft, Sport und Kunst werden mit den Schülern folgende Projekte angestrebt:

– Entwicklung und Bestückung einer Salatbar

– Aufbau einer Schülerfirma

– Erstellen eines Kochbuches mit regionalen, gesunden Produkten

Dies wird mit Schülern, Lehrern und Netzwerkpartnern umgesetzt.

Baustein IV: Um allen Kindern die Möglichkeit zu geben, vor dem Unterricht zu frühstücken, erstellen die Schüler des 10. Jahrgangs ein Frühstücksangebot. So können alle Schüler vor dem Unterricht in der Mensa essen.

Baustein V: Die aktive Zusammenarbeit von Lehrkräften und anderen Fachkräften vor Ort wird fortgeführt.

Baustein VI: Durch die Kooperation mit den Kindertagesstätten, Grundschulen und anderen Schulen in Norden entsteht ein Netzwerk, das auch nach Abschluss des Projekts tragfähig ist.

Baustein VII: In den beiden großen Pausen werden an allen Vormittagen der Woche Brötchen, Obst, Gemüse, Müsli und Getränke in der Mensa angeboten.

Die Einbeziehung der Eltern ist für Ernährungsbildung an Schulen unumgänglich. Dies gilt insbesondere dann, wenn man mit Kindern arbeiten möchte, die neu an einer Schule sind. Deshalb empfiehlt es sich, entsprechende Informationen im Rahmen eines Elternabends zu vermitteln.

Erfahrungen haben gezeigt, dass nur ein geringer Anteil der Eltern bereit ist, für ein Sonderthema wie „Ernährung" in die Schule zu kommen. Im Projekt „DieBesserEsser" wurden gute Erfahrungen damit gemacht, über das Thema „Ernährungsbildung im Unterricht" und die (geplanten bzw. durchgeführten) Aktivitäten der Kinder zu Beginn eines regulären Elternabends zu informieren. Fotos von Aktionen und Erläuterungen des Projekts unterstützen dabei einen ungezwungenen Dialog mit den Eltern. Dies sollte zweimal in einem Schuljahr erfolgen: vor Beginn der Unterrichtsaktionen und nach deren Beendigung. Auf diese Weise erfährt man auch, wie die Aktionen zur Ernährungsbildung von den Kindern aufgenommen und bewertet werden.

Baustein I: Gesundes Frühstück und Pausenmahlzeiten

Um Kinder möglichst unkompliziert an das Thema gesunde Ernährung heranzuführen, hat das Team „DieBesserEsser" zum Einstieg in das Projekt eine Einheit zum Thema „Frühstück und Pausenmahlzeiten" entwickelt, die seitdem regelmäßig in den 5. Klassen der Hauptschule in Norden durchgeführt wird. Ein günstiger Zeitpunkt hierfür ist das zweite Halbjahr, weil sich zu diesem Zeitpunkt eine Klassengemeinschaft gebildet hat und grundlegende Regeln und methodische Techniken (Stuhlkreis, Regeln für Beiträge etc.) eingeführt sind. Dies macht es (auch) einer Nicht-Lehrkraft leichter, Inhalte zu vermitteln. Zudem verfügt die Lehrkraft im zweiten Halbjahr über Erfahrungen hinsichtlich der Ernährungsgewohnheiten der Schüler in der Schule, die in die Projektarbeit einbezogen werden können.

Brotdosen

Unabhängig von den nachfolgend beschriebenen Unterrichtseinheiten für die 5. Klassen sollten Schulen im Zusammenhang mit Ernährungsbildung versuchen, Sponsoren für Brotdosen zur Pausenbrotzeit (z. B. AOK, Verbrauchermärkte wie EDEKA, Combi etc. mit eigenem Ernährungsservice/Bezug zu Ernährung) zu gewinnen. Das Projektteam „DieBesserEsser" hat als Kooperationspartner und Sponsor der Brotdosen die AOK Norden gewonnen. Im Rahmen dieser Aktion verteilte die AOK Norden einen Informationsflyer an die Eltern und Brotdosen an die Kinder der beteiligten Klassen (■ Abbildung 1.13, S. 65)[1].

Das Thema des ersten Bausteins „Gesundes Frühstück und Pausenmahlzeiten" wurde in zehn Unterrichtseinheiten aufgeteilt. Im Folgenden werden die Inhalte einzeln vorgestellt. Zum großen Teil wurde für die Durchführung auf Schulungsmaterialien des aid infodienst Ernährung, Landwirtschaft, Verbraucherschutz e. V. zurückgegriffen. Die Literatur der Verbraucherzentrale zum Thema „E-Nummern" bildete die Grundlage zu weiteren Einheiten.

1. Einheit
- Fragebogen „ Wie sieht mein Frühstück aus?" (ca. 10 Minuten)
- „Mein Wunschfrühstück": Arbeitsblatt ausfüllen und im Stuhlkreis vorstellen
- Hausaufgabe: „Wie sah das Frühstück meiner Eltern aus?"

---

1   Die Flyer und Arbeitsblätter aus diesem Projekt (Abb. 1.13–1.17, 1.19, 1.22, 1.23, 1.26, 1.27) sind am Schluss des Kapitels ab Seite 65 gesammelt abgebildet.

Um mit den Kindern ins Gespräch zu kommen und einen Eindruck von der derzeitigen Situation zu bekommen, wurde gleich zu Beginn der Einheiten der Fragebogen „Wie sieht mein Frühstück aus?" eingesetzt (■ Abbildung 1.14, siehe S. 66). Für ehrliche Antworten der Kinder ist es wichtig im Voraus zu erwähnen, dass die Fragebögen anonym bleiben. Drei Phänomene wurden deutlich, als dies im ersten Durchgang nicht erwähnt wurde:

- Die Kinder gaben Antworten im „vorauseilenden Gehorsam",
  die gefallen sollten,
- sie versuchten, durch bewusst „ungesunde Antworten" zu provozieren,
- sie schrieben bei den Nachbarn ab, weil sie die richtige Schreibweise für
  ein Lebensmittel nicht kannten.

Bei nachfolgenden Durchführungen wurde auf die Anonymität hingewiesen und die Kinder antworteten individueller. Hierfür ist es auch wichtig zu erklären, dass es sich nicht um eine Klassenarbeit handelt. Das „Wunschfrühstück" bietet den Kindern die Gelegenheit, positiv gestimmt an das Thema „Frühstück" heranzugehen. Sie können auf diesem Blatt malen oder schreiben, wie für sie ein Frühstück aussehen müsste, das sie genießen (■ Abbildung 1.15, siehe S. 67). Mit dem Arbeitsauftrag „Wie sieht das Frühstück meiner Eltern aus?" werden die Eltern, wahlweise auch die Großeltern, mit in das Thema eingebunden.

2. Einheit
- Mappen für die Kinder
- Elterninformation und Einverständniserklärung

Das Thema „gesundes Frühstück" wird in unterschiedlichen Fächern behandelt. Deshalb bietet es sich an, alle ausgegebenen Materialien und Informationen zu diesem Thema von den Kindern in einer Mappe zu sammeln. Im Kunstunterricht können die Kinder ihre Mappen mit unterschiedlichen Techniken gestalten (Tuschen, Kollagen, Zeichnungen etc.).
Auf der ersten Seite dieser Mappe werden die Eltern über die Aktion „gesundes Frühstück" umfassend informiert (■ Abbildung 1.16, siehe S. 68). Da es sich anbietet, zu einer der Aktionen die Presse einzuladen, wird mit dieser ersten Elterninformation auch eine Einverständniserklärung für die Veröffentlichung von Fotos eingeholt (■ Abbildung 1.17, siehe S. 69). Bei Aktionen, die fotografiert werden, können dann gezielt nur die Kinder fotografiert werden, deren Eltern/ Erziehungsberechtigte damit einverstanden sind.

3. Einheit
- Was gehört zu einem gesunden Frühstück?
  (Ideen sammeln, auf Kärtchen schreiben …)
- Ampelsystem einführen

Die Frage, was zu einem gesunden Frühstück gehört, wird zunächst offen gestellt, die Antworten auf Blätter oder Kärtchen geschrieben, um sie später den Ampelfarben zuordnen zu können. Alternativ lassen sich mitgebrachte Verpackungen, die man an die Kinder verteilt, diskutieren und zuordnen. Dabei lässt sich auch sehr deutlich beschreiben, dass es Übergänge gibt, d. h. dass nicht jedes Lebensmittel eindeutig grün oder gelb ist (■ Abbildung 1.18, nächste Seite). Für die Mappe – auch als Information an die Eltern – wird eine Übersicht über die Zutaten eines vollwertigen Frühstücks verteilt (■ Abbildung 1.19, siehe S. 70).

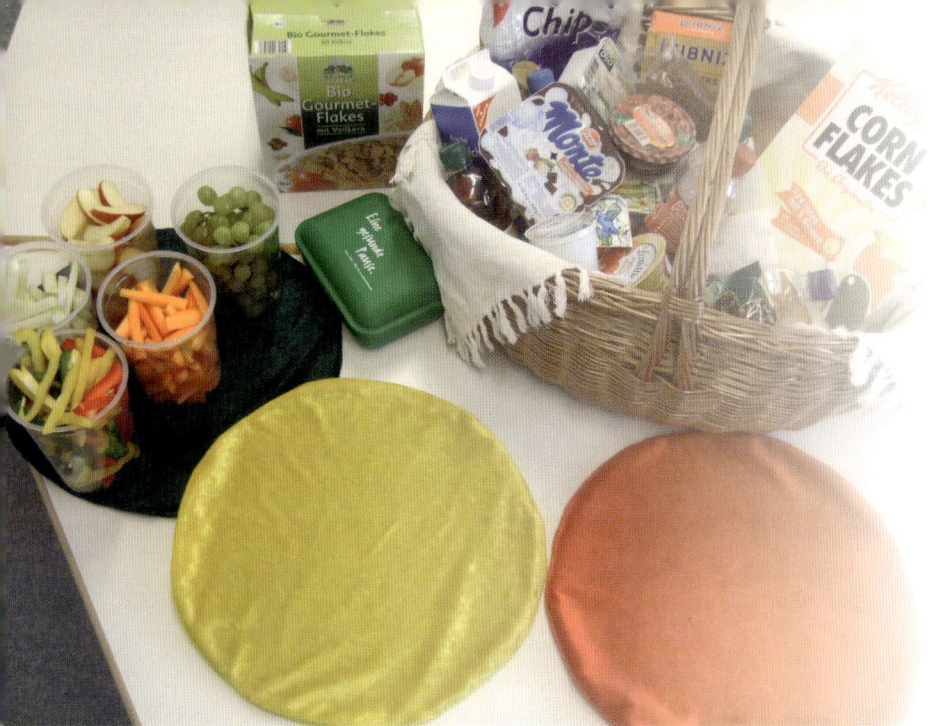

Abb. 1.18: Die Ausrüstung für die Einführung des Ampelsystems (eigene Darstellung „DieBesserEsser")

4. Einheit
- Zwischenmahlzeiten – Hauptmahlzeiten
- Leistungskurve für einen Tag erläutern
- Ein Stück Obst als Zwischenmahlzeit: Erfahren, wie gut das tut!

Anhand einer Leistungskurve wird der Tagesablauf verdeutlicht. Um spürbar zu machen, wie eine Zwischenmahlzeit sich auf die eigene Leistungsfähigkeit und Laune auswirkt, werden die frisch mitgebrachten einzusortierenden Gemüse- und Obststücke am Ende der Stunde gegessen.

5. Einheit
- Was ist eine Ernährungspyramide? 22 Portionen pro Tag
- Eine Ernährungspyramide für die Wand in der Klasse erstellen
- Was bedeuten die Ampelfarben (Wiederholung)?

Um immer wieder, auch in anderen Unterrichtsgesprächen/mit anderen Lehrkräften, auf die Ernährungseinheit eingehen zu können, bietet sich die Gestaltung einer Ernährungspyramide an (▪ Abbildungen 1.20, 1.21). Je nach Klassengröße und zur Verfügung stehender Wandfläche kann die Größe der Pyramide variieren.

6. Einheit
- Inhaltsstoffe/Zutatenliste
- Was verrät uns das Etikett?

Die Zutatenlisten von Verpackungen werden von den Schülern gelesen, verglichen und mit Hilfe der Broschüre der Verbraucherzentrale „Was bedeuten die E-Nummern?" besprochen. Bearbeitet werden kann in diesem Zusammenhang auch das Thema: Die erste Zutat ist die mengenmäßig größte. Der Zuckergehalt lässt sich anhand von Würfelzucker verdeutlichen und eine Diskussion führen über Zusatzstoffe sowie die mit ihrem Einsatz verbundenen Vor- und Nachteile.

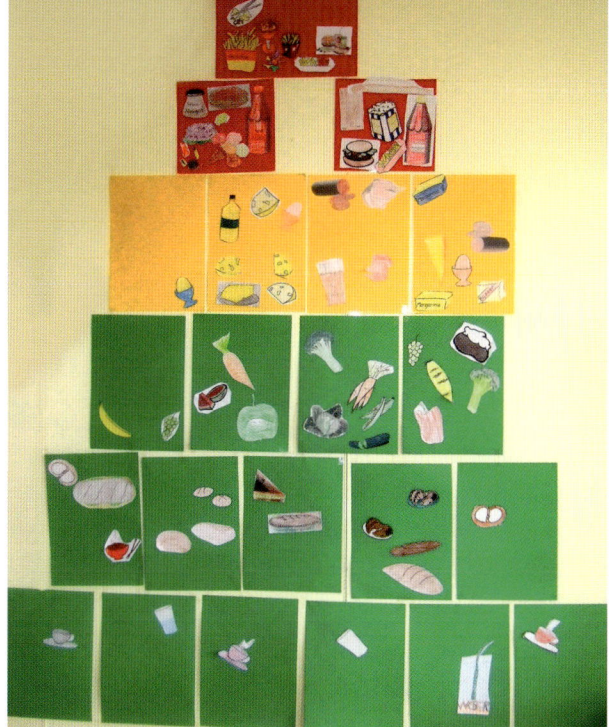

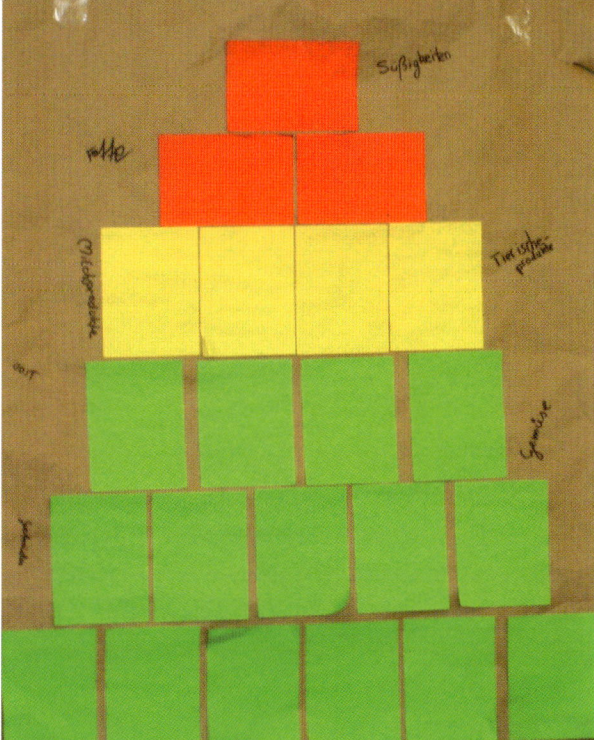

Abb. 1.20: Ernährungspyramide 1
(eigene Darstellung „DieBesserEsser")

Abb. 1.21: Ernährungspyramide 2
(eigene Darstellung „DieBesserEsser")

7. Einheit

- Ampelsystem zum Thema Getränke
- Limonade selbst herstellen
- Zutatenliste wiederholen

Anhand der Getränkeflaschen der Schüler oder durch bereitgestellte Flaschen lassen sich der Zuckergehalt und der Gehalt an anderen Inhaltsstoffen (z. B. Aromen in „Wasserge-tränken") sehr anschaulich ermitteln. Um auf die Bedeutung von Säuren in Getränken einzugehen, kann im Unterricht eine Zitronenlimonade hergestellt werden (Abbildung 1.22, siehe S. 71).

8. Einheit

- Expedition in den Supermarkt

Die praktischen Kenntnisse für den Einkauf lassen sich durch einen Besuch in einem Supermarkt verbessern. Ein konkreter Arbeitsauftrag (z. B. wie in Abbildung 1.23, siehe S. 72) und eine gute Vorbereitung im Vorfeld sind wichtig. Stifte und Arbeitsblatt mitnehmen!
Je nach Gruppengröße und Größe des Supermarkts ist es notwendig, die Gruppe im Vorfeld an-zumelden, um Irritationen auf allen Seiten zu vermeiden. Spätestens zu Beginn des Besuches sollte der Marktleiter auf die Gruppe aufmerksam gemacht werden.

9. Einheit

- Brötchen backen, Brotaufstrich zubereiten in der Lehrküche
- Jeweils eine Klasse bereitet ein Essen zu und lädt eine Parallelklasse ein.

Als Abschluss der Einheit „Ernährung" wird eine Aktion in der Lehrküche durchgeführt. Brötchen werden selbst gebacken und dazu Frischkäse, Fruchtaufstrich, Butter und Käse (je nach Budget) zubereitet. Es sollten ausreichend Brötchen gebacken werden, damit die Kinder ihren Eltern eine

Kostprobe mitbringen können. Darüber hinaus wird das Brötchenrezept der Mappe hinzugefügt und kann so von den Eltern nachgelesen und ggf. zu Hause erprobt werden.

Aktion Müslibüfett/Müslifrühstück
Einige Lehrkräfte an der Hauptschule Norden haben in ihren Klassen ein Belohnungssystem für gutes Verhalten der Klasse installiert. Eine sehr erfolgreiche und gesunde Belohnung konnte durch das Team des Projekts „DieBesserEsser" in einigen Klassen eingeführt werden: In Anlehnung an die aid-Materialien „Esspedition Schule, Materialien zur Ernährung Klasse 1–6" wurde eine Aktion „Müslibüfett/Müslifrühstück" entwickelt. Die Kinder bereiten mittlerweile routiniert das notwendige Obst zu und einige quetschen sogar ihre Flocken selbst. Mit einem Klassensatz Bretter, Messer, Becher und Schälchen wird so in manchen Klassen eine Müslimahlzeit als Belohnung zubereitet und gemeinsam gegessen. Noch spontaner und unkomplizierter ist der regelmäßige und gemeinsame Verzehr von (evtl. Fertig-)Müsli mit Milch. So lässt es sich relativ einfach im Klassenverbund organisieren, regelmäßig Müsli mit Milch gemeinsam zu essen. Dies geschieht beispielsweise in einer Klasse regelmäßig nach dem Sportunterricht.

Baustein II: Anpassung von Rezepten des Hauswirtschaftsunterrichts

Grundlage der Arbeit im Hauswirtschaftsunterricht sind – neben den Inhalten der Kerncurricula – die Rezepte. Die Anforderungen an ein Rezept, das im Unterricht eingesetzt wird, sind je nach Fertigkeiten der Schüler unterschiedlich. Wichtig für Lehrkräfte und Schüler gleichermaßen sind vor allem das Format und der immer gleiche Aufbau der Rezepte (▶ Band 2, Kapitel 2).

Anfänger im Hauwirtschaftsunterricht sind auf übersichtliche Rezepte und klare Arbeitsanweisungen angewiesen, denn ihr Hauptaugenmerk liegt auf dem Erlernen der handwerklichen Fähigkeiten. Später, wenn diese Fähigkeiten vorhanden sind, besteht die Möglichkeit umfangreichere Arbeiten durchzuführen. Für die fortgeschrittenen Schüler und für die Lehrkräfte wurde vom Projektteam das Standardkochbuch des örtlichen Energieversorgers eingeführt: „Das Blaue Kochbuch – Das elektrische Kochen". Dieses Werk bietet die Möglichkeit, den Umgang mit einem Kochbuch zu erlernen und dient gleichzeitig den Lehrkräften als Anregung für die Unterrichtsgestaltung, denn einige Lehrkräfte an der Hauptschule Norden, die im Bereich Hauswirtschaft unterrichten, sind nicht entsprechend ausgebildet.

Aufgrund der Tatsache, dass ein Projektteammitglied Koch ist, der die Kolleginnen der Hauswirtschaft kontinuierlich in den Unterricht begleitet, hat sich eine vertrauensvolle Kooperation ergeben. Vorschläge des Projektteams zu Veränderungen in Arbeitsabläufen oder der Rezeptauswahl wurden von der Mehrheit der Kolleginnen sehr konstruktiv aufgegriffen. Die unterschiedlichen Herangehensweisen des Kochs und der Hauswirtschaftslehrerinnen an die Umsetzung von Lehrinhalten ergaben oft neue Lösungen hinsichtlich Arbeitsorganisation und Rezeptauswahl.

Durch Absprachen aller am Hauswirtschaftsunterricht Beteiligten lassen sich Einkäufe teilweise für alle Kurse gemeinsam durchführen. In diesem Zusammenhang lassen sich gesunde Alternativen für alle einführen, z. B. Mehl Typ 1050 und/oder eine Getreidemühle, die eine Vorratshaltung von Getreide ermöglicht. Eine weitere Entlastung des Budgets konnte zum einen durch eine saisonale Auswahl an Obst und Gemüse erzielt werden, zum anderen durch das Mitbringen von Obst und Gemüse frisch aus dem Garten einiger Eltern und Kollegen. Ein weiteres Beispiel: In der Spargelzeit ist es für einen Koch selbstverständlich dieses Gemüse zu verarbeiten. Die Hauswirtschaftskollegin schreckte vor den hohen Kosten eines traditionellen Spargelgerichts zurück.

Der Vorschlag des Kochs, ein Spargelragout zuzubereiten, wurde von der Kollegin aufgegriffen. Ergebnis: Die Schüler lernten Spargel zu schälen und die Kosten lagen im normalen Bereich des Wareneinsatzes für den Unterricht. Alle Schüler haben das Gericht probiert!

Baustein III: Schüler-AGs

III.1. Etablieren einer Schülerfirma für eine Salatbar
Zu Beginn des Projekts wurde von Kollegen der Hauptschule Norden und dem Projektteam die Gründung einer Schülerfirma für das Betreiben einer Salatbar angestrebt. Folgende Diskussionspunkte gab es im Verlauf der Etablierung der Schülerfirma SIB (Snack Is Back):

- **Wie werden die Schüler zusammengestellt, die in dieser Schüler-firma mitarbeiten?** Die Kollegen plädierten für eine komplette Klasse, weil es dann einfacher ist Sondertermine zu finden. Werden Schüler verschiedener Klassen eingebunden, muss man sich sehr genau an die geplanten Stunden halten, weil Kollegen anderer Fächer die Kinder natürlich nicht immer aus ihrem Unterricht freistellen.
- **Wo arbeiten die Mitglieder der Schülerfirma?** Die Lehrkräfte der Hauptschule Norden waren es gewohnt, bei Schulveranstaltungen auch mit größeren Gruppen in der Lehrküche zu arbeiten. Aufgrund der Intervention der Lebensmittelüberwachung musste jedoch ein räumlicher Wechsel in die Mensaküche erfolgen, was für Lagerhaltung, Einhaltung der Hygienevorschriften etc. große Vorteile, aber auch Herausforderungen barg.
- **Wann bieten wir eine Salatmahlzeit an?** Da Salat normalerweise mittags gereicht wird, müssen die Stunden für die Schülerfirma so liegen, dass die Produktion fertig ist, wenn die Mittagspause beginnt. Eine Gruppe muss im Anschluss an die Mittagspause die Salatbar wieder ausräumen und säubern.
- **Wie wird die Abrechnung gestaltet?** An der Hauptschule Norden wird das Mittagessen über ein elektronisches Abrechnungssystem direkt beim Caterer bezahlt. Für die Salatbar müssen die Tischgäste deshalb zunächst bar bezahlen.
- **Wie erzielen wir Kontinuität im Angebot?** Für die Tischgäste ist es sehr wichtig, das Angebot verlässlich wahrnehmen zu können. Sollten sie an einem Tag kein Essen beim Caterer bestellt haben, um einen Salat in der Mittagzeit zu essen, ist es sehr unangenehm, wenn an diesem Tag kein Salat angeboten wird. Einmal verlorengegangenes Vertrauen lässt sich nur schwer zurückgewinnen. Günstiger ist deshalb die Verteilung der Aufgaben auf verschiedene Klassenstufen.
- **Wer betreut die Schülerfirma?** Auch wenn die Schüler oft schon sehr eigenständig arbeiten, ist es unbedingt notwendig, dass Erwachsene kontinuierlich an der Arbeit der Schülerfirma teilhaben. Es gibt Bereiche, die von Erwachsenen betreut werden müssen (Kontoführung, Kontrolle der Finanzen etc.). In anderen Bereichen treten Situationen auf, die vorher nicht eingeplant werden können (Verletzungen, Ausfall von eingeteil-

ten Kräften, veränderte Warenlieferungen etc.) und einen Überblick über Abläufe verlangen, den Schüler nicht haben. Es ist wichtig, diese Betreuungsarbeit auf verschiedene Kollegen zu verteilen, weil es natürlich auch hier zu Ausfällen kommen kann.

Diese Fragen sind nur ein kleiner Ausschnitt aus dem, was zu Beginn der Gründung einer Schülerfirma zu bedenken ist.

Leider wurden die Aktivitäten der Salatbar-Schülerfirma durch die neuen Rahmenbedingungen für Hauptschulen beendet. Die Schüler der 9. Klassen sind ab dem Schuljahr 2010/2011 für einen Tag pro Woche in der Berufsschule. Dadurch entfällt in diesen Klassen der Hauswirtschaftsunterricht und entsprechend fehlt die Zeit für ein Engagement in der Schülerfirma.

Um dennoch eine Schülerfirma an der Hauptschule Norden zu betreiben und die Erfahrungen anderer Schulen und Experten zu nutzen, wurde das Projekt „Wir Frühstücken" der Landesvereinigung der Milchwirtschaft Niedersachen (LVMN) etabliert. Es wurde die Rechtsform eines Schülervereins gewählt. Er trägt den Namen „Pausenschmaus". Die LVMN trägt durch Informationsmaterial, Netzwerktreffen und Schulungen sehr effektiv zur Organisation des Schülervereins „Pausenschmaus" bei. Weitere Informationen hierzu finden sich unter www.milchwirtschaft.de.

Für das Bestücken der Salatbar wurde im Schuljahr 2010/2011 eine Arbeitsgemeinschaft mit Schülern aus unterschiedlichen Jahrgängen gegründet. Dies soll ein reduziertes, aber regelmäßiges Angebot (einmal wöchentlich) sicherstellen, dass auch dann aufrechterhalten werden kann, wenn ein Jahrgang oder eine Klasse nicht in der Schule ist.

Die Einarbeitung der unterschiedlichen Jahrgänge in die Abläufe der Mensa muss sehr gut auf die unterschiedlichen Fähigkeiten und Fertigkeiten der Kinder abgestimmt werden. Fünftklässler sind mit anderen Aufgaben zu betreuen als Achtklässler. Auch birgt die Mischung der Altersstufen neue Möglichkeiten der Auseinandersetzung der Kinder untereinander.

Da im Vormittagsunterricht nur schwer gemeinsame Stunden zu organisieren sind, wurde eine Nachmittags-AG gegründet. Sie hat das Ziel, am Dienstagnachmittag den Salat zu produzieren, der am Mittwochmittag über die Salatbar ausgegeben werden soll. Hierzu können die zur Salatbar gehörenden Einsätze (GV-Behälter) am Nachmittag befüllt und in die Kühlung gestellt werden, um am Mittwoch nur noch abgedeckt und in die Salatbar gestellt zu werden. Für diese Lösung muss natürlich ausreichend Kühlkapazität vorhanden sein. Das Ausräumen und Säubern der Salatbar und der GV-Behälter nach der Mittagspause sollte in unterschiedlichen Gruppen organisiert sein.

III.2. AG „Kochen ist Männersache"

Eine Möglichkeit, das Image gesunder Ernährung zu verbessern, sah das Projektteam in der Einrichtung einer Nachmittags-AG nur für junge Männer. Ein großer Vorteil in diesem Zusammenhang ist, dass ein Projektteammitglied Koch ist.

Die AG „Männersache" wurde das erste Mal im Frühjahr 2008 angeboten. Nachdem sich zunächst nur zögernd Jungen anmeldeten, bildete sich nach und nach eine feste Gruppe von sechs jungen Männern, die zwei Jahre lang sehr intensiv an einem Kochbuch gearbeitet haben. Das Ergebnis ist auf der Homepage www.diebesseresser.de im Downloadbereich zu finden (Rezepte ▶ Band 2).

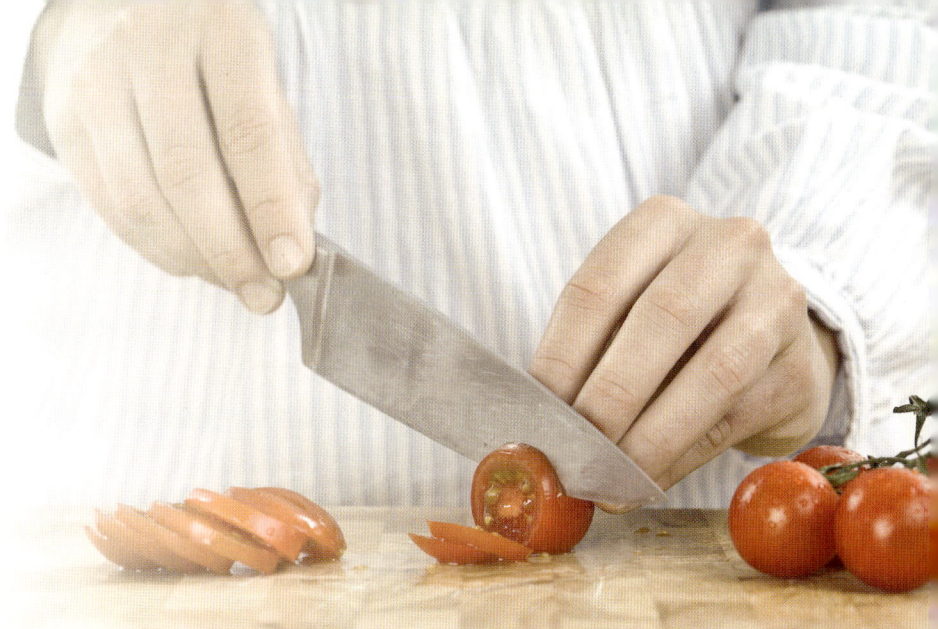

Entscheidend für die Akzeptanz bei den jungen Männern war der Einsatz von Werkzeugen, die von professionellen Köchen verwendet werden (große Arbeitsbretter, große Messer). Außerdem wurde nicht nach Rezept, sondern nach „Bauanleitungen" gekocht. Die Bauanleitungen wurden ergänzt durch Zusatzinformationen und Tipps für die Verarbeitung. Einen wesentlichen Erfolgsfaktor stellt die Tatsache dar, dass der Koch weder in der AG noch in Schulfächern Noten vergibt. Die Gruppe im ersten Schuljahr erwies sich als Gruppe von jungen Männern, die nicht nur gut kochten und zu einer echten Gruppe von Freunden wurden, sie waren auch in viele schulische Aktivitäten eingebunden, um dort das Catering für Schulveranstaltungen zu übernehmen (Karneval, Nikolausüberraschungen, Schulfest).

Baustein IV: Frühstück vor Schulbeginn

Im ursprünglichen Konzept der Kollegen der Hauptschule sollten die Schüler der 10. Klassen ein Angebot für die Kinder bereithalten, die zu Hause keine Gelegenheit haben zu frühstücken. In der Praxis war das nicht zu organisieren, weil ein Teil der Schüler mit dem Bus kommt und deshalb nicht früh genug in der Mensa sein kann.

Vor Beginn der Arbeit in der Schulküche gibt es eine Anlaufzeit für notwendige Arbeiten (z. B. Temperaturkontrollen), die nicht von immer wieder neuen Schülern erledigt werden können. Auch die Tatsache, dass diese Klassenstufe den Abschlussjahrgang bildet, spricht gegen eine kontinuierliche Einbindung in die Schulverpflegung. Die Jugendlichen sind in diesem Jahr mit ihren Abschlussarbeiten und später mit den Abschlussfeierlichkeiten beschäftigt. Zudem verlassen sie vor Schuljahresende die Schule, sodass sich diese Idee in der Praxis sehr bald als nicht durchführbar erwies.

Das Projektteam „DieBesserEsser" wurde deshalb (unter anderem) für diese Aufgabe um eine Fachkraft ergänzt.

Baustein V: Netzwerkarbeit

Durch die Schaffung dieses Bausteins wurde das Projektteam beauftragt, Netzwerkarbeit zu betreiben, d. h. ein Netzwerk zu etablieren, zu erhalten und weiter auszubauen. In diesem Zusammenhang engagiert sich das Projektteam im Arbeitskreis OSSVITA. Fachtagungen in ganz Niedersachsen werden genutzt, um das Projekt „DieBesserEsser" vorzustellen und/oder um neue Entwicklungen im Bereich Ernährungsbildung und Schulverpflegung zu erfahren und zu diskutieren.

Eine wichtige Entwicklung in diesem Zusammenhang ist die Kooperation mit der Vernetzungsstelle Schulverpflegung Niedersachsen. Absprachen und die gemeinsame Organisation von Veranstaltungen ermöglichen eine effektive Organisation und einen kontinuierlichen Erfahrungsaustausch.

Baustein VI: Zusammenarbeit mit anderen Schulen vor Ort

Die Netzwerkarbeit innerhalb der Stadt Norden ist in den letzten Jahren durch das Projektteam kontinuierlich weiterentwickelt worden. Im ersten Projektjahr (2007/2008) wurde an der Grundschule „Schule Im Spiet" eine intensive Betreuung realisiert. Sowohl im Bereich Schulverpflegung als auch im Bereich Ernährungsbildung wurden wichtige Grundlagen gelegt, u. a. zur Planung und Realisierung einer neuen Küche. Einen Überblick über die Arbeitsbereiche der Schule vermittelt ■ Abbildung 1.24.

Arbeitsbereiche an der Grundschule „Schule Im Spiet"

Brotdosenaktion in den 1. und 2. Klassen
– Planung, Einkauf und Materialien
– Organisatin der Brotdosen,
  Kooperation mit der AOK Norden
– Durchführung in den 1. und 2. Klassen

Müsli-Frühstück (3. und 4. Klassen)
– Planung, Einkauf der Müsliaktionen
– Durchführung in den Klassen

Elternarbeit
– Backaktionen zu Weihnachten unter
  Einbeziehung der Eltern
– Unterstützung der Aktionen des
  Fördervereins (Vorlesenacht, Sportfest)

Nachmittags-AG „Ernährungswerkstatt"
– Organisation der AG
  (Teilnehmerliste, Ankündigung)
– Planung, Einkauf
– Durchführung

DieBESSERESSER

Pausenverpflegung
– inhaltliche Beratung: Was wird angeboten?
– saisonale Ausrichtung: Wie wird angeboten?

Organisation der Mensa
– Hygieneschulung
– Organisation der Arbeitsabläufe

Planung einer Mensa
– Ermittlung des Bedarfs
– Koordination mit dem Schulträger
– Koordination der Arbeit
  des Küchenausstatters
– Küchenplanung von Einrichtung
  und Ausstattung mit Geschirr

Planung einer Lehrküche für Grundschulen
– Ausmessen des Raumes und Anfertigung von Skizzen
– Gespräche mit der Schulleitung und dem Kollegium
  (Wünsche, Anforderungen etc.), der Stadt Norden
  (Finanzrahmen etc.), den Handwerkern (technische
  Möglichkeiten, Anforderungen etc.)

Abb. 1.24: Arbeitsbereiche an der Grundschule „Im Spiet" (eigene Darstellung „DieBesserEsser")

Seit 2009 ist das Projektteam beratend bei der Planung der Mensa der Realschule in Norden tätig. Die neuen Betreiber der Mensa des Ulrichs-Gymnasiums in Norden wurden ebenfalls unter Mitwirkung des Projektteams ausgewählt. Hierfür wurde im Vorfeld des Vorstellungsgesprächs sowohl das Auswahlteam der Schule beraten als auch ein Fragenkatalog für das Vorstellungsgespräch erstellt.

Baustein VII: Netzwerkaufbau

VII.1. Pausenmahlzeiten

Schon vor dem Start des Projekts „DieBesserEsser" gab es ein Angebot an Pausenmahlzeiten an der Hauptschule Norden. Etwa 60 Brötchen und ca. 20 Obst-, Gemüse- und Zerealien-Mahlzeiten wurden von einem Mitarbeiter zubereitet, der vom Förderverein der Schule für diese Aufgabe eingestellt war. Mit Beginn des Projekts „DieBesserEsser" und einer schrittweisen Umstellung und Erweiterung des Angebots wurde deutlich, dass Fachpersonal zur Unterstützung der großküchentechnischen Abläufe notwendig wurde, sodass ein Teammitglied die Arbeit im Bereich Pausenverpflegung unterstützte. Das Angebot wurde erweitert und verstärkt auf die Qualitätsstandards für die Schulverpflegung (DGE, ▶ Quellenverzeichnis am Ende des Kapitels) ausgerichtet (■ Abbildung 1.25).

Die Pausenzeiten der Hauptschule in Norden sind wie folgt:
Frühfrühstück: 7.30–7.55 Uhr
1. Pause: 9.25–9.45 Uhr
2. Pause: 11.15–11.35 Uhr

Die Verkaufszahlen der Pausenmahlzeiten entwickelten sich seit Beginn der Arbeit des Projektteams „DieBesserEsser" wie folgt:
2008:   21 064 verkaufte Portionen
2009:   34 918 verkaufte Portionen
bis Aug. 2010   22 115 verkaufte Portionen

Der Absatz unterliegt dabei zum Teil gravierenden Schwankungen. Gründe dafür waren an der Hauptschule Norden im Jahr 2010 z. B.: das Praktikum des 9. Jahrgangs für 14 Tage; Ramadan (muslimische Kinder essen tagsüber nicht); einzelne Aktionstage („Chaostag", „Mission Olympic", Schulfest); Tagesausflüge und Klassenfahrten; 7 Tage Schulausfall wegen Schnee und Eis.

Abb. 1.25: Pausenangebot der Mensa an der Hauptschule Norden 2009 (eigene Darstellung „DieBesserEsser")

Preisliste 2009	
Belegtes Brötchen	0,60 €
Sandwich	0,60 €
Muffin	0,25 €
Müslihörnchen	0,30 €
Vanillequark	0,30 €
Gemüseschälchen mit Dip	0,50 €
Obstschälchen	0,40 €
Knuspermüsli	0,50 €
Käsespieß	0,30 €
Apfel	0,30 €
Birne	0,30 €
Banane	0,30 €
Mandarine	0,20 €
Weintrauben	0,30 €
Ananas	0,30 €
Kakao	0,25 €
Milch	0,25 €
Apfelsaft	0,25 €
Apfelschorle	0,25 €
Orangensaft	0,25 €
Mineralwasser	0,20 €

Unbedingt erforderlich ist die Information der Mensa-Mitarbeiter bei schulischen Sonderaktionen einzelner Klassen oder Gruppen, und umgekehrt eine möglichst frühe Information aus der Mensa an Schulleitung und Lehrkräfte bei Erkrankungen von Personal. Überkapazitäten oder mangelndes Angebot werden so vermieden.

Da ein sehr breit gefächertes Angebot an zeitliche Grenzen des Personals stößt, werden an der Hauptschule Norden „Mottotage" für die Pausenverpflegung erprobt. Es werden nicht mehr jeden Tag alle Produkte angeboten, sondern neben einem Basisprogramm, das den Empfehlungen der DGE folgt, gibt es jeden Tag eine besondere Komponente zu kaufen (■ Abbildung 1.26).

**Liebe Mensagäste,
um ein abwechslungsreiches Angebot bieten zu können,
werden wir folgendes Angebot jeden Tag machen:**

> Wasser und Saftschorle
> Obst und Gemüse
> Brot und/ oder Brötchen
> Müsli
> Trinkmilch
> Quark oder Joghurt oder Milchreis

Und besondere Leckereien an verschiedenen Tagen zubereiten:

Montag	Dienstag	Mittwoch	Donnerstag	Freitag
Montagsmilch Zebrabrot	Eibrot Muffin	Mozzarellabrötchen oder Fladenbrot	Laugenstange Wrap	Wrap Brötchen ohne Belag

Wir freuen uns über Rückmeldungen zu dieser Neuerung!

Das Mensa Team

5.10.2010

Abb. 1.26: Ankündigung von „Mottotagen" in der Mensa (eigene Darstellung „DieBesserEsser")

VII.2. Montagsmilch

Während einer Verkostung von unterschiedlichen Milchzubereitungen innerhalb des Projekts wurde deutlich, dass die Schüler oft den Geschmack von Trinkmilch ohne geschmacksgebende Komponenten (Kakao, Vanille, Erdbeere etc.) nicht mehr kennen. Um sie zu motivieren, wieder Milch zu trinken, die „nur" nach Milch schmeckt, wurde die „Montagsmilch" eingeführt (■ Abbildungen 1.27, 1.28, siehe S. 73, 74). Dabei werden jeden Montag bis zu zehn Liter Milch in Portionen zu 150 ml an die Kinder verschenkt; maximal zwei Gläser (300 ml) pro Kind.

VII.3. Mensagutscheine

An der Hauptschule Norden gibt es immer wieder Kinder, die weder Pausenmahlzeiten noch Geld für die Nutzung des Mensaangebotes mit in die Schule bringen. Die Gründe sind vielfältig, ändern jedoch nichts daran, dass die Konzentration über den Vormittag stark nachlässt, wenn nichts gegessen wird.

Die Frauenvereinigung „Inner Wheel" verband mit einer Spende an die Hauptschule Norden den Wunsch, diese Kinder zu unterstützen. Um die Kinder an der Pausenverpflegung teilhaben zu lassen, wurde das System der Mensagutscheine entwickelt. Die Gutscheine sollen die zentrale Versorgung aller Kinder in der Mensa sichern. Diese Lösung macht andere Geschenke, die ernährungsphysiologisch nicht immer sinnvoll sind (Kuchenspenden etc.), unnötig. Die Gutscheine werden von zwei Personen, die guten Zugang zu den Kindern haben (Betreuungskräfte in der Teestube und in der Spielausleihe), ausgestellt und mit der Mensakasse abgerechnet (■ Abbildung 1.29).

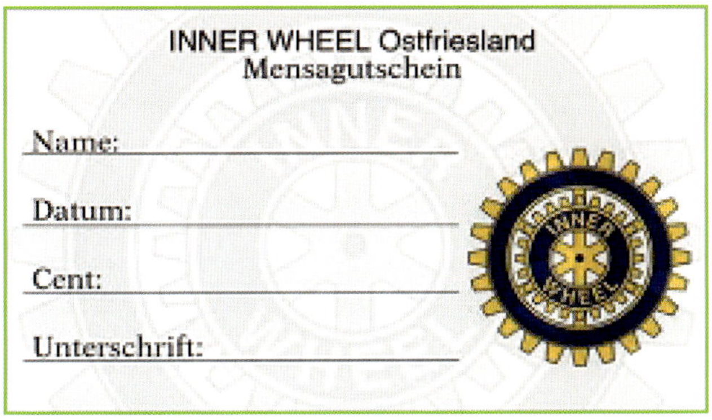

Abb. 1.29: Kopiersicherer Mensagutschein der Frauenvereinigung „Inner Wheel" (eigene Darstellung „DieBesserEsser")

VII.4. Bestell- und Abrechnungssystem

Eine unauffälligere Möglichkeit der Förderung von Bedürftigen als mit Gutscheinen ist die Abrechnung mit einem bargeldlosen, EDV-gestützten Bestell- und Abrechnungssystem. Dies ermöglicht es, Kindern auf ihren Mensachip Guthaben zu laden, damit sie in der Mensa an der Schulverpflegung (Pausen- und Mittagsmahlzeiten) teilnehmen können. Die Mittagessen wurden in der Hauptschule Norden bis Mai 2010 von Mensamitarbeitern und dann von Schülern gemeinsam mit Lehrkräften bestellt und abgerechnet. Dies war mit einem großen Zeitaufwand verbunden und barg die Gefahr von Fehlern sowohl in der Bestellung als auch in der Abrechnung. Nach einer etwa achtmonatigen Vorbereitungsphase wurde deshalb ein Bestell- und Bezahlsystem für Mittagsmahlzeiten eingeführt. Diese Zeit sollte eingeplant werden, damit möglichst viele Beteiligte ihre Wünsche mit einbringen können. Eine gründliche Planung entscheidet am Ende über den Erfolg des Systems.

Die Einführung des Abrechnungssystems ermöglicht nun eine schnellere Erfassung der verschiedenen Zahlen (bezuschusste Essen, Essen insgesamt, erwachsene Esser etc.) und lässt eine größere Flexibilität in der Bestellung zu. Mussten nach altem System die Bestellungen für den nächsten Tag spätestens bis zum Mittag des Vortages vorgenommen werden, ist es jetzt möglich, noch bis 18 Uhr des Vortages per Internet zu bestellen. Auch das Abbestellen ist flexibler.

Via Internet oder per Anruf in der Schule kann das Essen bis 8.30 Uhr noch abbestellt werden. Tischgäste können jetzt in jeder freien Zeit (auch in einer Freistunde) am Terminal in der Schule bestellen und sind nicht mehr auf eine bestimmte Pause pro Tag angewiesen, in der früher der Markenverkauf stattfand. Nach anfänglichen Vorbehalten sowohl im Kollegium als auch bei den Schülern arbeitet das System jetzt gut. Lediglich ein Ausfall des Internetzugangs bereitet Schwierigkeiten, da alle Kontakte über das Internet ablaufen (Tischgast – Caterer, Caterer – Mensaküche). Die Bestelllisten können aber im Extremfall per Telefon oder Fax direkt vom Anbieter des Bestellsystems übermittelt werden. Aus organisatorischen und finanziellen Gründen wurde das Bestell- und Abrechnungssystem an der Hauptschule Norden zunächst noch nicht für die Pausenverpflegung eingeführt.

Hinweise für die Praxis

Für externe Kräfte an Schulen wie das Projektteam „DieBesserEsser" ist es zunächst sehr wichtig, die Abläufe an einer Schule kennenzulernen und sich auf die Gegebenheiten vor Ort einzustellen, da Schulen sehr unterschiedlich geprägt sind. Nach einer Eingewöhnungszeit wird es dagegen dann immer wichtiger, nicht alle Gegebenheiten an der Schule als unveränderlich zu betrachten. Das bedeutet, dass Projekte der Ernährungsbildung innerhalb einer Schule verankert werden müssen, auch wenn sie von Externen durchgeführt werden. Nur so ist ein nachhaltiger Effekt zu erzielen und eine Akzeptanz durch die Lehrkräfte und Umsetzung des Themas im Unterricht innerhalb des vorgegebenen Curriculums sowie durch zusätzliche Aktionen gewährleistet. Mit einer flexibel reagierenden Schulleitung und experimentierfreudigen Kollegen gelingt es, Veränderungen einzuführen, die letztendlich Vorteile für alle mit sich bringen (Frühstück in der Klasse, gemeinsames Mittagessen, gesunde Pausenverpflegung, Exkursionen zu bislang ungenutzten Zielen etc.). Nur so kann es gelingen, dass gesunde Ernährung eine wichtige Rolle spielt und immer selbstverständlicher wird. Sie macht die Kinder aufnahmefähiger für die vielen engagierten Bildungsangebote, die ihnen von den Lehrkräften täglich offeriert werden. Im Unterricht eröffnet Ernährungsbildung Möglichkeiten, Praxisbeispiele des Alltags in den Lehrstoff zu integrieren (Beschaffung von Lebensmitteln, Nahrungszubereitung, Vorratshaltung, Essgewohnheiten) und so auch einen Beitrag zu interkulturellem Lernen zu leisten.

1.4.6 Flyer und Arbeitsblätter aus dem Projekt „DieBesserEsser"

Im Rahmen des umfangreichen Projektes „DieBesserEsser" wurde eine Reihe von großformatigen Flyern und Arbeitsblättern entwickelt. Der besseren Übersichtlichkeit halber sind diese im Folgenden gesammelt abgedruckt und können so als Anregung oder Kopiervorlage dienen.

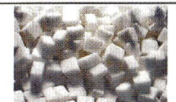 **Achtung! Versteckter Zucker!**

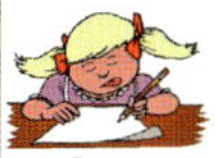

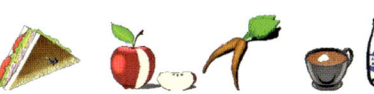 **Beispiele für das (Schul -) Frühstück**

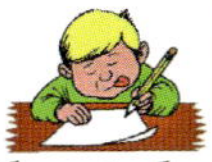

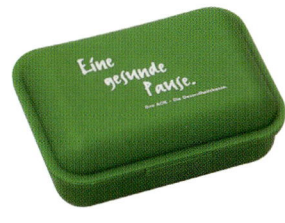

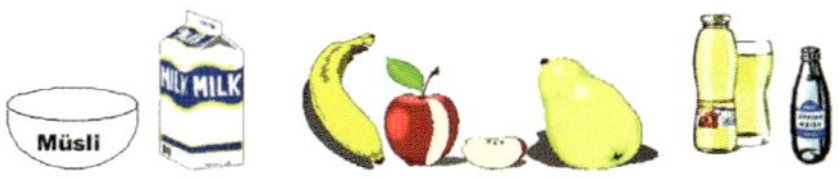

Eine gemeinsame Aktion

A O K -
Die Gesundheitskasse

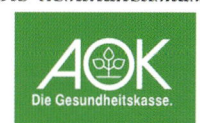

Lebensmittel	Menge	Zucker-anteil in %	Würfel-zucker à 3g
1 Duplo	18 g	ca.41	2,5
1 Stange Maoam	50 g	ca.96	16
Tafel Kinderschokolade	100g	ca. 50	13
Gummibärchen	100g	ca.75	25
1 Mars	58 g	ca.72	14
1 Milchschnitte	30 g	ca.17	2
1 Negerkuss	20 g	ca.75	5
1 Milky Way	27 g		4
1 Riegel Mars	58 g	ca.72	13
1 Bounty	54 g		10
1 Kinder Country Riegel			4
1 Hippo Snack			4
1 Müsliriegel			6
1 kleine Rolle Smarties			16
Schokopops / Frosties	60 g	ca.61	12
1 Fruchtzwerg		ca.12	3
1 Monte Pudding			4
1 Becher Fruchtjoghurt	150 g	ca.15	7
1 Flasche Ketchup	400 ml	ca.30	40
1 Dose Cola-Getränk	0,3l	ca.11	12
1 Tüte Fruchtsaftgetränk	0,2l	ca.12	8
1 Dose Kakaopulver	400 g	ca.80	107
1 Glas Nutella	400 g	ca.50	67
1 Glas Marmelade	450g	ca.61	94

Brot mit Belag,
dazu etwas frisches Obst oder Gemüse
und einen Becher Kakao oder Milch
und ein Glas Mineralwasser oder Apfelschorle

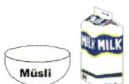 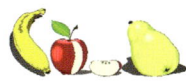

Brötchen mit Käse,
dazu etwas frisches Gemüse
und einen Becher Früchtetee oder Saft

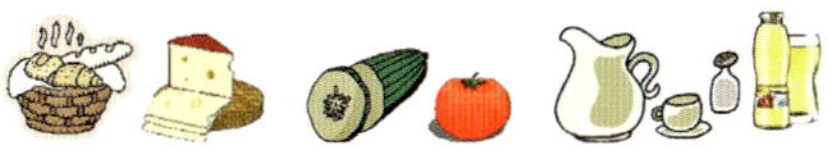

Müsli mit Jogurt oder Milch,
dazu etwas frisches Obst
und ein Glas Saft oder Mineralwasser

Das Projekt

DieBESSERESSER

gefördert durch:

RUT- UND KLAUS-BAHLSEN-STIFTUNG

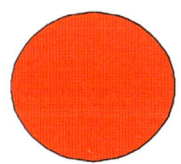 Niedersächsisches Kultusministerium

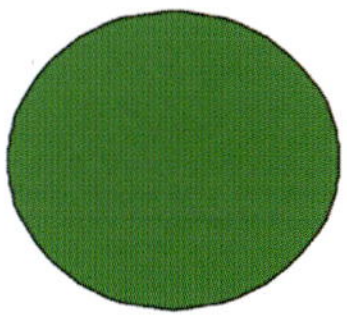

● Frisches Obst und Gemüse, je nach Jahreszeit
  (z.B. Apfelspalten, Weintrauben,
  Kohlrabistücke, Paprikastreifen.....)

● Vollkornbrot

● Vollkornbrötchen

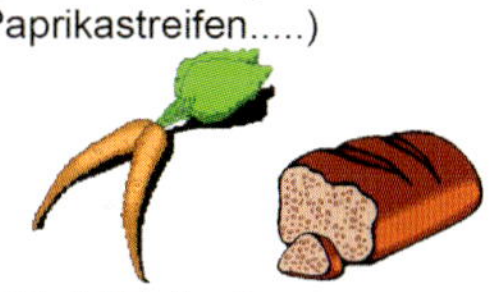

● Brotbelag (z.B. mit Salatblatt oder
  Gurkenscheiben...):
● Magere Wurst (z.B. Putenwurst, roher
  und gekochter Schinken, Bratenaufschnitt......)
● Käse (z.B. Schnittkäse oder
  Frischkäse.....)

● Naturjogurt mit frischem Obst

● Ungezuckerte Müslimischungen mit Milch

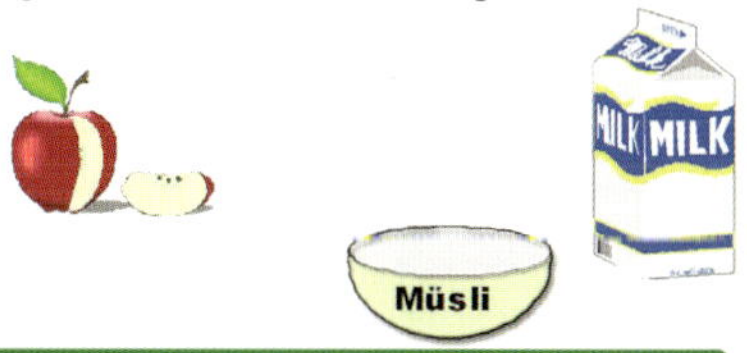

Verpackung:
Wiederverwendbare Frühstücksdose

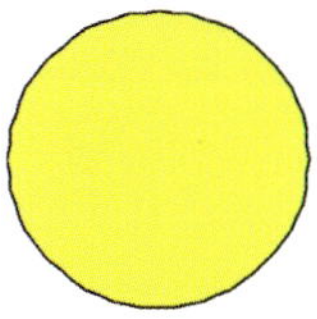

● Mischbrot mit Belag (z.B. Honig,
  Mortadella, Geflügelsalami)

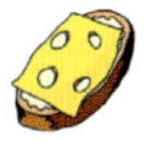

● Fruchtjoghurt
  (z.B. Almigurt, Müller-Jogurt, Landliebe....)

● Vollkornkekse

● Vollkornknabberstangen (Grissini....)

● Ungezuckerte Cornflaks mit Milch

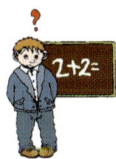

Verpackung:
Frühstückspapiertüten,Butterbrotpapier

● Weißbrot, Brötchen
  (z.B. Käsebrötchen, Milchbrötchen....)
  Schoko-Croissant, Hörnchen
● Frühstückscerealien
  (z.B. Frosties, Popps, Smacks, Loops.....)
● Nutella
● Weißmehlkuchen, Kekse 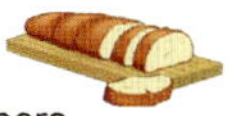
● Kinderschnitten (z.B. Knoppers,
  Milchschnitte, Hanuta, Kinderpingui ...)
● Süßigkeiten, Bonbons, Lollis
● Knabberzeug (z.B. Chips, Salzstangen....)
● Kinderjogurts
● Fruchtzwerge
● Pudding (z.B. Paula, Monsterbacke....)
● Würstchen (z.B. Bifis...)
● Eingeschweißte Minihamburger

Verpackung:
Plastik oder Aluminium

©DieBESSERESSER

Abb. 1.13: Infoflyer des Projekts „DieBesserEsser" in Kooperation mit der AOK Norden

Datum: _____ Klasse: _____ Mädchen ☐ Junge ☐

Wie sieht mein Frühstück aus?

1. Ich frühstücke, bevor ich morgens zur Schule gehe

☐ immer ☐ manchmal ☐ nie

2. Wenn ich frühstücke, frühstücke ich

☐ allein ☐ mit Familienangehörigen ☐ mit Freunden

3. Ich frühstücke

☐ im Sitzen ☐ im Stehen ☐ während der Fahrt ☐ beim Bäcker

4. Ich gebrauche zum Frühstücken

☐ etwa 1 Minute ☐ etwa 5 Minuten ☐ länger

5. Ich esse meistens zum Frühstück

☐ Schwarzbrot ☐ Butter/Margarine ☐ Wurst/ Käse

☐ Toastbrot ☐ Obst ☐ Cornflakes oder anderes

☐ Brötchen ☐ Joghurt ☐ Marmelade/ Honig

☐ Brot ☐ Müsli ☐ Schoko-/Nusscreme

☐ anderes:_____

6. Ich trinke meistens zum Frühstück

☐ Milch ☐ Kakao ☐ Schwarzer Tee

☐ Kinderkaffee ☐ Cappuccino ☐ Kaffee

☐ Saft (_____) ☐ Wasser ☐ Limonade ☐ Cola

7. Für die Pause nehme ich von zu Hause mit

☐ nichts ☐ Pausenbrot ☐ Obst

☐ und_____

8. Für die Pause kaufe ich

_____ in der Schule.

_____ am Kiosk.

_____ beim Bäcker.

In Anlehnung an: Hagemann & Partner: Auf die Mischung kommt es an! Unterrichtsmaterial zur Ernährung und Bewegung 5/6, 7/8, 9/10, Düsseldorf 2006, Kopiervorlage 2

Abb. 1.14: Arbeitsblatt „Wie sieht mein Frühstück aus?"

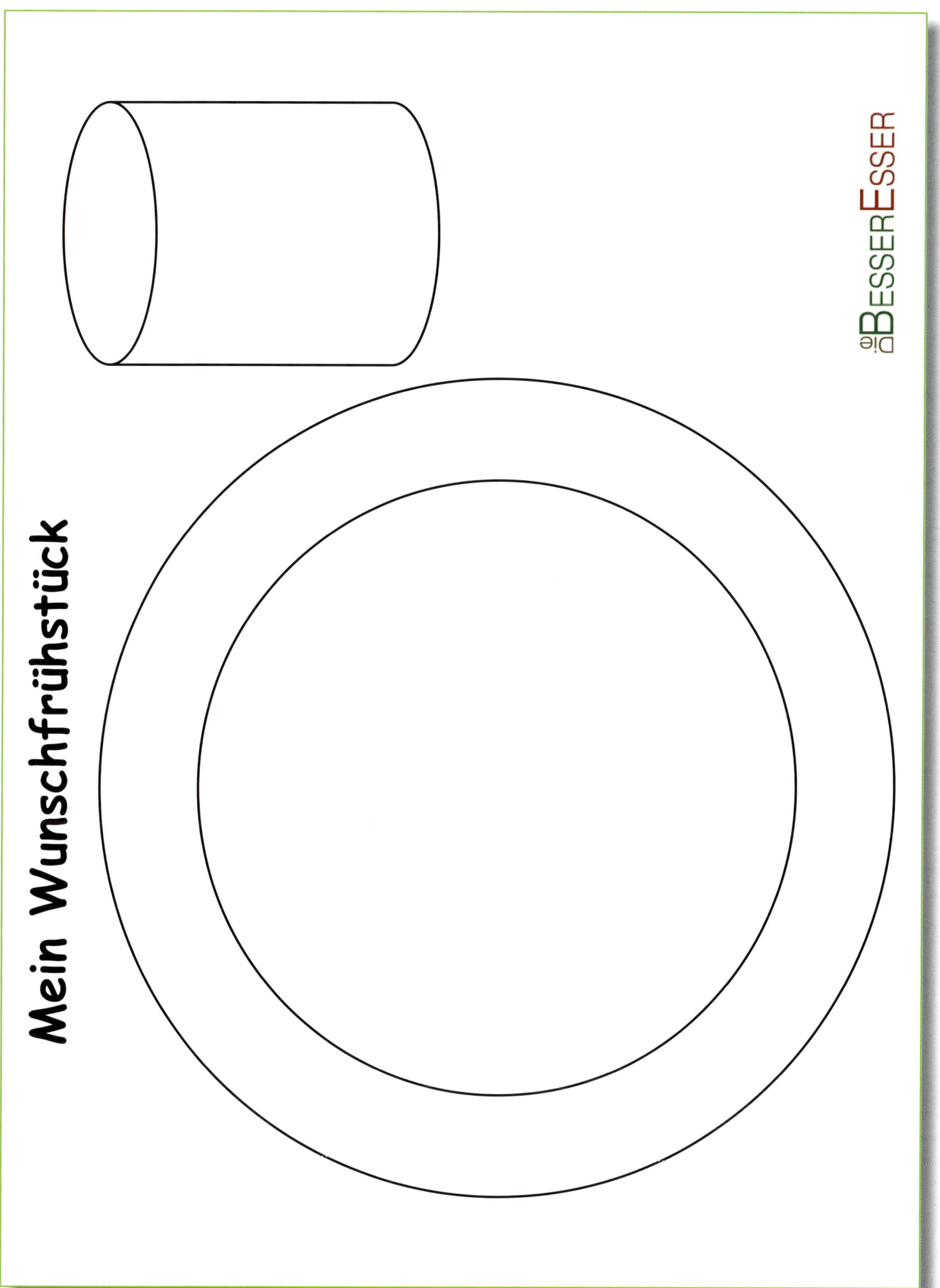

Mein Wunschfrühstück

Abb. 1.15: Arbeitsblatt „Mein Wunschfrühstück"

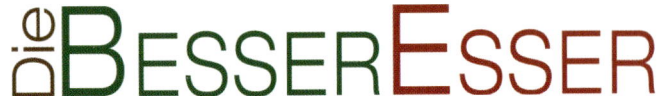

die**BESSERESSER**

Liebe Eltern der 5.Klassen!

Für Kinder, die einen anstrengenden Vormittag in der Schule vor sich haben, ist ein **gesundes Frühstück** sehr wichtig.
Nach einer langen Nacht müssen die Energiespeicher wieder aufgefüllt werden.
Mit einer gesunden **Zwischenmahlzeit** kommen Ihre Kinder dann gut versorgt durch den Schulvormittag.

Über das Frühstück und diese Pausenmahlzeiten möchten wir in den kommenden Wochen mit Ihren Kindern sprechen.

Wir werden über verschiedene Frühstücksgewohnheiten sprechen, wir werden über das Wunschfrühstück der Kinder nachdenken, mit ihnen im Supermarkt auf Erkundungstour gehen und sie selber ein gesundes Frühstück zubereiten lassen.

Und natürlich werden wir auf die Fragen und Wünsche Ihrer Kinder eingehen.

In den kommenden Wochen werden wir Sie über das informieren, was wir mit Ihren Kindern besprochen und unternommen haben.
Diese Mappe ist für die Unterlagen, die Ihr Kind von uns zum Thema gesundes Frühstück bekommt. Werfen Sie gerne ab und zu einen Blick in die Mappe.

Sollten sich bei Ihnen schon jetzt Fragen oder Anregungen ergeben, rufen Sie uns gerne an.

Die Klassenleitung   Das Team Die BesserEsser

Kontakt: Die BesserEsser an der Hauptschule Norden   An der Wildbahn 30 a   26506 Norden

☽ 04931 – 9181930   E-mail: diebesseresser@norder-schulen.de

Abb. 1.16: Elterninformation zur Aktion „Gesundes Frühstück"

Einverständniserklärung

Hiermit erkläre ich mich damit einverstanden, dass mein Kind

_____

Name   **Klasse**

an der Hauptschule Norden fotografiert wird und diese Fotos für Veröffentlichungen auf der Hompage der Hauptschule oder in der Zeitung oder bei Vorträgen verwendet werden.

_____

Datum   **Unterschrift des/der Erziehungsberechtigten**

Einverständniserklärung

Hiermit erkläre ich mich damit einverstanden, dass mein Kind

_____

Name   **Klasse**

an der Hauptschule Norden fotografiert wird und diese Fotos für Veröffentlichungen auf der Hompage der Hauptschule oder in der Zeitung oder bei Vorträgen verwendet werden.

_____

Datum   **Unterschrift des/der Erziehungsberechtigten**

Abb. 1.17: Einverständniserklärung für die Veröffentlichung von Fotos

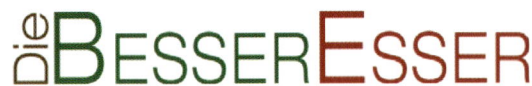

Zu einem Frühstück gehören:

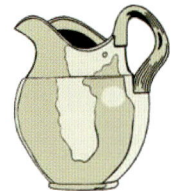

- **Getränke** z.B. Früchtetee, (Mineral)- Wasser, Saftschorle

- **Getreideprodukte**:

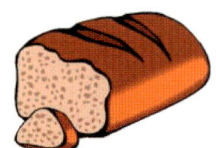

- Vollkornbrot, -brötchen, Haferflocken, Müsli

- **Obst**

  Äpfel, Bananen, Birnen, Trauben, Pflaumen ...

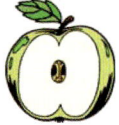 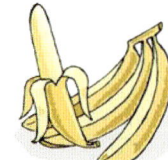 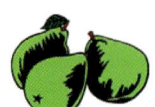

oder zum Knabbern geeignetes Gemüse:

Möhren, Kohlrabi, Gurken, Radieschen, Paprikaschoten...

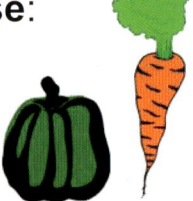 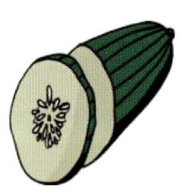

(Auf die jeweilige Saison achten!)

- **Milchprodukte:** Milch, (Natur-)Joghurt, Quark, Frischkäse und Käse

Gelegentlich ein Ei oder Wurst in kleinen Mengen

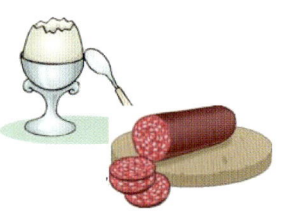

- **Süßes nur in kleinen Mengen:**
  Honig , Konfitüre

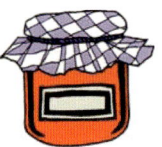

Kontakt: Hauptschule Norden   An der Wildbahn 30 a   26506 Norden

☎ 04931 – 9181930   diebesseresser@norder-schulen.de

Abb. 1.19: Projektflyer vollwertiges Frühstück

Versuch: Herstellung einer Zitronenlimonade

Vorüberlegung: Gerade Zitronenlimonaden wird oft das Image eines erfrischenden Durstlöschers gegeben. Der hohe Zuckergehalt wird dabei von der ebenfalls enthaltenen Zitronensäure überlagert.
Um dies deutlich zu machen, lässt sich folgender Weg gehen:

In 100ml Limonade sind häufig etwa 10g Kohlenhydrate (in diesem Fall Zucker) enthalten.

1 Stück Würfelzucker wiegt im 2,5 – 3 g

Somit sind in 100g Limonade (Fanta, Sprite..) 3 – 4 Stücke Würfelzucker enthalten.

Versuch: Limonade zubereiten

Jedes Kind erhält ein Glas mit 100 ml Wasser und löst darin 4 Würfelzucker auf.
Nun wird diese Mixtur probiert!

Erg.: Die Mischung ist sehr süß!

Erst mit 2 Spritzern Zitronensäure (ca. 2 Teelöffel) erreicht man, dass die Flüssigkeit „erfrischend" schmeckt.

Man braucht

pro Person:
1 Glas oder Becher
4 Würfelzucker
1 Rührlöffel

für alle:
Karaffe für Wasser
Zitronensäure (1 Spritzer pro Person)
Wischlappen
Handtuch

K.Hoop

Abb. 1.22: Anleitung Zitronenlimonade

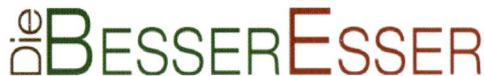

Expedition in den Supermarkt

Was fällt Dir hier im Supermarkt besonders auf?
(Benutze Nase, Ohren und Augen!)

_____

_____

Zeichne ein, wo die frische Milch, Käse und Wurst stehen.

Der Supermarkt von oben

Eingangsbereich und Kassen

Wie viele verschiedene Frühstücks - Flakes und andere Cerealien findest Du im Regal?

_____

Schreibe die Preise für folgende Lebensmittel auf:

Flakes:
Name:_____ Preis:_____ Inhalt:_____ Grundpreis:_____

Name:_____ Preis:_____ Inhalt:_____ Grundpreis:_____

Haferflocken:
Name:_____ Preis:_____ Inhalt:_____ Grundpreis:_____

Name:_____ Preis:_____ Inhalt:_____ Grundpreis:_____

Viel Erfolg!

Abb. 1.23: Arbeitsauftrag für einen Besuch im Supermarkt

Die
Montagsmilch
der
DieBESSERESSER

☞   **gibt es jeden Montag!**

☞   **ist kostenlos!**

       (50 Cent Pfand für´s Glas!)

☞   **wird vom Projekt DieBesserEsser bezahlt!**

☞   **bekommt jede/r maximal 2 Gläser pro Tag!**

       (ein Stempel markiert die GenießerInnen ☺)

☞   **wird montags nur so lange ausgeschenkt, bis 10 Liter Milch verteilt sind!**

Abb. 1.27: Aktion Montagsmilch

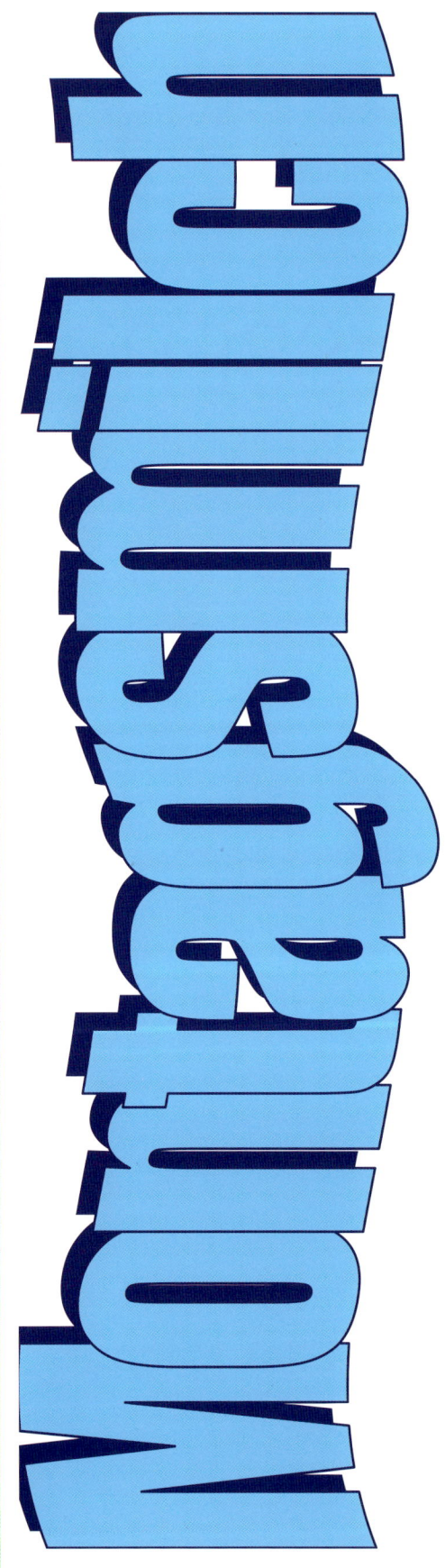

Montagsmilch

gesponsert vom Projekt

die **B**ESSER **E**SSER

gefördert durch

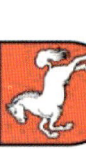

Niedersächsisches
Kultusministerium

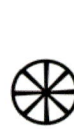

RUT- UND KLAUS-BAHLSEN-STIFTUNG

Abb. 1.28: Montagsmilch

1.5 Zusammenfassung und Fazit

So vielfältig sich Ernährungsbildung in Deutschland gestaltet, so lassen sich doch einige Gemeinsamkeiten aufzeigen, wie sie hier im ersten Kapitel dargestellt sind. Zum einen wird Ernährungsbildung zunehmend sehr umfassend betrachtet, wobei sowohl Maßnahmen der Ernährungserziehung in Schulen als auch der außerschulischen Erwachsenenbildung dazu zählen. Darüber hinaus zielt Ernährungsbildung fast immer darauf ab, einen gesundheitsfördernden Lebensstil zu entwickeln bzw. ein gesundes (Schul-)Umfeld zu schaffen. Dazu gehört die Gestaltung des individuellen Essalltags von Schülern, Eltern, Lehrkräften und weiterem Schulpersonal ebenso wie die Verpflegungsmöglichkeiten an Schulen.

Die nationalen und vor allem länderspezifischen Rahmenbedingungen erschweren einerseits gemeinsame Strategien, bieten aber andererseits Entwicklungsmöglichkeiten für individuell angepasste Modelle. Eine Chance für den Ausbau und die Vernetzung bisheriger Anstrengungen zur Verankerung der Ernährungsbildung in Schulen bietet die nationale Initiative „IN FORM" mit allen beteiligten Kooperationspartnern aus Bildung, Wissenschaft und Politik.

Dieser Spagat zwischen Bildungszielen, Standards, Empfehlungen und dem tatsächlich im schulischen Alltag Realisierbaren kommt auch in den Praxisbeispielen dieses Kapitels zum Ausdruck. Sie stellen einen Schwerpunkt von Kapitel 1 dar, um unterschiedliche Ansatzpunkte in der Ernährungsbildung zu dokumentieren und Perspektiven aufzuzeigen. Alle hier beschriebenen Projekte sind insbesondere mit dem Bildungsauftrag des WABE-Zentrums als Versuchsbetrieb der Fakultät Agrarwissenschaften und Landschaftsarchitektur an der Hochschule Osnabrück verbunden. Entsprechend sind die Themenschwerpunkte der hier dargestellten Projekte zur Ernährungsbildung „Obst und Gemüse im Schulalltag", „Heimische Wildpflanzen im Alltag", „Milch in der Ernährungsbildung" und „DieBesserEsser" geprägt vom Leitgedanken der nachhaltigen Lebensmittelproduktion und -verarbeitung bis hin zu einem gesundheitsfördernden, verantwortungsbewussten Konsumentenverhalten.

Quellen

Ammon H (Hrsg): Hunnius Pharmazeutisches Wörterbuch. de Gruyter, Berlin (2004)

Barlösius E (2009): Wie lernen Kinder Essen und Trinken? Ernährungsbildung zu Hause und/oder in Schule und Kindergarten. Ernährungs Umschau 56 (10): 574–575

Bauer R: Lernen an Stationen weiterentwickeln. Wege zur Differenzierung und zum individuellen Lernen. Cornelsen Scriptor, Berlin (2009)

Bundesministerium für Ernährung, Landwirtschaft und Verbraucherschutz (BMELV), Bundesministerium für Gesundheit (BMG) (Hrsg): IN FORM. Deutschlands Initiative für gesunde Ernährung und mehr Bewegung. Nationaler Aktionsplan zur Prävention von Fehlernährung, Bewegungsmangel, Übergewicht und damit zusammenhängenden Krankheiten. Berlin (2008)

Büning-Fesel M: Begrüßung und Einführung. In: AID (Hrsg): Ernährungskommunikation. Neue Wege – neue Chancen? Tagungsband zum 8. aid-Forum am 11.5.2005. Bonn (2006) S. 6–9

Bundesministerium für Gesundheit (Hrsg): Nationales Gesundheitsziel – gesund aufwachsen: Lebenskompetenz, Bewegung, Ernährung. Berlin (2010)

Bockisch, FJ, Leicht-Eckardt E: Nachhaltige Herstellung und Vermarktung landwirtschaftlicher Erzeugnisse. Sonderheft 292 der Landbauforschung Völkenrode – FAL Agricultural Research. Braunschweig (2006)

Contento IR: Nutrition Education. Linking Research, Theory and Practice. Second Edition. Jones and Bartlett Publishers, Sudbury (2011)

Deutsche Gesellschaft für Ernährung (DGE) (Hrsg): Qualitätsstandards für die Schulverpflegung. Bonn (2009)

Dreyer E, Dreyer W: Wildpflanzen, Beeren und Pilze. Kosmos, Stuttgart (2005)

Eisenhauer M (2009): Reform am Schulkiosk. Ernährung im Fokus 9 (2): 52–58

Eissing G, Lissek J, Hemker M (2009): Erfahrungen mit der Umsetzung eines Schulfruchtprogramms. Das „Dortmunder Obst- und Gemüseangebot an Grundschulen". Ernährung im Fokus 9 (2): 46–51

Ernährungs- und Einkaufstipps jederzeit verfügbar – Apps machen mobil. Ernährungs Umschau 57 (12): 668–675 (2010)

Forschungsinstitut für Kinderernährung (FKE): Empfehlungen für die Ernährung von Kindern und Jugendlichen – die optimierte Mischkost. Broschüre Nr. 4. FKE, Dortmund (2008)

Hawelka B, Hammerl M, Gruber H (Hrsg): Förderung von Kompetenzen in der Hochschullehre. Asanger, Kröning (2007)

Heindl I: Studienbuch Ernährungsbildung – ein europäisches Konzept zur schulischen Gesundheitsförderung. Klinkhardt, Bad Heilbrunn (2003)

Heindl I (2009): Ernährungsbildung – curriculare Entwicklung und institutionelle Verantwortung. Ernährungs Umschau 56 (10): 568–573

Heindl I, Johannsen U, Brüggemann I (2009): Ernährungsverhalten und Lernprozesse der Ernährungsbildung. Medien, Materialien und die Rolle der vermittelnden Personen. Ernährungs Umschau 56 (8): 442–449

Hessisches Kultusministerium (Hrsg): Schule & Gesundheit Hessen 2002–2011. Grundlagen – Strategien – Meilensteine. Wiesbaden (2008)

Höhl K: 5 am Tag – realistisch oder utopisch. URL: www.gesunde-ernaehrung.org/mediadb/Presse/Fact_Sheet/Fact_Sheet_final_Internet.pdf Zugriff 10.12.2010

Johannsen U, Heindl I (2011): Evaluationsstudie zum Einsatz und Nutzen der Dreidimensionalen Lebensmittelpyramide in der Ernährungsbildung und -beratung. Ernährungs Umschau 58 (1): 19–25

Johannsen U, Heindl I, Brüggemann I (2008): Die aid-Ernährungspyramide für Kinder. Ergebnisse einer Evaluation zur Ernährungsbildung in der Grundschule. Ernährung im Fokus 8 (2): 46–52

Kaiser J, Schönberger G (2003): Ein Schulfruchtprogramm für Deutschland. Ernährung im Fokus 3 (8): 278–286

Kersting M (Hrsg): Kinderernährung aktuell. Schwerpunkte für Gesundheitsförderung und Prävention. Umschau Zeitschriftenverlag, Sulzbach (2009)

Kolfhaus SA, Herrmann ME (Hrsg): Ernährungsbildung – Grundlagen und Praxismodelle. Aktuelle Themen der Ökotrophologie. Band 3. Schriftenreihe Ökotrophologie der Fachhochschule Osnabrück. Shaker, Aachen (2008)

Klotter C: Warum wir es schaffen, nicht gesund zu bleiben. Eine Streitschrift zur Gesundheitsförderung. Reinhardt, München (2009)

Kultusministerkonferenz (Hrsg): Einheitliche Prüfungsanforderungen in der Abiturprüfung Ernährung. Beschluss der KMK Fassung 16.11.2006.
URL: http://db2.nibis.de/1db/cuvo/ausgabe/index.php?mat1=2 (Zugriff 10.5.2011)

Leicht-Eckardt E, Cordes R: WABE-Zentrum – Klaus-Bahlsen-Haus. In: INFHOS, Informationen der Fachhochschule Osnabrück 3 (2004), S. 23

Leicht-Eckardt, E: WABE-Zentrum – Klaus-Bahlsen-Haus. In: Jahrbuch Ökologie 2007, S. 284

Leicht-Eckardt E: Ressourcenmanagement in Theorie und Praxis für handwerkliche Lebensmittelproduktion und Verpflegung. Schriftenreihe Ökotrophologie der Fachhochschule Osnabrück Band 4. Aachen (2009)

Leicht-Eckardt E: Sommerfeste, Hoffeste, Elternfeste, Kinderfeste, Nachbarschaftsfeste – hygienisch fest im Griff? Information für Veranstalter. URL: www.al.hs-osnabrueck.de/27168.html Zugriff 21. 12. 2010

Leicht-Eckardt E, Deppendorf B: Mittagsverpflegung an Ganztagsschulen. Tipps zur Planung und erfolgreichen Durchführung. Hrsg. von der Serviceagentur Ganztägig Lernen Niedersachsen, Hannover 2010. URL: www.niedersachsen.ganztaegig-lernen.de/Niedersachsen/home.aspx Zugriff 21.10.2010

Leicht-Eckardt E (2010): Planung und Organisation von Schulverpflegung. Bedingungen eines erfolgreichen Verpflegungsangebots. Ernährungs Umschau 57 (1): 26–31

Maschkowski G, Büning-Fesel M (2010): Ernährungskommunikation in Deutschland – Definition, Risiken und Anforderungen. Ernährungs Umschau 57 (12): 676–679

Mayring P: Qualitative Inhaltsanalyse. Grundlagen und Techniken. Beltz, Weinheim (2010)

Mensink GBM, Kleiser C, Richter A: Lebensmittelverzehr bei Kindern und Jugendlichen in Deutschland. Ergebnisse des Kinder- und Jugendgesundheitssurveys. Bundesgesundheitsblatt 50/2007: S. 609–629

Methfessel B: Anforderungen an eine Reform der schulischen Ernährungs- und Verbraucherbildung. In: Kersting M (Hrsg): Kinderernährung aktuell. Schwerpunkte für Gesundheitsförderung und Prävention. Umschau Zeitschriftenverlag, Sulzbach (2009), S. 102–116

Methfessel B (2007): Salutogenese – ein Modell fordert zum Umdenken heraus.
Teil 1: Antonovskys Modell der Salutogenese. Ernährungs Umschau 54 (12): 704–709

Müller C, Groeneveld M, Büning-Fesel M (2007): Food-Literacy – Essen als Querschnittsthema in der Erwachsenenbildung. Ernährung im Fokus 7 (5): 138–142

Niedersächsisches Kultusministerium: Verzeichnis der niedersächsischen Lehrpläne. Bildungsstandards im Fach Biologie für den mittleren Schulabschluss. Beschluss der Kultusministerkonferenz vom 16.12.2004.
URL: http://db2.nibis.de/1db/cuvo/datei/bs_ms_kmk_biologie.pdf. Zugriff: 31.01.2009

Niedersächsisches Kultusministerium (Hrsg): Kerncurriculum für die Realschule. Hauswirtschaft. Hannover 2010.
URL: http://db2.nibis.de/1db/cuvo/datei/2010-8-2hauswirtschaftrs.pdf (Zugriff 10.5.2011)

Niedersächsisches Kultusministerium (Hrsg): Kerncurriculum für das Gymnasium – gymnasiale Oberstufe, die Gesamtschule – gymnasiale Oberstufe, das Fachgymnasium, das Abendgymnasium, das Kolleg. Biologie. Hannover 2009. URL: http://db2.nibis.de/1db/cuvo/datei/kc_biologie_go_i_2009.pdf (Zugriff 10.5.2011)

Niedersächsisches Kultusministerium (Hrsg): Kerncurriculum für das Gymnasium Schuljahrgänge 5–10 Naturwissenschaften. Hannover 2007. URL: http://db2.nibis.de/1db/cuvo/datei/kc_gym_nws_07_nib.pdf (Zugriff 10.5.2011)

Paulus P, Michaelsen-Gärtner B, Luber E: Referenzrahmen schulischer Gesundheitsförderung. Gesundheitsqualität im Kontext der Schulqualität. Handreichung mit Indikatorenliste und Toolbox. Lüneburg (2008)

Schnögl S, Zehetgruber R, Danninger S et al.: Schmackhafte Angebote für die Erwachsenenbildung und Beratung – food literacy. Handbuch und Toolbox. Wien (2006)

Schreiner-Koscielny J, Koscielny G, André S: Die Schuloecotrophologie – ein multidisziplinärer Lösungsansatz für die Schülerverpflegung in Deutschland. Hochschule Fulda (2010).
URL: http://m4u.jackoedv.de/fileadmin/take5/Veroeffentlichungen/Die_Schuloecotrophologie_25_06___3_.pdf (Zugriff 10.5.2011)

Spiekermann U (2007): Abkehr vom Selbstverständlichen. Entwicklungslinien der Ernährung seit 1880. Ernährung im Fokus 7 (7): 202–209

Steinle A: Die neue Leichtigkeit. URL: www.manager-magazin.de/life/artikel/0,2828,403994,00.html.93.2006 Zugriff 20.2.1011

WHO (Hrsg): Ottawa Charta zur Gesundheitsförderung. Ottawa 1986. URL: http://www.euro.who.int/__data/assets/pdf_file/0006/129534/Ottawa_Charter_G.pdf (Zugriff 31.5.2011)

Wiener S, Lafer J, Mälzer T (2010): Ernährungsbildung – kochen ist cool. GV-praxis 38 (5): 14

Witteler W, Meier A: Kochen mit Wildkräutern. Christian, München (2008)

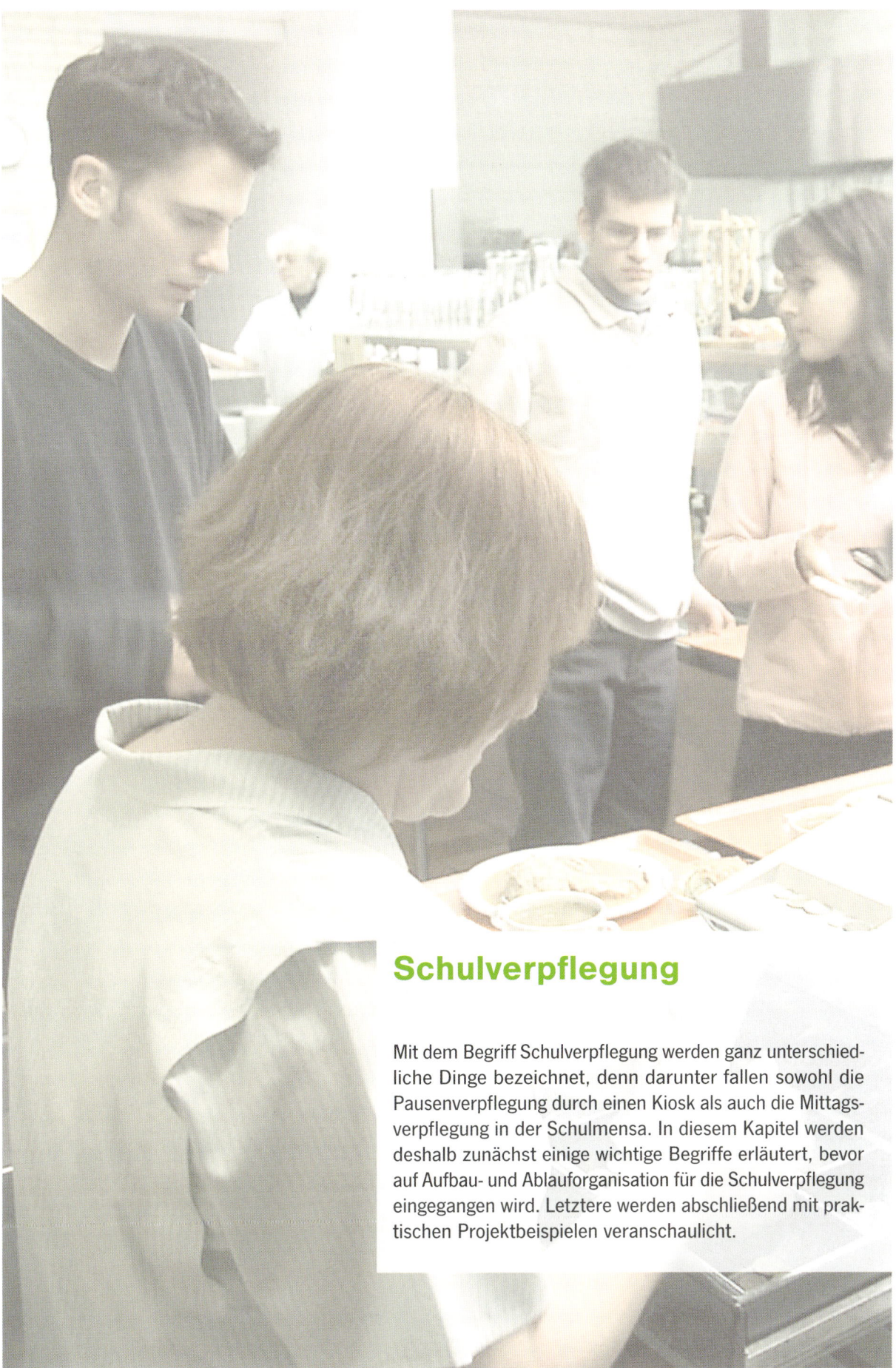

Schulverpflegung

Mit dem Begriff Schulverpflegung werden ganz unterschiedliche Dinge bezeichnet, denn darunter fallen sowohl die Pausenverpflegung durch einen Kiosk als auch die Mittagsverpflegung in der Schulmensa. In diesem Kapitel werden deshalb zunächst einige wichtige Begriffe erläutert, bevor auf Aufbau- und Ablauforganisation für die Schulverpflegung eingegangen wird. Letztere werden abschließend mit praktischen Projektbeispielen veranschaulicht.

Nachfolgend werden ausgewählte Begriffe im Zusammenhang mit Schulverpflegung erklärt, um allen Beteiligten eine einheitliche Kommunikationsbasis zu geben.

2.1.1 Ganztagsschulen

Der Begriff Ganztagsschule bedeutet, dass eine Schule an mindestens drei Tagen in der Woche bis 16 Uhr ein Angebot für Schüler vorhält. Die Formen des Angebots können dabei unterschiedlich ausfallen.

Eine **gebundene Ganztagsschule** verpflichtet die Schüler, an mindestens drei Tagen pro Woche am schulischen Angebot teilzunehmen. Der Schulunterricht ist über mindestens sieben Zeitstunden auf den Vor- und Nachmittag verteilt. Verschiedene Lernformen wechseln sich im Verlauf des Tages ab und rhythmisieren diesen.

Bei der **offenen Ganztagsschule** können sich Schüler freiwillig – meist zu Beginn des Schuljahres – entscheiden, an einem Nachmittagsprogramm mit zusätzlichen Bildungs- und Freizeitaktivitäten teilzunehmen.

Spätestens, wenn Schulen zu Ganztagsschulen werden, besteht die Notwendigkeit und die Verpflichtung, an der Schule ein Mittagessen anzubieten, um die Konzentration und Leistungsfähigkeit der Schüler für Unterricht, Sport oder andere Freizeitangebote aufrechtzuerhalten. Zunehmend mehr Schüler befinden sich regelmäßig weit über den Vormittag hinaus in der Schule. Es kann nicht vorausgesetzt werden, dass die Verpflegung von zu Hause mitgebracht wird. Vor allem, wenn es um eine warme Mittagsmahlzeit geht, kommt die Pausenbrotbox an ihre Grenzen.

Die Mensa als Ort des schulischen Zusammenlebens

Eine Mittagsschulverpflegung kann viel mehr bieten als eine reine Befriedigung der physiologischen Bedürfnisse. Eine gute Mensa, in der sich Schüler wohl fühlen, wird zum allgemeinen Treffpunkt nicht nur zur Mittagszeit. Das gemeinsame Mittagessen und Zusammensein bietet die Möglichkeit, Tischkultur und soziale Verhaltensweisen zu vermitteln und einzuüben. Ein abwechslungsreiches Mittagsangebot ermöglicht den Schülern, Ernährungsbildung durch Genuss- und Geschmackserlebnisse praktisch zu erfahren und gleichzeitig neue Lebensmittel und Speisen kennen zu lernen.

Hier ist die Schnitt- bzw. Nahtstelle zur unterrichtlichen Ernährungsbildung. Mittags können Schüler außerhalb des Unterrichts untereinander und mit den Lehrkräften ins Gespräch kommen. Somit kann eine akzeptierte Schulmensa mit einem ansprechenden Angebot an Lebensmitteln, Speisen und Getränken das Schulklima nachhaltig positiv beeinflussen, umso mehr, wenn möglichst viele Schüler am Essen teilnehmen. Dies hängt auch von der Verbindlichkeit des Angebots ab.

2.1.2 Zwischen- und Mittagsverpflegung

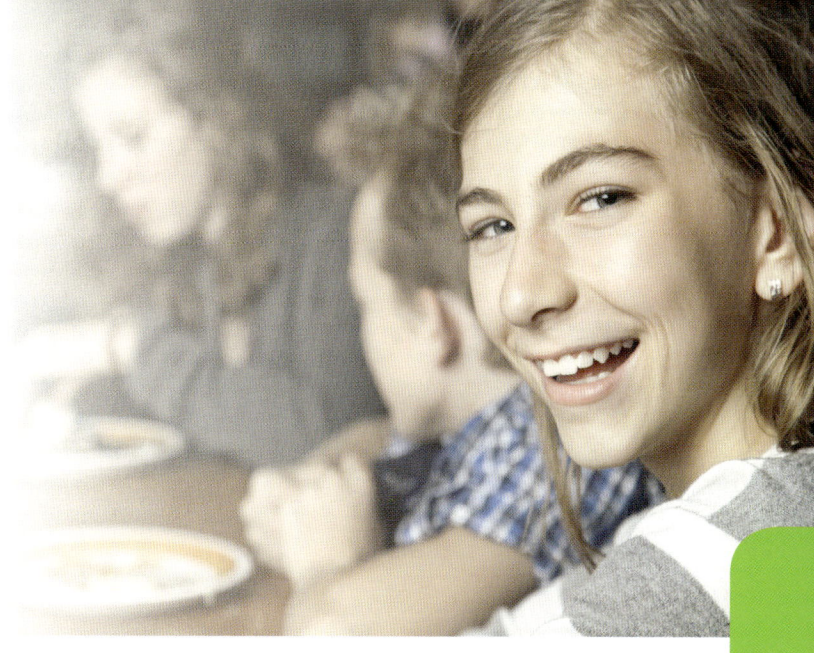

Grundsätzlich sind Schulträger verantwortlich dafür, dass in Ganztagsschulen eine Mittagsverpflegung angeboten wird. Hierzu besteht eine gesetzliche Verpflichtung. Dies gilt nicht nur für die Einrichtung einer Schulküche, sondern auch für deren Betrieb. Deshalb muss bei der Planung von Rahmenbedingungen für die Schulverpflegung bereits klar sein, um welche Art von Schulküche es sich in einer Schule handeln soll.

In vielen Schulen gibt es die Möglichkeit, eine **Zwischenverpflegung** in den Pausen an einem Kiosk o. ä. einzukaufen. Die Begriffe Zwischen- und Pausenverpflegung können synonym gebraucht werden. In der Regel wird während der Pausen eine Kaltverpflegung angeboten. Diese kann beispielsweise aus belegten Broten oder Brötchen, Wraps, Fingerfood, Salaten, Milchprodukten wie z. B. Quark- und Joghurtspeisen, Obst und Rohkost, Müsli und verschiedenen Getränken bestehen. Je nach Ausstattung des Bereichs können auch warme Würstchen, Baguettes, Quiches etc. angeboten werden. Gerade bei der Zwischenverpflegung gibt es zahlreiche Möglichkeiten, die Schüler aktiv, z. B. durch eine Schülerfirma, zu beteiligen. Die Schule kann überlegen, ob zusätzlich zu einer Zwischen- und Mittagsverpflegung ein (Frühstücks-)Angebot vor Beginn des Unterrichts als **Frühverpflegung** sinnvoll sein kann und möglich ist.

Organisation „aus einer Hand"

Bei einem Ganztagsbetrieb sollten Früh-, Zwischenverpflegung und das Mittagsangebot aufeinander abgestimmt sein, um die Schüler optimal zu versorgen. Für eine gemeinsame Strategie und eine „Lösung aus einer Hand" sprechen eine möglichst effiziente Geräteausstattung und -nutzung, die Möglichkeit einer einheitlichen Verpflegungsphilosophie und -organisation, ein meist umfangreicheres Warenangebot, und – last but not least – eine Ausgleichsmöglichkeit bei der Finanzierung.

Es ist zu überlegen, ob während der **Mittagspause** auch eine kalte Alternative zu den sonst üblichen warmen Gerichten angeboten werden soll, für die Kinder, die am Abend ihre warme Mahlzeit im Rahmen der Familie einnehmen, aber mittags mit den anderen Schülern am Tisch sitzen und etwas verzehren möchten und nichts von zuhause mitgebracht haben. Von einer ausschließlichen Kaltversorgung mittags ist jedoch grundsätzlich abzuraten, da Kinder, um eine ausreichende Versorgung mit allen wichtigen Nährstoffen zu gewährleisten, einmal pro Tag eine warme Mahlzeit erhalten sollen und ein warmes Essen zu Hause nicht vorausgesetzt werden kann. Eine warme Mittagsverpflegung – unabhängig davon wie sie gestaltet ist – stellt Schulen meist vor größere Herausforderungen als die Zwischenverpflegung.

2.1.3 Räume für die Erstellung von Verpflegung in der Schule

Je nach Bedürfnissen, Voraussetzungen und Struktur der Schule kann die Verpflegung unterschiedlich gestaltet sein. Wichtig ist, dass hygienische Voraussetzungen berücksichtigt werden und der Zweck der einzelnen Räume und damit auch die Möglichkeiten zur praktischen Verpflegungserstellung vorher klar sind. Grundsätzlich ist hygienerechtlich zu unterscheiden, ob Lebensmittel, Speisen und Getränke für den eigenen Verzehr (z. B. von einer Klasse für eine Klasse) oder für andere (z. B. in einem Kiosk oder einer Schulküche) hergestellt werden.

In **Klassenräumen** können kleine – meist kalte – Speisen mehr oder weniger behelfsmäßig als Ergänzung zum theoretischen Unterricht in Zusammenarbeit von Lehrkräften mit Schülern einer Klasse hergestellt werden. Die Lehrkraft ist hierbei für die Einhaltung guter Hygienepraxis verantwortlich, hergestellt werden Produkte für den eigenen Verzehr.

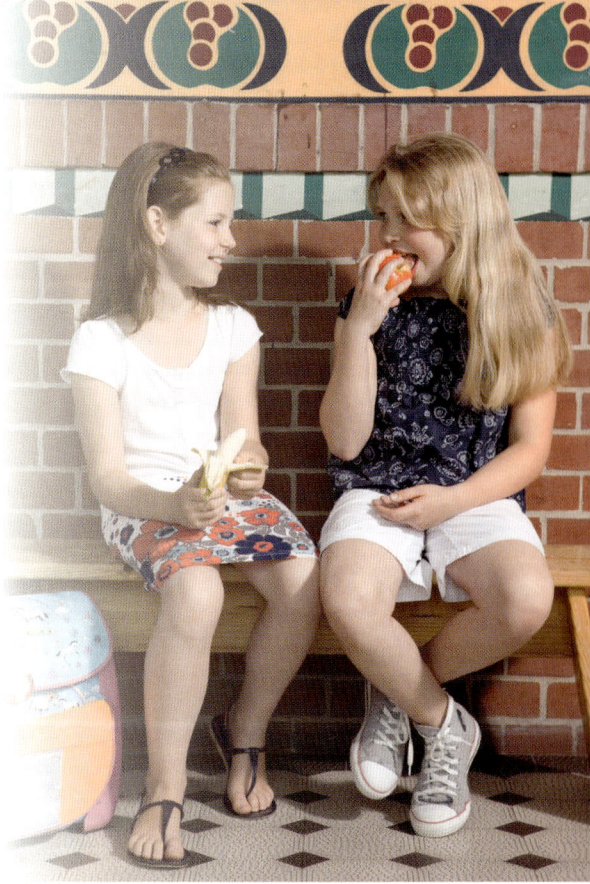

Im Hauswirtschaftsunterricht oder auch in Hauswirtschafts- oder Koch-Arbeitsgemeinschaften können Schülergruppen im Rahmen eines pädagogischen Angebots in einem **Raum für Fachpraxis** (Lehrküche, Hauswirtschaftsraum) selbst Speisen und Getränke für den eigenen Verzehr herstellen. Die Verantwortung für die Auswahl der Lebensmittel, die Lagerung und Herstellung von Speisen und Getränken sowie die Einhaltung von Hygiene und Sicherheit liegt bei der Lehrkraft.

In einem **Schulkiosk** werden meist industriell hergestellte, fertig abgepackte Lebensmittel und Getränke verkauft, damit ist z. B. die Lebensmittelkennzeichnungsverordnung einzuhalten. Teilweise werden in einem Kiosk oder in einem diesem zugeordneten Raum auch frische Brötchen, kleine Snacks (Brüh-, Bratwurst, heiße Baguettes) oder Warmgetränke hergestellt.

Unabhängig davon, wer dies bezahlt oder ehrenamtlich übernimmt (Hausmeister, Schülerfirma, Eltern), gelten dann die Hygieneregeln für die Abgabe („Inverkehrbringen") von nicht industriell verpackten Produkten. In einer Schule dürfen für die Herstellung und Ausgabe solcher Angebote nur Räume genutzt werden, die über eine vorgeschriebene Ausstattung (z. B. abwaschbare Umgebungsflächen, Handwasch- und Spülbecken) verfügen. Ferner dürfen hier nur Personen tätig werden, die nach Infektionsschutzgesetz durch eine Behörde eine Erstbelehrung erhalten haben und durch von dieser beauftragte bzw. genehmigte Institutionen oder Personen regelmäßig folgebelehrt werden. Informationen hierzu liefert das zuständige Gesundheitsamt oder die Lebensmittelüberwachung.

Zu unterscheiden von den genannten Beispielen einer individuellen Verpflegung ist die Schulverpflegung, die für alle am Ganztagsbetrieb teilnehmenden Schüler durch eine so genannte **Schulküche** angeboten wird. Zu einer Schulküche gehören alle dafür benötigten Räumlichkeiten von der Anlieferung über Lagerung, Vorbereitung, Zubereitung, Ausgabe, Verzehr, Reinigung bis hin zur Entsorgung. Gegebenenfalls gehört bei einer integrierten Zwischenverpflegung auch der Bereich des Kiosks dazu. Unabhängig von der Art der Schulküche und davon, wer die Küche betreibt, sind in den Küchenräumen (hygiene-)rechtliche Vorgaben für Beschaffung, Herstellung, Lagerung und Ausgabe von Lebensmitteln, Speisen und Getränken sowie Reinigung und Entsorgung von Speiseresten, Wertstoffen und Abfällen einzuhalten (▶ Kapitel 2.2).

Schulküchen unterscheiden sich in ihrer Ausstattung vor allem nach dem Verpflegungssystem, mit dem sie betrieben werden (▶ Kapitel 2.1.4). Grundsätzlich können drei verschiedene Ausstattungstypen von Küchen unterschieden werden:

- **Mischküche** zur Herstellung frischer Speisen,
- **Aufbereitungsküche** zur Aufbereitung (Regenerierung) bzw.
  Fertigstellung von vorher angelieferten tiefgekühlten, gekühlten oder
  warm angelieferten Speisenkomponenten oder Speisen,
- **Ausgabeküche** zur Ausgabe fertig angelieferter warmer Speisen.

Auch in Aufbereitungs- und Ausgabeküchen sollte die Möglichkeit bestehen, frische Komponenten wie Salate oder Rohkost, eventuell auch Desserts, herzustellen.

In allen Küchen ist es notwendig, eine Möglichkeit vorzusehen, um Speisen im Notfall wieder erwärmen zu können, falls angelieferte oder fertiggestellte Produkte zu lange oder falsch transportiert oder gelagert wurden und die hygienerechtlich vorgeschriebene Ausgabetemperatur der Speisen nicht gewährleistet ist.

2.1.4 Verpflegungssysteme

Viele Faktoren bestimmen die **Wahl des passenden Verpflegungssystems** für eine Mittagsverpflegung, z. B. vorhandene Räumlichkeiten und ggf. notwendige Umbaumaßnahmen, der erforderliche Personalaufwand, die gewünschte Qualität und der Preis des Essens sowie der allgemeine Organisationsaufwand.

Beim System **Mischküche**[1] werden die Speisen direkt in der Schulküche „frisch" produziert. Der früher übliche Begriff „Frischküche" wird heute nicht mehr verwendet, da vorgefertigte Produkte in nahezu jeder Küche zu finden sind, auch wenn die Speisen möglichst mit gering vorverarbeiteten Lebensmitteln hergestellt werden. Der Conveniencegrad hängt von der Zielsetzung der Verpflegung, der Qualifikation des Personals, der Zeitstruktur und der Ausstattung vor Ort ab. Die Personal- und Ausstattungskosten sowie der Platzbedarf für eine Mischküche sind relativ hoch, variieren aber mit dem Conveniencegrad.

Bei einer **Warmverpflegung** werden die Speisen warm angeliefert. Die Anlieferung erfolgt entweder in isolierenden (Thermophoren) oder beheizbaren Behältern (Thermoporten). Die Ausgabe

---

[1] Der Begriff Mischküche wird sowohl für das Verpflegungssystem
als auch für den Küchenausstattungstyp (▶ Kapitel 2.1.3) verwendet.

der warmen Speisen sollte möglichst schnell nach Anlieferung erfolgen. Je nach Anbieter werden verschmutztes Geschirr, Reste und Abfall wieder mitgenommen. Eine umfangreiche Küchenausstattung ist bei diesem System nicht erforderlich, eine Ausgabeküche genügt den Anforderungen. Ernährungsphysiologisch und sensorisch ist es wünschenswert, die Speisen durch frische Komponenten (z. B. Salate, Rohkost, Obstsalat) zu ergänzen, was entsprechend Platz, Ausstattung mit Betriebs- und Arbeitsmitteln (z. B. Arbeitsflächen, Salatschüsseln, Messer, Bretter, Abfallbehälter etc.) sowie Personal und ein Entsorgungsmanagement (Wertstoffe wie Kompost, Abfälle, Speisenreste) erfordert.

Bei einem **Cook&Chill-System** (CC-System) werden Speisen oder Komponenten aus Großküchen fast fertig gegart und gekühlt angeliefert, sodass sie bei 2 bis 3 °C bis zu 5 Tage lagerfähig sind. Die Speisen werden entweder portioniert oder in Großgebinden geliefert, im letzteren Fall erfolgt die Portionierung bei der Ausgabe. Die Speisen werden in der Schule regeneriert, d. h. verzehrfertig erhitzt. Voraussetzung ist eine in der Nähe gelegene Zentralküche, die mit CC-System produziert und ausliefert. Vorteilhaft ist dieses System, wenn wenig Raum und Personal in der Schule zur Verfügung stehen und die Schüler zu unterschiedlichen Zeiten essen. Nachteilig ist die relativ geringe Flexibilität der Bestellung durch die vorproduzierten Mengen ausgewählter Gerichte und dass manche Speisen für dieses Verfahren nicht geeignet sind. Auch dieses Angebot sollte durch frisches Obst, Salat oder Rohkost ergänzt werden, weil beim Cook&Chill-System auch Convenienceprodukte verwendet werden.

Ähnlich funktioniert das **Cook&Freeze-System** (Tiefkühlsystem). Die Speisen oder Speisenkomponenten (z. B. Gemüse) werden ebenfalls in einer Zentralküche zubereitet, dann schnell herabgekühlt (Schockkühlung), und bei –18 °C gelagert. Die Lagerdauer ist entsprechend länger als bei einer Kühlkost. Auch das Cook&Freeze-System sollte durch Obst, Salat oder Rohkost ergänzt werden.

Bei beiden Systemen des Kühlens und Gefrierens werden aus ökonomischen Gründen fast immer große Mengen hergestellt. Durch diesen industriellen Maßstab kann es zu Geschmacksermüdungen kommen, da meist standardisiert produziert wird. Die Qualität hängt von den eingesetzten Rohwaren, den Kompetenzen des Zulieferers sowie den für die Zubereitung bzw. Regenerierung Verantwortlichen ab. Nicht alle Speisen sind mit dem Cook&Freeze- oder dem Cook&Chill-System sensorisch befriedigend realisierbar.

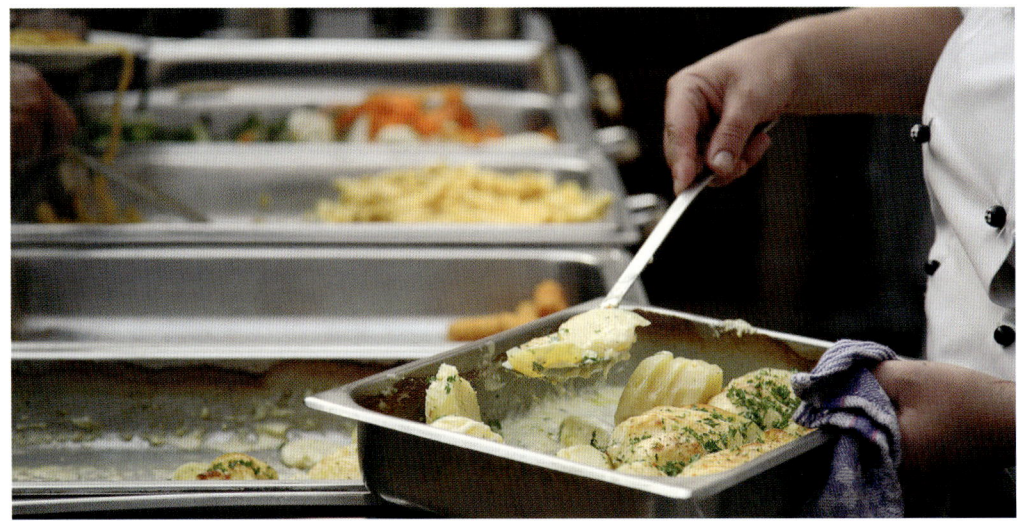

2.2 Aufbauorganisation

In diesem Kapitel werden organisatorische und investive
Rahmenbedingungen für Schulverpflegung dargestellt, die im Vorfeld,
also bevor ein Verpflegungssystem etabliert und
eine Schulküche geplant wird, ausgearbeitet werden sollten.

Verpflegung ist ein Teil des schulischen Leitbilds

Die Verpflegung sollte in einem schulischen Leitbild aufgenommen werden, damit deutlich
wird, dass die Qualitätssicherung der Mittagsversorgung auch ein Anliegen der Schule
ist. Schließlich gilt auch in der Schule: „Der Mensch ist, was er isst"; ernährungsphysiologisch ausgewogene und sensorisch ansprechende Ernährung ist eine Grundlage
für Lernfähigkeit.

Auch wenn – in der Praxis leider häufig – eine Mittagsverpflegung nach einer kurzfristigen
Genehmigung für den Ganztagsbetrieb mehr oder weniger behelfsmäßig gestartet wird, ist es
sinnvoll, eine breite Akzeptanz bei allen in der Schule beteiligten Gruppen zu erreichen. Ein Mittel, Schüler direkt zu erreichen, kann die Behandlung des Themas „Ernährung" im Unterricht
mit der Einbeziehung der Mittagsverpflegung sein (▶Kapitel 1).

2.2.1 Mensarat/Arbeitskreis „Schulverpflegung"

Da die Organisation der Schulverpflegung viele unterschiedliche Bereiche umfasst und für Schulen
eine komplexe Aufgabe darstellt, ist es hilfreich, für das Management einen Arbeitskreis „Schulverpflegung" zu gründen. Dies gilt auch, wenn ein externer Anbieter für die Schulverpflegung
verpflichtet wird, da so Ansprechpartner bekannt sind und sich ggf. Probleme schnell lösen
lassen. Dieser Arbeitskreis kann unterschiedlich benannt werden (z. B. Mensarat, Arbeitskreis
„Schulverpflegung", Mensarunde, runder Tisch usw.).
Im Arbeitskreis sollen alle an der Schule beteiligten Gruppen vertreten sein, idealerweise je eine
Person für Schulträger und Schulleitung, Lehrerkollegium, Schüler, Eltern, Mensamitarbeiter
sowie evtl. der Hausmeister. Die Treffen dieser Gruppe sollten in der Schule stattfinden und
zeitlich so gelegt werden, dass möglichst alle Vertreter teilnehmen können. Einladen sollte der
Schulträger oder die Schule.
Eventuell können in einer Gemeinde oder kleinen Stadt in einem solchen Arbeitskreis auch alle
Schulen eines Ortes gleichzeitig durch die Kommunalverwaltung als Schulträger eingeladen wer-
den. Dieses bietet sich besonders im Vorfeld weitreichender Entscheidungen an, z. B. bei der
Wahl eines Caterers, eines Bestell- und Abrechnungssystems, Entsorgers etc. Durch Diskussionen
und Konsensfindung werden Entscheidungen für Kompromisse in der Schulverpflegung besser
angenommen und ggf. für alle Schulen eines Ortes bzw. eines Schulträgers effizient regelbar.
Dieser Arbeitskreis sollte sich in regelmäßigem Abstand treffen, mit dem Ziel, die Qualität der
Schulverpflegung zu planen, sicherzustellen und den Wünschen der Kunden gerecht zu werden.

Der Arbeitskreis koordiniert Handlungsschritte und treibt Verbesserungsmaßnahmen voran. Idealerweise wird ein Arbeitskreis gegründet, bevor die Schulverpflegung an der Schule verwirklicht wurde. Damit sichert man die Akzeptanz der Mensa schon bei deren Einführung.

Die ersten Schritte eines Arbeitskreises können sein:
- Erwartungen und Wünsche der Schulgemeinschaft formulieren
- Leitbild für eine Schulverpflegung erstellen
- Verpflegungsmöglichkeiten und Anbieter vor Ort recherchieren
- Finanzierungsbedarf und -möglichkeiten klären
- Leistungsverzeichnis erstellen (ggf. mit Hilfestellung)
- Entscheidung für ein Verpflegungssystem treffen und mit dem Leitbild abgleichen
- Eltern und Schüler über Essen und Trinken an der Schule informieren und dies mit vorhandenen pädagogischen Maßnahmen der Ernährungsbildung an der Schule verknüpfen

Arbeitsaufgaben für den Arbeitskreis, wenn die Schulverpflegung bereits eingeführt wurde und die Mensa etabliert ist, können sein:
- Erfolgskontrolle
- Überprüfung der Essenszahlen und der Qualität anhand des Leitbildes
- Verbesserung der Abläufe (Essenszeiten, Ausgabe, Vor- und Zubereitung)
- Initiierung von Aktionstagen
- Voranbringen von Schulprojekten zum Thema Schulverpflegung
- Marketing, Informationen für die Verpflegungsteilnehmer (z. B. über die Schülerzeitung)
- Gestaltung einer Speisekarte als Informationsmedium
- Wunschlisten/Meckerkasten/Meinungsumfrage und -auswertung bei den Schülern
- Organisation von Probeessen für neue Speisen (z. B. als Wettbewerb)
- (Um-)Gestaltung des Speisesaals
- Planung von Schülerbeteiligungsmöglichkeiten (Schülerfirma etc.)
- Optimierung des Einsatzes von Ressourcen (Energie, Wasser, Arbeitskräfte)

Ein Arbeitskreis für Schulverpflegung ist also keine kurzfristige oder vorübergehende Einrichtung, sondern dient der kontinuierlichen Verbesserung des Verpflegungsangebots. Ein benannter Vertreter des Arbeitskreises sollte als Ansprechpartner für in- und externe Anfragen und Absprachen gelten.

2.2.2 Leitbild der Schule – Leitbild der Verpflegung

In ihrem Leitbild legt die Schule die Ziele ihrer Einrichtung fest. Entweder in diesem oder in einem gesonderten Leitbild für die Schulverpflegung formuliert beispielsweise der Arbeitskreis Schulverpflegung die Kriterien und Richtlinien für die Verpflegung in dieser Schule als Vorschlag zur Abstimmung für die zu beteiligenden Gremien. Das Leitbild gilt als Entscheidungskriterium in allen Prozessen des Schulverpflegungsmanagements und bildet mittels eines Leistungsverzeichnisses die Basis für eine Ausschreibung der Verpflegungsdienstleistung. ■ Tabelle 2.1 zeigt hierfür eine Checkliste mit einigen Stichworten.

Kriterium	Ausführungswunsch	Besonderheiten
gewünschtes Verpflegungssystem		
räumliche Gegebenheiten (Küche, Lagerung, Ausgabe, Speise„saal")		
technische Ausstattung		
geplantes Personal und Beschäftigungsart		
geplante Anzahl und Art der Essensteilnehmer (Schüler, Lehrkräfte, Eltern, externe Personen)		
geplante Essenszeiten		
gewünschtes Speisen- und Getränkeangebot und dessen Qualität		
Kosten, Finanzierung, Abrechnung		
geplante Beteiligung der Schüler		
Verknüpfung mit der Pausenverpflegung		

Tab. 2.1: Leistungsverzeichnis in Form einer Checkliste als Hilfsmittel zur Ausschreibung (eigene Darstellung)

2.2.3 Küchenplanung

Das gewählte Verpflegungssystem bestimmt, wie Räumlichkeiten und Ausstattung der Schulküche gestaltet sein müssen. Die Anforderungen sind ganz unterschiedlich. Deshalb ist eine sorgfältige Planung im Vorfeld unerlässlich. Dazu sollten folgende Fragen gestellt und mit möglichst breitem Konsens der Schulgremien beantwortet werden:
1. Welches Verpflegungssystem wählen wir? (▶ Kapitel 2.1.4)
2. Wie viele Personen sollen täglich verpflegt werden (zu Beginn/zukünftig)?
3. Welches Zeitfenster haben wir für die Essenszeiten?
4. Welchen Raum- und Technikbedarf hat das System und was steht wann adäquat zur Verfügung?

Hygienische Standards schon bei der Planung berücksichtigen

Die Schule bzw. der Arbeitskreis Schulverpflegung sollte darauf drängen, dass in Bezug auf die hygienischen Anforderungen bereits in der Planungsphase die zuständige Überwachungsbehörde hinzugezogen wird, um hygienischen Standards zu genügen. Damit werden späterer Änderungsbedarf und Konflikte vermieden. Dies ist nicht immer selbstverständlich, weil für die Investitionen die Schulträger, für den späteren Betrieb dagegen die Schulen selbst verantwortlich sind.

Erweiterungen einplanen

Eine Küche sollte immer so geplant werden, dass eine Steigerung der Essenszahl möglich ist. Nachträgliche Änderungen und Ausbauten erweisen sich oft als räumlich-technisch unmöglich und ökonomisch ungünstig. Andererseits werden häufig Küchengeräte zu groß dimensioniert, was hohe Betriebskosten mit sich bringt und wenig Flexibilität erlaubt.

■ Tabelle 2.2 vermittelt Anhaltspunkte für den Flächenbedarf im Produktionsbereich von Küchen bei unterschiedlichen Verpflegungssystemen.

Verpflegungssystem	Mischküche	Warm-verpflegung	Cook&Chill	Cook&Freeze
m² pro Essen	1,0–1,2 m²	0,25 m²	0,7–0,9 m²	0,7–0,9 m²

Tab. 2.2: Platzbedarf der Produktionsfläche je zubereiteter Portion nach Verpflegungssystem (ohne Speiseraum) (eigene Bearbeitung nach HESSISCHES KULTUSMINISTERIUM 2010)

Je nach Verpflegungssystem fallen die verschiedenen Bereiche der Küchenräumlichkeiten unterschiedlich groß und differenziert aus. In jedem Fall braucht man Platz für Anlieferung, Lagerung, ggf. Vor-, Zu- und Nachbereitung, Ausgabe, Reinigung und Entsorgung. Wichtig ist eine möglichst barrierefreie (stufenfreie) Zugänglichkeit aller Bereiche. Vorteilhaft ist deshalb eine Schulküche mit Verzehrmöglichkeit im Erdgeschoss.
Die Bereiche der Küche müssen in reine (Lebensmittel und Speisen) und nicht-reine (z. B. Schmutzgeschirr) Bereiche geteilt sein. Grundsätzlich sollten sich die Arbeitswege nicht kreuzen, vor allem nicht zwischen reinen und unreinen Bereichen. Auf einen kreuzungsfreien Produktions- und Warenweg ist zu achten. Das gilt ebenso bei der Geschirrrücknahme und Entsorgung. Sind die reinen und nicht-reinen Bereiche nicht genau definiert und getrennt, muss eine zeitliche Trennung der entsprechenden Tätigkeiten erfolgen und dazwischen gründlich gereinigt werden. Dies gilt unabhängig davon, wer die Schulküche betreibt (Eigenregie wie beispielsweise Schülerfirma oder Elternverein, Pächter, Caterer) und ob dies bezahlt oder ehrenamtlich erfolgt.

Auch hinsichtlich der benötigten Geräteausstattung gibt es wesentliche Unterschiede zwischen den Verpflegungssystemen. Grundsätzlich sollte auch bei angelieferter Verpflegung die Möglichkeit bestehen, frische Speisenkomponenten ergänzend herzustellen und im Bedarfsfall Speisen nach zu erwärmen, wenn die vorgeschriebene Ausgabetemperatur bei warmen Gerichten unterschritten ist. ■ Tabelle 2.3 gibt einen Überblick über die empfohlene Ausstattung bei verschiedenen Verpflegungssystemen.

Mischküchen stellen die höchsten Anforderungen an die Küchenplanung hinsichtlich baulicher Maßnahmen und Ausstattung. Eine Planung in Zusammenarbeit mit einem (Fach)Küchenplaner, wenn möglich mit Spezialgebiet „Schulküchen", ist unbedingt zu empfehlen.
Aber auch hier muss die Schule bzw. der Arbeitskreis Schulverpflegung Vorgaben überlegen und Ziele in Abstimmung mit dem Schulträger vorgeben. Grundsätzlich muss beispielsweise entschieden werden, inwieweit Prozesse transparent sein sollen. Die Produktion von Speisen kann z. B. hinter verschlossenen, undurchsichtigen Türen oder durch **Front-Cooking** geschehen. Dabei werden die Speisen direkt vor den Augen des Kunden an der Ausgabe zubereitet

Küchenausstattung	Verpflegungssystem				
	Mischküche	Warm-verpflegung	Cook&Chill	Cook&Freeze	Kalt-verpflegung
Geräte zum Garen, Kochen, Dünsten, Braten etc.	•				
Kombidämpfer, Regenerier-Aufwärmgerät	•	•	•	•	
Kühlgeräte für Lagerung und Vorbereitung (evtl. getrennt nach Lebensmittelgruppen)	•				•
Kühlgerät für fertige Speisen	•		•		•
Tiefkühlmöglichkeiten	•	•			
Arbeitsflächen	•	•	•	•	•
Thermophoren/ Thermoporte	•			•	
Gastronormbehälter	•	•		•	

Tab. 2.3: Erforderliche Küchenausstattung nach Verpflegungssystemen (Hessisches Kultusministerium 2010)

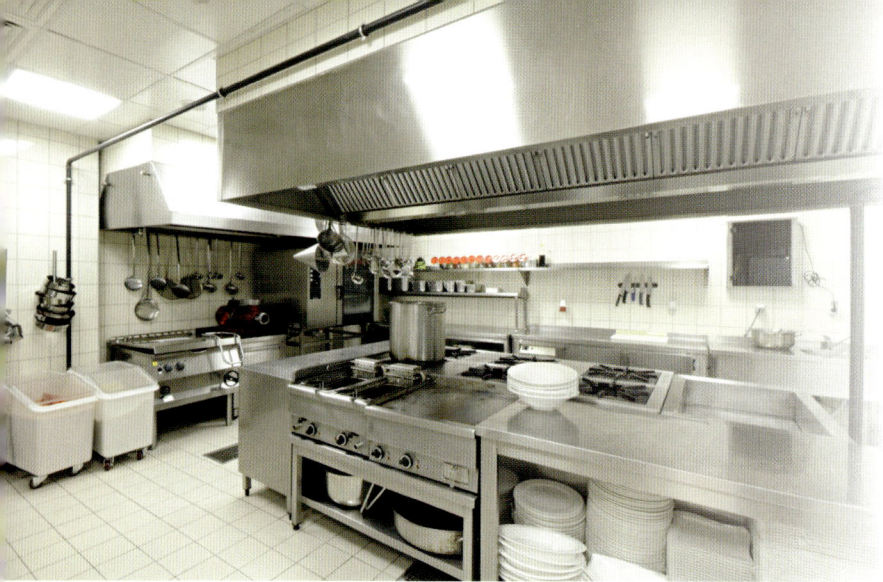

bzw. verzehrfertig gemacht. Entsprechend unterschiedlich sind Raum-, Technik-, Geschirr- und Personalbedarf und damit Investitions- und Betriebskosten.

Unabhängig vom Verpflegungssystem müssen bei der Planung von Küchenräumen u. a. folgende Faktoren bedacht werden:

- Die Innenflächen von Küchenräumen (Wände, Decken) für Lagerung, Produktion und Ausgabe müssen hell und glatt, wasserundurchlässig und leicht zu reinigen sein.
- Der Fußboden muss rutschhemmend, wasserundurchlässig, eben, fugendicht und leicht zu reinigen sowie widerstandsfähig gegenüber mechanischen und chemischen Belastungen sein.
- Bei einer Raumgröße unter 50 m^2 beträgt die Raumhöhe mindestens die üblichen 2,50 m. Bei größeren Küchen über 50 m^2 sind mindestens 2,75 m für die Raumhöhe vorgeschrieben.
- Küchenfenster müssen mit Insektenschutzgittern versehen werden.
- Bei einem Anschlusswert von Küchengeräten über 25 kW ist eine Abluftanlage notwendig.
- In den Produktionsräumen sind 500 Lux und in Speiseräumen 200 Lux für eine gute Beleuchtung notwendig.
- Der Anlieferungsbereich sollte zentral erreichbar und überdacht sein, um auch bei Regen eine trockene Anlieferung von Lebensmitteln, Speisen und Getränken, bzw. eine Rücknahme von Verpackungsmaterial, Wertstoffen und Abfall zu gewährleisten.
- Die Größe der Trockenlagerräume und die Kühl- und Tiefkühlmöglichkeiten sind dem Verpflegungssystem anzupassen. Sie bestimmen die Lieferrhythmen.
- Ausreichend Müll- und Wertstoffbehälter sind mit ihrem Raumbedarf und ggf. erforderlicher Kühl- und Pressentechnik etc. zu berücksichtigen.
- Non-Food-Artikel (z. B. Servietten, Handtücher, Reinigungsmittel und -geräte, Verpackungsmaterial) müssen separat zu Lebensmitteln und Speisen gelagert werden.
- Für den Umgang mit Lebensmitteln und Speisen ist ein eigenes Handwaschbecken erforderlich.

- Bestimmte Lebensmittelgruppen und Speisen müssen – sofern Kühlung notwendig ist – getrennt voneinander gelagert werden (z. B. Eier und Fleisch, frisches Gemüse und Milchprodukte).
- Arbeits- und Abstellflächen sind ebenso einzuplanen wie die für das jeweilige Verpflegungssystem benötigten Arbeitsmittel (z. B. Töpfe, Pfannen, Geschirr, Gläser, Gastronormbehälter).
- Je nach Anzahl der Essen können ein Personalraum (Umkleide, Aufenthalt) sowie Personaltoiletten vorgeschrieben sein.
- Für die Organisation, Abrechnung und andere Schreibtätigkeiten wird ein Schreibarbeitsplatz mit Telefon und ggf. PC etc. benötigt.

2.2.4 Hygiene

Um in der Schule ein ausgewogenes und hochwertiges Mittagessen anbieten zu können, müssen u. a. die hygienischen Voraussetzungen stimmen. In Deutschland gibt es dazu zahlreiche Vorschriften, deren Umsetzung auch an kleinen Schulen nötig ist. Besonders vorteilhaft und kostengünstig kann man diese umsetzen, wenn man schon in der Planungsphase mit der zuständigen Behörde für Lebensmittelüberwachung Kontakt aufnimmt. Das verhindert Ärger und unter Umständen geforderte spätere Umbauten mit hohem Kostenaufwand.

Eine „Einrichtung der Gemeinschaftsverpflegung", die eine Schulmensa darstellt, egal nach welchem Verpflegungssystem sie betrieben wird, unterliegt im Wesentlichen der Lebensmittelhygieneverordnung (LMHV) und den EU-Hygieneverordnungen VO EG Nr. 852-854/2004 und EG Nr. 2073/2005.

Bezogen auf die Raum- und Betriebshygiene gelten für die räumliche Ausstattung von Küchen folgende Voraussetzungen:

- Für Zubereiten, Erwärmen, Ausgabe der Mahlzeiten, Entsorgung und ggf. Geschirrreinigung muss ein ausreichend großer, **vom Essbereich abgetrennter** (bzw. während der Prozesse durch mobile Elemente abtrennbarer) **Raum oder Raumteil** vorhanden sein.
- Die **Wände, Fußböden und Decken** müssen leicht zu reinigen sein, also z. B. gefliest oder mit Kunststoffpaneelen oder einem abwaschbaren Anstrich versehen sein.
- Die **Fenster** müssen gut zu reinigen und mit Insektengittern ausgestattet sein, die für die Reinigung abnehmbar sind.
- In der Küche bzw. dem Küchenbereich muss ein separates **Handwaschbecken** mit warmem Wasser, Spender für flüssige Seife und Händedesinfektionsmittel sowie für Einmalhandtücher vorhanden sein, bedienbar ohne Berührung der Armaturen.
- Für die Reinigung von Lebensmitteln (bei einer Mischküche) und ggf. Geschirr oder Arbeitsgeräten muss ein weiteres (Doppel-)Spülbecken zur Verfügung stehen.
- Die Küche muss (durch Fenster, ggf. mit zusätzlicher Technik) so **be- und entlüftet** werden können, dass Gerüche abziehen können und Kondenswasserbildung vermieden wird.

- Es muss eine ausreichende **Beleuchtung** vorhanden sein.
- Die **Oberflächen** in der Küche (z. B. Schränke, Arbeitsplatten, Spüle) müssen glatt und leicht zu reinigen, also abwaschbar sein. Diese Anforderung wird in der Regel auch von handelsüblichen Haushalts-Küchenmöbeln erfüllt.
- Die **Arbeitsgeräte** müssen leicht zu reinigen und technisch einwandfrei sein.
- Auf Arbeits- und Betriebsmittel aus Holz (Kochlöffel, Schneidebretter) ist zu verzichten.
- **Abfallbehälter** müssen mit Deckel ausgestattet sein.
- **Reinigungsmittel und -geräte** sind separat von Lebensmitteln, z. B. in einem eigenen Schrank, zu lagern.
- Die Arbeit in Küchen darf nicht in Straßenkleidung erfolgen, es muss eine **Arbeitsbekleidung** für in Schulküchen tätige Personen geben. Die Aufbewahrung der Straßenkleidung und anderer persönlicher Gegenstände darf nicht in der Küche erfolgen.
- Die **Lebensmittel** sind vor allem bei der Essensausgabe vor Husten, Spucken und Berühren zu **schützen**.

Die **Personalhygiene** spielt ebenso eine Rolle. An der Schulverpflegung Beteiligte müssen zu Beginn ihrer Tätigkeit und fortwährend regelmäßig (üblicherweise interpretiert als einmal pro Jahr) über den Umgang mit Lebensmitteln geschult werden. Die Teilnahme daran muss dokumentiert werden. Sind Kinder an der Schulverpflegung regelmäßig beteiligt, z. B. über eine Schülerfirma, müssen diese ebenfalls in Hinblick auf Infektionsschutz und Hygiene belehrt werden (Näheres zur täglichen Personalhygiene ▶Kapitel 2.3.3).

Um das Mittagessen hygienisch und sicher ausgeben zu können, gibt es spezielle **Sicherungs- und Kontrollsysteme**. Das gängigste System in hauswirtschaftlichen Dienstleistungsbetrieben ist das **HACCP-Konzept**, das so aufgebaut ist, dass Arbeitsprozesse analysiert, bewertet und so gelenkt werden, dass Gefahren minimiert werden. Ein wichtiger Teil der Hygienemaßnahmen sind die Eigenkontrollen. Dazu gehören ein Reinigungsplan, Temperaturkontrollen der Lebensmittel und Speisen sowie Rückstellproben.

- Ein Reinigungsplan regelt, wann was mit welchen Reinigungsmitteln und von wem zu reinigen ist. Dieser Plan sollte schriftlich festgehalten sein und dessen Einhaltung kontrolliert werden.
- Die Anlieferungs-, Warmhalte- und Ausgabetemperaturen der Speisen sollten kontrolliert und dokumentiert werden. Optimal für Warmspeisen ist eine Temperatur von 65 °C und eine Warmhaltezeit unter einer Stunde, höchstens jedoch von drei Stunden. Die Warmhaltezeit ist dabei die Zeit zwischen Abschluss der Produktion und Ausgabe der letzten Portion der Charge. Ebenso sollten regelmäßig – am besten zu Arbeitsbeginn – die Temperaturen der Kühlschränke und -räume kontrolliert werden. Für den Fall, dass diese von den Sollwerten abweichen, müssen Handlungsstrategien festgelegt sein.

- Rückstellproben von produzierten Speisen bedeuten für den Betreiber einer Schulverpflegung eine Sicherheit beziehungsweise Überprüfungsmöglichkeit, wenn es zum Krankheitsfall bei Essensteilnehmern kommen und die Schulverpflegung als Verursacher in Verdacht geraten sollte. Für Rückstellproben wird von jeder produzierten Charge eine Probe eine Woche tiefgekühlt mit Datum und Art der Speise beschriftet aufbewahrt. Dies ist bei Speisen mit hygienisch kritischen Lebensmitteln (z. B. Ei, Majonäse) sinnvoll.

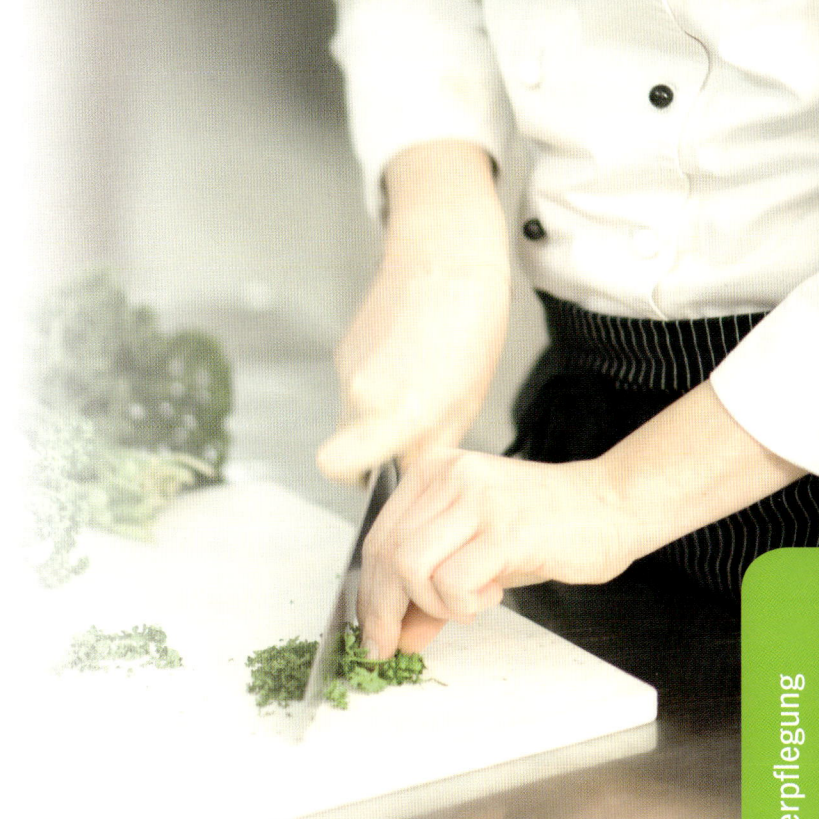

Korrekte Kleidung und leicht zu reinigende Arbeitsgeräte gehören zu einer guten Hygienepraxis

2.2.5 Ausgabebereich

Der Ausgabebereich wird je nach Verpflegungskonzept und Zielgruppe in Schulen unterschiedlich gestaltet. Dabei hängt die Gestaltung von der Zielsetzung bzw. dem Leitbild, den gegebenen Räumlichkeiten und den Umbaumöglichkeiten ab. Kleinere Kinder kommen mit dem Tischgemeinschaftssystem gut zurecht, da nicht mit Tabletts hantiert werden muss. Ältere jedoch wünschen sich eine größere und freiere Auswahl beim Warenangebot, was eine andere Lösung bei der Ausgabe erfordert.

Grundsätzlich ist darauf zu achten, dass Ausgabebereiche gut zugänglich, gut beleuchtet und schallgedämmt sind. Die Funktion dieses Bereiches ist nicht nur die Ausgabe (und damit die Lagerung) von Lebensmitteln, Speisen und Getränken (evtl. auch unterschiedlich zur Pausen- und Mittagszeit), sondern auch die Information über das Warenangebot und dessen Preise, Bezahlung und ggf. auch Rückgabe von Tabletts, Geschirr, Pfandflaschen, Speiseresten, Wertstoffen und Abfall.

Der Ausgabebereich bildet die Übergangsstelle zwischen Herstellung und Kunde und ist damit auch die Visitenkarte einer Küche! Ein (ggf. zusätzlicher) Spuck- und Hustenschutz ist aus hygienischen Gründen bei allen Ausgabelösungen erforderlich. Im gesamten Ausgabebereich müssen Speisen entsprechend der vorgeschriebenen Ausgabetemperatur vorgehalten werden. Dazu sind Warmhalteflächen oder -wannen („Bain-Maries"), Kühlwannen oder Aufsatzkühlvitrinen neben technisch wenig aufwändigen Ausgabeflächen (z. B. für trockene Brötchen, Müsliriegel, Obst) einzuplanen. Nachfolgend sind einige Möglichkeiten mit ihren Eigenschaften dargestellt, die ggf. mit zusätzlichen Ausgabebereichen für Heiß- und Kaltgetränke, Süßwaren, Snacks, Eis und Rückgabezonen zu kombinieren sind.

Ausgabetheke

An der Ausgabetheke erhalten Essensteilnehmer vorportionierte Speisen. Eine Wahl einzelner Komponenten kann an Ausgabetheken meist nicht getroffen werden. Eventuell gibt es eine zweite Ausgabetheke, die ein alternatives Menü anbietet.

Der Platzbedarf und Zeitaufwand für die Ausgabe ist bei diesem System gering. Dafür sind Wahlmöglichkeiten eingeschränkt und auf die Portionierung kann kaum Einfluss genommen werden.

Cafeterialine

In vorgegebener Richtung können die Essensteilnehmer mit ihrem Tablett ihr Menü oder einzelne Speisenkomponenten an der Ausgabelinie entnehmen. Auf Tellern vorportioniert kann zwischen Menüs oder Komponenten unterschieden werden. Teilweise kann durch direkten Kontakt mit dem Ausgabepersonal auf die Portionsgröße Einfluss genommen werden. Eine Selbstbedienung ist meist an der Getränkeentnahme möglich. Kommen viele Essensteilnehmer gleichzeitig, kann es zu Staus kommen. Das Abrechnungssystem muss auf die Ausgabe angepasst werden, um Rückstaus durch die Kasse zu verhindern.

Free Flow

Bei einem Free-Flow-System können Speisenkomponenten an verschiedenen Stationen (z. B. Salat-, Pasta-Station) entnommen werden; teilweise sind diese Gerichte auch vorportioniert. So kann jeder Essensteilnehmer sein Menü selbst zusammenstellen und entnehmen. Die Schüler lernen so, Hunger und Menge selbst einzuschätzen. Dieses System erfordert Disziplin und für einen schnellen Durchlauf auch Erfahrung in der Planung einer optimalen Wegeführung. Die Auswahl und Entscheidung für eine Menüzusammenstellung kann bei den Schülern unterschiedlich lang dauern und zu Rückstaus führen. Der Flächen- und Technikbedarf für die Ausgabe ist ebenfalls relativ hoch, genauso wie der Personalbedarf für die fortwährende Bestückung der Stationen.

Tischgemeinschaft

Bei der Tischgemeinschaft werden einzelne Komponenten in Schüsseln oder Platten pro Tisch serviert, ggf. holen sich die Schüler an einer Ausgabetheke die Speisen tischweise ab. Die Schüler bedienen sich selbst und holen in Schüsseln ggf. an der Ausgabetheke tischweise nach. Es entsteht eine Tischgemeinschaft ähnlich dem Essen in der Familie, denn das Essen wird gleichzeitig eingenommen. In diesem System können besonders Ess- und Tischkultur vermittelt und Portionen nach Bedarf ausgeteilt werden. Hier liegt der Vorteil dieses Systems. Nachteilig kann sein, dass pro Tisch ggf. eine Aufsichtsperson benötigt wird. Nach dem Essen werden das Geschirr und die Schüsseln von der Tischgemeinschaft abgeräumt. Für das Küchenpersonal bedeutet dieses System wenig Aufwand, außerdem können die Schüler praktisch in das Abräumen und Reinigen der Tische mit einbezogen werden.

Andere Ausgabesysteme wie Band-, Karussell-, sowie Automatenausgabe sind keine gängigen Ausgabesysteme in der Schulverpflegung; sie sind eher für Großküchen mit hohen Essenszahlen geeignet. Allerdings können Automaten(stationen) mit unterschiedlichen Angebotsstufen (temperaturneutrale, kalte oder warme Lebensmittel, Speisen und Getränke) bei geringer Anzahl von Essensteilnehmern und unregelmäßigen Essenszeiten ergänzend oder alternativ sinnvoll sein. Bedacht werden muss, dass neben einer beschränkten und meist gleichbleibenden Angebotsauswahl auch hierfür Personalaufwand und relativ hohe Energiekosten gegeben und Hygienevorschriften einzuhalten sind. Dies ist über entsprechende Verträge mit den Automatenbetreibern zu regeln.

Nachdem im vorherigen Abschnitt die Aufbauorganisation für die Einrichtung einer Schulverpflegung beschrieben wurde, sind nachfolgend vor allem die Anforderungen an die Abläufe der Schulverpflegung dargestellt.

Sobald grundsätzlich für eine Schulverpflegung geklärt ist, wo und mit welchem Verpflegungssystem von wem Essen zubereitet bzw. geliefert wird, sind die Abläufe und damit die Aspekte von Beschaffung über Ausgabe und Abrechnung bis hin zu Reinigung und Entsorgung wichtig. Die Wechselbeziehungen der einzelnen Aspekte sind in ■ Abbildung 2.1 dargestellt.

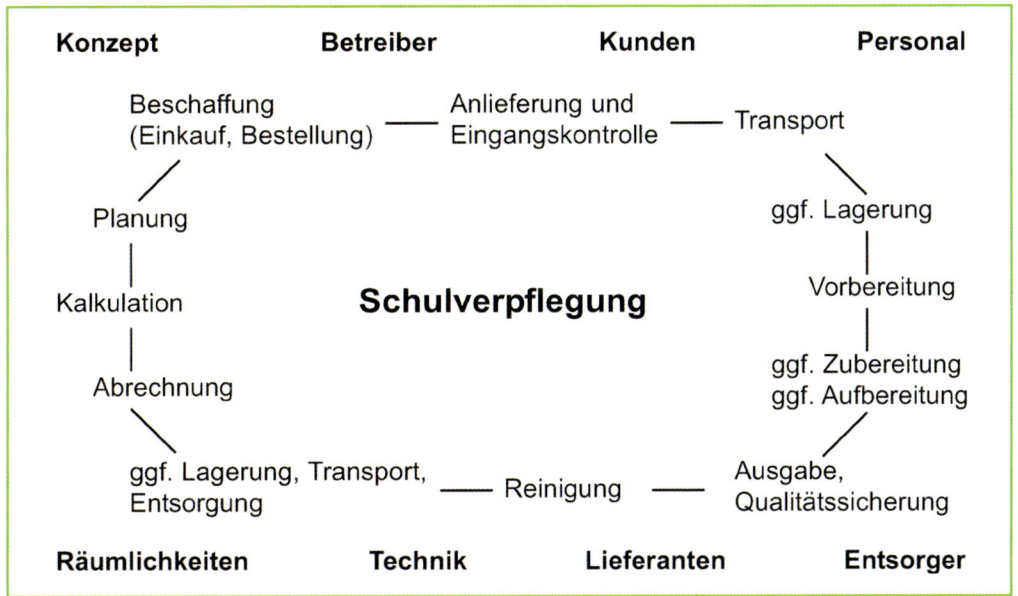

Abb. 2.1: Abläufe und Beteiligte der Schulverpflegung (Serviceagentur Ganztägig lernen, Niedersachsen 2010)

Nachfolgend werden die wesentlichen Phasen zur Umsetzung einer Schulverpflegung erläutert.

2.3.1 Warenbeschaffung

Bei der Beschaffung von Food- (d. h. Lebensmitteln) und Non-Food-Artikeln (z. B. Servietten, Geschirr) unterscheidet man
- Bestellung oder Direkteinkauf
- Anlieferung oder Abholung
- Kauf oder Naturalentnahme (z. B. wenn aus einem Schul- oder Privatgarten unentgeltlich Kräuter, Obst oder Gemüse eingesetzt werden)

Waren für die Schulverpflegung können vom Groß- und Einzelhandel oder vom Erzeuger, über Versandhandel (v. a. Non-Food) oder direkt vor Ort bezogen werden. Bezüglich der Produkte kann über ein Leitbild (Schule, Schulverpflegung), konkretisiert in Leistungsverzeichnissen und Verträgen, festgelegt werden, welche Produkte in das Angebot der Schule aufzunehmen sind.

Zu beachten ist, dass Schulverpflegung in den meisten Fällen kein kontinuierliches Geschäft ist: Während Ferienzeiten und außerschulische Termine für Schüler (z. B. Schullandheim, Berufspraxistage) meist einkalkuliert werden können, ergeben sich auch unvorhergesehene kurzfristige Unterrichtsausfälle sowie Stundenplanänderungen etc. Diese erfordern ein hohes Maß an Kommunikation zwischen den Verantwortlichen für die Schulverpflegung und der Schulleitung bzw. den Lehrkräften, um einen Überhang an Verpflegungsangeboten oder ein zu geringes Warenangebot zu vermeiden. Entsprechend flexibel sollten auch die Konditionen für die Beschaffung sein. Folgende Kriterien sind hierbei von Bedeutung:
- Preisangebot (ggf. Rabatte, Skonto, Abrechnungsmodalitäten)
- Warenangebot (Standards, Qualität, Flexibilität, Gebindegrößen)
- Zuverlässigkeit (Lieferung entsprechend der Bestellung)
- Lieferrhythmus (Häufigkeit und Zeitpunkt)
- Lieferbedingungen (Mindestbestellmenge, Bestellzeitpunkt, Verpackungen, z. B. Mehrwegkisten, ggf. Pfandrücknahme etc.)
- Flexibilität und Kooperation (Sonderwünsche, kurzfristige Änderungsmöglichkeiten)

Bei der Lebensmittelauswahl orientiert man sich sinnvollerweise primär an den Wünschen der größten Kundengruppe, also an den Schülern, wobei selbstverständlich Preiskriterien und organisatorische Rahmenbedingungen zu beachten sind.

Schulverpflegung sollte mehr als eine Befriedigung des Hungers sein und korrespondieren mit der Ernährungsbildung an Schulen, ernährungsphysiologischen Zielen (Speisenangebot) und pädagogischem Auftrag (z. B. Inklusion beim gemeinsamen Essen, nachhaltiges Wirtschaften). Hierzu gehört eine sensorisch und kulturell akzeptable Kost, die unter Umständen bedingt, dass Waren auch in „anderen" Geschäften (z. B. bestimmte Gewürze in Läden mit vorwiegend ausländischen Lebensmitteln) bezogen werden. Außerdem ist in diesem Zusammenhang die Mittagsbetreuung relevant, die häufig nicht von Lehr-, sondern von Betreuungskräften übernommen wird. Auch hier ist Kommunikation für die Akzeptanz der Schulverpflegung entscheidend: Betreuungskräfte sind systematisch zu informieren über das, was an und in Speisen angeboten wird, um entsprechende Fragen der Schüler beantworten zu können. Beschaffung ist also ein Thema, das nicht an der Eingangstür einer Schulküche enden darf.

Beim Einkauf von regionalen Lebensmitteln sind nicht nur kurze Transportwege von Vorteil, sondern zusätzlich wird die regionale (Land-)Wirtschaft unterstützt. Unter Umständen kann man Lebensmittel direkt beim Erzeuger einkaufen und erhält dort als Schule auch Sonderkonditionen. Da der ökologische Landbau besonders nachhaltig wirtschaftet, ist der Einkauf beim örtlichen Biohof grundsätzlich empfehlenswert (▶Kapitel 3). Der Einsatz von saisonalem Obst und Gemüse entlastet das Budget und führt – bei entsprechender Information und Integration des Themas Schulverpflegung in den Unterricht – Schüler an eine nachhaltige Ernährungsweise heran.

Die Art und Menge der Lebensmittel, die zu beschaffen sind, werden bestimmt von
- Speisenplanung
- (saisonaler) Verfügbarkeit
- ernährungsphysiologischer Bewertung und dem Nährstoffbedarf der Schüler
- Anzahl und Größe der auszugebenden Portionen
- Lagerbedingungen und Lagerkapazitäten
- Anzahl und Größe der Gebinde
- Preis

2.3.2 Eingangskontrolle von Waren

Je nachdem, mit welchem Verpflegungssystem eine Schule ihre Mittagsverpflegung anbietet, werden Lebensmittel, Rohwaren oder fertige Speisen angeliefert. Zu klären ist grundsätzlich, wer die Waren besorgt oder wer zu welchen Zeitpunkten wohin liefert und wo die Waren ggf. (zwischen)gelagert werden.
Aus Gründen der (hygienischen) Sicherheit muss die angelieferte Ware fachgerecht kontrolliert werden, bevor sie entsprechend abgestellt und weiterverwendet wird. Eine (Zwischen)Lagerung von Behältern mit fertigen Speisen auf dem Boden ist grundsätzlich verboten.

Zu kontrollieren ist bei einer Anlieferung von Speisen, unabhängig ob Kalt- oder Warmverpflegung gegeben ist:
- Entspricht die Lieferung der Bestellung (Art, Umfang, Lieferzeitpunkt)?
- Ist das Transportfahrzeug für einen Lebensmitteltransport geeignet (Sauberkeit, ggf. Kühlung oder Isolierbehälter zum Kalt- oder Warmhalten)?
- Sind Speisen ordnungsgemäß abgedeckt?
- Sind Verpackungen oder Transportbehälter beschädigt?
- Sind die vorgeschriebenen Temperaturen für Lebensmittel oder Speisen (Kühl- oder Warmtransporte) eingehalten worden?
  Diese müssen bei der Annahme nach einem vorher festgelegten Schema zumindest stichprobenartig gemessen und dokumentiert werden.
  Je nach Art der angelieferten Waren und ihren Temperaturen (tiefgekühlt, gekühlt, warm) müssen passende Thermometer/Temperaturfühler in den Schulen vorhanden sein (und bei Warenkontakt nach jeder Nutzung gereinigt werden!).

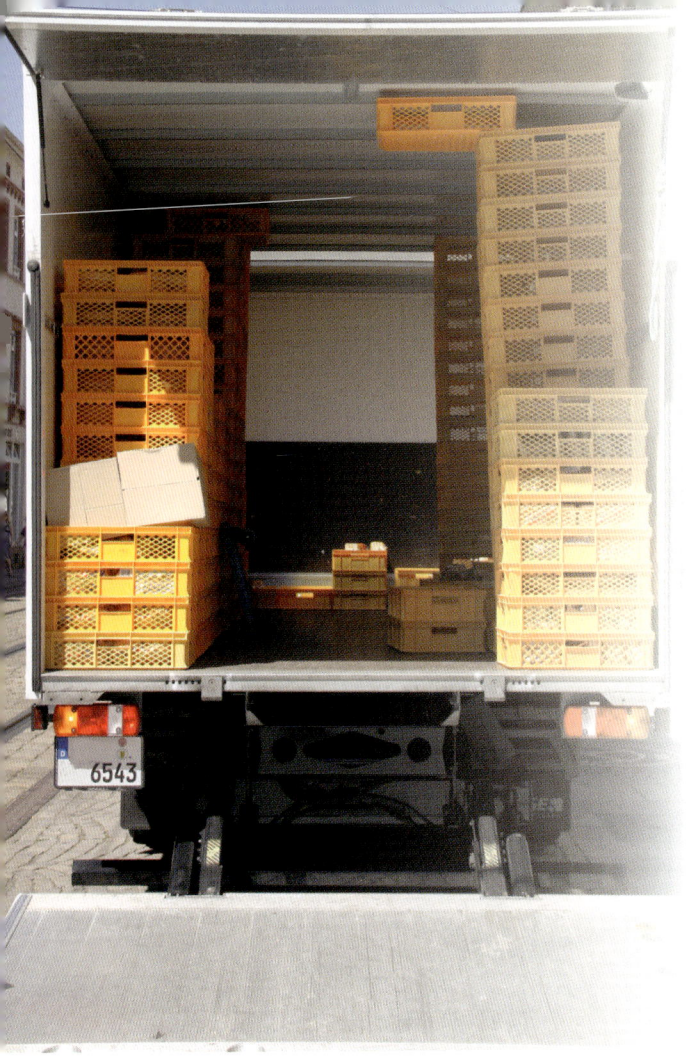

Zuständigkeiten klären!
Die Warenanlieferung muss in Anwesenheit von damit
vertrautem Personal erfolgen. Geklärt sein muss auch,
was geschieht, wenn Waren nicht den Vorgaben entsprechen
(Wer ist zu informieren? Wer kann entscheiden?
Was ist zu tun...).

Bei einer Anlieferung von Kühlprodukten (Temperaturbereich zwischen 4 °C und 6 °C), Tief-kühlprodukten (maximale Temperatur –18 °C) oder warmen Speisen darf die Temperaturkette zwischen Anlieferung und Verwendung bzw. Ausgabe nicht unterbrochen werden. Die Transport- und Warmhaltetemperatur warm angelieferter Speisen muss durchgängig mindestens 65 °C Kerntemperatur betragen, die empfohlene Ausgabetemperatur beträgt 75 °C. Das bedeutet, dass auch in reinen Ausgabeküchen eine Möglichkeit vorhanden sein muss, um Speisen not-falls nach erwärmen zu können. Die maximale Lagerzeit von warm angelieferten Speisen darf bis zur Ausgabe der letzten Portion drei Stunden nicht überschreiten, um die Vermehrung von hitzestabilen Keimen sowie Nachgareffekte (Erweichen der Zellstruktur, Geschmacks-, Farb-, Vitaminverluste) und sensorische Nachteile zu vermeiden.

2.3.3 Personal- und Arbeitshygiene

Auch wenn Personal für die Schulverpflegung ehrenamtlich tätig ist oder nur eine Ausgabetheke vorhanden ist: Personalhygiene ist grundsätzlich verbindlich und wichtig im Umgang mit Lebens-mitteln. Dies gilt unabhängig von der Qualifikation der Beschäftigten und der Beschäftigungs-dauer (gilt auch für Schüler).
Wichtig ist, Speisen nicht mit der Hand anzufassen (z. B. bei der Ausgabe Speisen nicht mit der Hand auf dem Teller platzieren) und Arbeitsbereiche nach der Nutzung schnellstmöglich entspre-chend eines Reinigungs-, Hygiene- und/oder Desinfektionsplans zu bearbeiten.

Unreine Arbeiten (z. B. Putzen von Gemüse, Bodenreinigung) und reine Arbeiten (z. B. Zubereitung der Speisen, Ausgabe) sind stets zeitlich oder räumlich voneinander zu trennen (▶ Kapitel 2.2.3).

Die nachfolgenden Hygieneregeln gelten in jeder Schule für alle Personen, die in die Verpflegung eingebunden sind und für alle Bereiche einer Schulverpflegung:

- Für das Abtrocknen von Arbeitsflächen und Geschirr
  sind separate Handtücher zu verwenden.
- Zum Händeabtrocknen immer Einwegpapierhandtücher verwenden.
- Mehrweg-Küchentücher und Schwämme täglich erneuern und bei
  mindestens 60 °C waschen oder Einwegtücher verwenden.
- Reinigungs- und Desinfektionsmittel getrennt von Lebensmitteln
  aufbewahren.
- Lebensmittel in Gefäßen und Verpackungen lagern,
  die für Schädlinge nicht durchlässig sind.
- Grundsätzliche Einhaltung einer ordnungsgemäßen Körperpflege:
  – regelmäßiges Waschen von Kopf- und Barthaaren,
     Duschen, Mundhygiene.
  – Fingernägel kurz, unlackiert und sauber halten.
- Täglich frische Kleidung und Vorstecker/Schürzen verwenden,
  keine Straßenkleidung und -schuhe während der Arbeit tragen.
- Bei der Küchenarbeit eine Kopfbedeckung tragen.
- Uhren und Ringe ablegen, diese bieten einen Nährboden für eine
  Vielzahl von Mikroorganismen.
- Nicht auf Lebensmittel husten oder niesen. Beim Husten die Hand vor
  den Mund halten und anschließend die Hände sorgfältig waschen.
- Zum Naseputzen immer Papiertaschentücher verwenden, nach
  Gebrauch sofort entsorgen und die Hände waschen.
- Zum Abschmecken, Probieren sowie zur Entnahme der Speisen stets
  einen sauberen Löffel oder eine Untertasse verwenden.
- Regelmäßiges, richtiges (!) Händewaschen
  mit Seife und warmem Wasser:
  – vor Arbeitsbeginn in der Küche
  – nach Reinigungsarbeiten
  – nach dem Husten in die Hand und dem Naseputzen
  – wenn man die Küche verlässt
  – nach dem Toilettengang
  – nach Pausen
  – nach dem Rauchen.
- Wunden mit wasserdichtem Pflaster oder durch Verband und Fingerling
  ganz abdecken; ggf. Gummihandschuhe anziehen.
- Bei Symptomen wie Erbrechen und Durchfall nicht in der Küche arbeiten
  und der Küchenleitung melden.
- Bei so genannten kritischen Lebensmitteln (z. B. rohe Eier, Majonäse)
  Rückstellproben nehmen. Im Falle einer Anlieferung von Speisen (Warmverpflegung) ist vertraglich zu regeln, wer in welchen Fällen wann und wie
  Rückstellproben anlegt und entnimmt.

2.3.4 Ernährungsphysiologische Qualität des Essens

Das Mittagsangebot in der Schulverpflegung sollte nicht nur lecker schmecken, optisch ansprechend aussehen und kostengünstig sein, sondern auch ernährungsphysiologisch ausgewogen sein. Kinder müssen ausreichend mit Nährstoffen versorgt sein, um in der Schule Leistung erbringen zu können. Es kann auch Aufgabe der Schule sein, eventuelle Ernährungsdefizite der Kinder mit dem Mittagessen in der Schule auszugleichen. Aus diesem Grund sollte allen Kindern ermöglicht werden, an dem Mittagessen teilzunehmen.

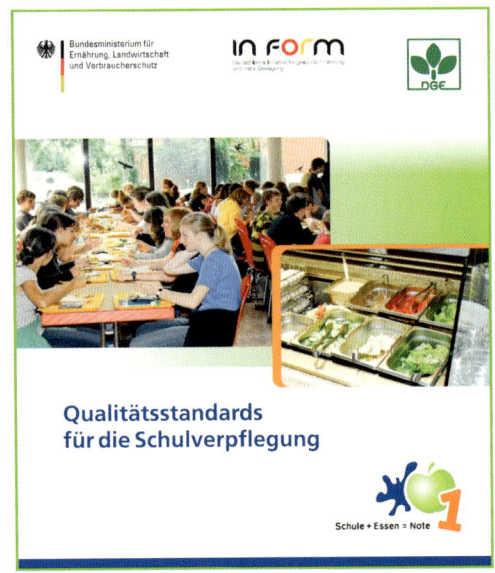

Zur Kinderernährung gibt es zahlreiche Konzepte, auf die hier nicht näher eingegangen werden kann (z. B. optimiX® vom Forschungsinstitut für Kinderernährung in Dortmund, aid-Ernährungspyramide). Verschiedene Institutionen bieten eine Zertifizierung der Schulverpflegung mit unterschiedlichen Schwerpunkten und Kosten an. Bundesweit anerkannt sind die **Qualitätsstandards für die Schulverpflegung**, die die Deutsche Gesellschaft für Ernährung (DGE) veröffentlicht hat und nach denen die DGE auch zertifiziert (siehe www.dge.de). Diese Qualitätsstandards können kostenlos aus dem Internet heruntergeladen oder als Broschüre bezogen werden.

Zu jeder Mahlzeit sollten Schüler die Möglichkeit haben, ein Getränk zu bekommen. Die in jeder Hinsicht günstigste Variante ist Wasser. Trinkwasser aus der Leitung sollte für die Schüler kostenlos während der Mittagspause oder noch besser während des gesamten Schultages bereitgestellt werden. Voraussetzung hierfür ist, dass die Wasserqualität an den Entnahmestellen vorab geprüft ist. Am besten eignen sich Trinkwasserspender oder -brunnen, allerdings müssen diese regelmäßig gereinigt und gewartet werden. Eventuell unterstützt das örtliche Wasserversorgungsunternehmen die Anschaffung und den Betrieb. Alternativ sollten Mineralwasser, Quell- oder Tafelwasser oder ungesüßte Kräuter- oder Früchtetees zu den Mahlzeiten angeboten werden.

Fruchtsaftschorlen sollten ein Mischungsverhältnis von einem Teil Fruchtsaft auf drei Teile Wasser aufweisen. Kaffee und Schwarztee sollten nur an ältere Schüler abgegeben werden. Milch und Milchmixgetränke eignen sich vor allem für die Pausenverpflegung. Limonaden, Nektare, Fruchtsaftgetränke, Getränke mit künstlichen Aromen, Eistees, Energydrinks und isotonische Getränke sollten an der Schule nicht angeboten werden, weil sie aus ernährungsphysiologischer Sicht ungünstig sind (u. a. hoher Zuckergehalt, Zusatz von Farb- und Aromastoffen).

2.3.5 Organisation des Speisenverzehrs

Für die Schüler und andere Essensteilnehmer muss **genügend Zeit** für die Einnahme des Mittagessens zur Verfügung stehen, empfohlen sind dafür mindestens 60 Minuten. Dies soll ausreichen für die Wegezeit zur Essensausgabe (ggf. mit Toilettengang und Händewaschen), das Anstellen, die Ausgabe des Essens und die Bezahlung, Verzehr der Mahlzeit, Abräumen und persönliche Pausenzeit für Gespräche und Erholung. Die Ausgabe (▶ Kapitel 2.2.5) sollte so gestaltet sein, dass die Wartezeit auf ein Minimum reduziert ist. Gegebenenfalls sind mehrere Ausgabezeiten, d. h. versetzte Essenszeiten für unterschiedliche Klassen(stufen) sinnvoll, wenn der Platz für den Verzehr (Speisesaal) begrenzt ist.

Um in einer entspannten Atmosphäre das Mittagessen einnehmen zu können, bedarf es eines Raumes mit **ausreichend Platz** und adäquatem Mobiliar (leicht zu reinigende, ergonomisch angepasste Stühle und Tische, die auf Tablett- und Tellergrößen abgestimmt sind), Lärmschutzmaßnahmen und guter Belichtung bzw. Beleuchtung. Brandschutzmaßnahmen sind unbedingt zu beachten (z. B. Fluchtwegeführung).

Je besser die Kinder den Speiseraum beurteilen, desto eher fühlen sie sich darin wohl und desto lieber essen sie in der Schule!

Verankerung der Verpflegung im Schulkonzept

Um eine dauerhafte Akzeptanz der Schulverpflegung zu gewährleisten oder diese zu verbessern, ist die Schulverpflegung im (Ganztags-)Schulkonzept zu verankern. Dazu gehört die Benennung eines festen Ansprechpartners für den Verpflegungsbereich sowohl von Seiten des Verpflegungsanbieters (z. B. Caterer) als auch von Seiten der Schule. Nur so kann gewährleistet werden, dass bei möglichen Schwierigkeiten schnell Abhilfe geschaffen wird und Themen der Ernährungsbildung im Unterricht mit der Schulverpflegung (z. B. Themenwochen) gut vernetzt werden.

Wichtig ist, dass die Mitarbeiter in der Schulverpflegung freundlich sind und kommunikative Fähigkeiten sowie pädagogisches Geschick im Umgang mit Kindern unterschiedlichen Alters aufweisen. Entscheidend ist die rechtzeitige Information des Personals und der Lehrkräfte über das Speisenangebot und ggf. umgekehrt über besprochene Unterrichtsthemen und wie diese in der Verpflegung aufgegriffen werden können.

2.3.6 Abrechnung

Für die Bestellung und Abrechnung von Gemeinschaftsverpflegung gibt es unterschiedliche Systeme, die sich je nach Aufwand, Flexibilität, Personalbedarf, Kosten, technischer Ausstattung und Bedienkomfort unterscheiden.

Wenn Eltern das Essen in einer Schule (meist im Sekretariat) für eine Woche oder ein Schulhalbjahr im Voraus bestellen, handelt es sich um ein **Abosystem**. Der Personal- und Organisationsaufwand ist mittelmäßig. Die Flexibilität für Essensteilnehmer fällt gering aus. Dafür hat der Betreiber eine gut kalkulierbare, regelmäßig zu erwartende Essensteilnehmerzahl.

Bei einem **Wertmarkensystem** werden im Vorfeld (mit sehr unterschiedlichen Vorlaufzeiten) Bons ausgegeben, mit denen an der Kasse einer Schulverpflegung bezahlt wird. Diese Marken beziehen sich entweder auf ein festgelegtes Menü oder auf einen Geldwert, wobei dann auch Getränke und ggf. Waren aus einem Kiosk mit abgerechnet werden können. Der Personal- und Organisationsaufwand ist relativ hoch, da für die Wertmarkenausgabe Personal und eine Bargeldkasse notwendig sind.

Beim **Chipkartensystem** wird eine Karte mit einem Geldbetrag aufgeladen. Reine Guthabenkarten ermöglichen keine elektronische Speisen-Vorbestellung und dienen lediglich als bargeldloses Zahlungsmittel. Bei anderen Modellen kann unter Einsatz der Karte bis zu einem bestimmten Zeitpunkt über das Internet vom heimischen Computer oder von einem Terminal in der Schule ein Speisenangebot ausgewählt und bestellt werden. Bei der Ausgabe wird in beiden Varianten die Karte eingelesen und der Betrag für das erhaltene Menü oder einzelne Speisen und Getränke von dem Guthaben auf der Karte abgezogen.

Vorteil von Kartensystemen ist die bargeldlose Abwicklung an der Ausgabe. Hygienische Probleme durch das Berühren von Bargeld werden so ausgeschlossen. Die Abwicklung an der Kasse erfolgt relativ schnell. Eine einmalige technische Ausstattung mit den Geräten ist kostenaufwändig, aber notwendig. Bei Schülern kommen die Karten gut an. Empfänger von Transferleistungen können problemlos gleichberechtigt behandelt werden, weil der Ursprung des Guthabens nicht sichtbar ist.

Beim Kartensystem sind während der Startphase intensive Betreuung und Anleitung aller Nutzergruppen nötig. Es ist sehr wichtig, dass es funktionstüchtige und leicht zugängliche Internetterminals in der Schule gibt, die durch einen entsprechenden technischen Support-Service gepflegt werden. Im Vorfeld muss eine Benutzeroberfläche geschaffen werden, die es den Schülern ermöglicht, ohne Probleme ihre Mahlzeiten zu bestellen. Gleichzeitig muss auch festgelegt werden, welche Möglichkeiten der Internetnutzung darüber hinaus an diesen Terminals erlaubt sein bzw. verhindert werden sollen. Ferner müssen Regelungen getroffen werden, wie im Fall von Kartenverlusten oder Ausfällen des Internetzugangs vorgegangen werden soll.

2.3.7 Kosten und Finanzierung

Bei der Mittagsverpflegung entstehen unterschiedliche Kosten. Eine aktuelle Broschüre der Deutschen Gesellschaft für Ernährung (DGE: Kostenstrukturen in der Schulverpflegung, ▶ Quellenverzeichnis am Ende des Kapitels) informiert über Kostenarten in Abhängigkeit von Verpflegungs- und Bewirtschaftungssystemen.

Als erstes stehen Investitionskosten an. Je nach Verpflegungssystem und vorhandenen Räumlichkeiten fallen diese unterschiedlich hoch aus. Der Schulträger hat diese Kosten ebenso zu übernehmen wie die Kosten für den laufenden Betrieb, bei denen zwischen fixen und variablen Kosten zu unterscheiden ist (▶ Kasten rechts).

Grundsätzlich ist für die Finanzierung der Schulverpflegung der Schulträger zuständig. Zusätzlich können Mittel eingeworben werden über den Sozialfond (von Ländern und/oder Gemeinden für Haushalte, die staatliche Transferleistungen erhalten), durch Sponsoring beispielsweise von örtlichen Firmen, über einen Förderverein oder Spenden. Die Bereitschaft zur finanziellen Unterstützung hängt von der Verankerung einer Schulverpflegung im Kreis von Schule und Schülerschaft und von der Außendarstellung ab. Um Spenden einzuholen, können Schülergruppen in Form von Projekten oder AGs mit einbezogen werden und Aktionen durchführen. Für Eltern können „Info-Rundbriefe" per Post oder per E-Mail verschickt werden. Außerdem können in regelmäßigen Abständen Informationsabende auch für Gruppen außerhalb der Schule veranstaltet werden.

Fixe und variable Kosten

Fixe Kosten sind die, die unabhängig von den herzustellenden Menüportionen und monatlich in gleicher Höhe anfallen, wie beispielsweise die Miete. Zu den fixen Kosten gehören auch Instandhaltungskosten, wie z. B. Wartungsverträge (z. B. für Kühlanlagen und Spülmaschinen).

Die **variablen Kosten** sind abhängig von den hergestellten Speisen. Zu diesen zählen Wareneinsatzkosten für Lebensmittel, fertige Speisen und so genannte Regiekosten für Strom, Gas, Wasser, Heizung, Abfall und Reinigungsmittel. Zu beachten sind im Rahmen der variablen Kosten auch nicht direkt mit der Verpflegungserstellung anfallende Nebenkosten z. B. für die Beschaffung, Reinigung und Pflege von Geschirr- und Spültüchern und Arbeitsmitteln (z. B. Spülbürste, Reinigungsschwamm).

2.3.8 Tipps und Anregungen

Wesentliche Informationen zum Thema Schulverpflegung liefert die Homepage der Deutschen Gesellschaft für Ernährung (DGE) **www.schuleplusessen.de**. Sie wurde im Rahmen des Nationalen Aktionsplans „IN FORM" des Bundesministeriums für Ernährung, Landwirtschaft und Verbraucherschutz eingerichtet, ebenso wie die in den Bundesländern unterschiedlich verankerten Vernetzungsstellen Schulverpflegung. (▶ Quellenverzeichnis und Internet-Links am Kapitelende!)

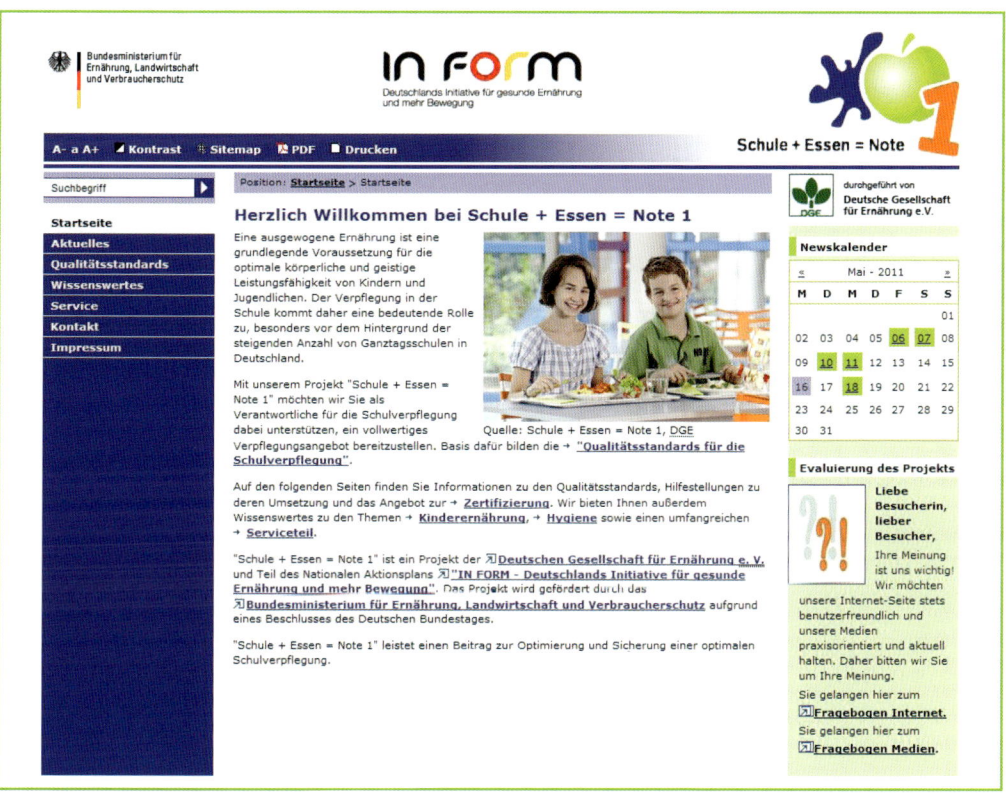

Nachfolgend sind zwei Projektbeispiele für den Bereich
Schulverpflegung ausführlich dargestellt, die im
WABE-Zentrum bzw. vom Studiengang Ökotrophologie
der Hochschule Osnabrück bearbeitet wurden.

Die Anwendung theoretischen Wissens erfolgte hierbei mit zwei unterschiedlichen Zielsetzungen: Das von der Deutschen Bundesstiftung Umwelt (DBU) geförderte Projekt „Nachhaltige Verpflegung: Handlungsorientiertes Modell für Grundschulen" versucht zum einen Ansätze für eine Schülerbeteiligung im Rahmen einer möglichst nachhaltigen Verpflegung und zum anderen in der Praxis vorhandene Hemmnisse aufzuzeigen. Auch wenn das Konzept für Grundschulen entwickelt wurde, kann es durchaus auch in anderen Schulformen Anwendung finden.

Das zweite ausgewählte Praxisbeispiel bezieht sich auf die Image-Kampagne einer Haupt- und Realschulmensa. Diese hat ihr Verpflegungsangebot – hergestellt von Menschen mit Behinderungen – auf Mischkost und ausgewählte Bioprodukte umgestellt und ist deshalb auf einen kontinuierlichen Absatz und Kostendeckung angewiesen.

Die Projektbeispiele für das Kapitel „Schulverpflegung" sind analog zum Kapitel „Ernährungsbildung" aufgebaut und informieren über Rahmenbedingungen, Ziele, Maßnahmen und Methoden, Ergebnisse und deren Evaluation. Diese Beispiele sollen Schulen Anregungen und Informationen zur verbesserten Planung oder Umsetzung ihrer Verpflegungssituation bieten.

2.4.1 Nachhaltige Verpflegung an Grundschulen

Rahmenbedingungen und Aufgabenstellung

Das Projekt „Nachhaltige Verpflegung: Handlungsorientiertes Modell für Grundschulen" des Versuchsbetriebs WABE-Zentrum an der Hochschule Osnabrück wurde von der Deutschen Bundesstiftung Umwelt (DBU) von 2008 bis 2010 gefördert. Gegenstand des Projektes ist, eine enge Verknüpfung der pädagogischen Arbeit mit einer nach Nachhaltigkeitskriterien konzipierten Schulverpflegung beispielhaft an zwei Grundschulen zu schaffen.

Eine Grundlage bildet dabei die Erkenntnis, dass in den vergangenen Jahren die Anzahl an Kindern und Jugendlichen, die über lebensmittelkundliche Kenntnisse und Kompetenzen zur Nahrungszubereitung verfügen, immer weiter abgenommen hat. Entsprechend hat die Bedeutung und Anerkennung der hauswirtschaftlichen Wertschöpfung weiter abgenommen, während gleichzeitig die Anzahl von Haushalten in prekären Lebenslagen zugenommen hat.

In Schulen konkurrieren häufig teure, ernährungsphysiologisch und ökologisch wenig empfehlenswerte Fertigprodukte mit frisch hergestellten Speisen der Zwischen- und Mittagsverpflegung. Schulverpflegung wird häufig bereits in Grundschulen nicht akzeptiert, weil ihr der Bezug zur Lebenswelt der Kinder fehlt. Darüber hinaus sind die Angebote nicht zielgruppenspezifisch ausgerichtet und bieten kaum Auswahlmöglichkeiten (z. B. Komponentenwahl bei der Mittagsverpflegung). Weitere Gründe für die geringe Akzeptanz der Schulverpflegung sind sicher auch

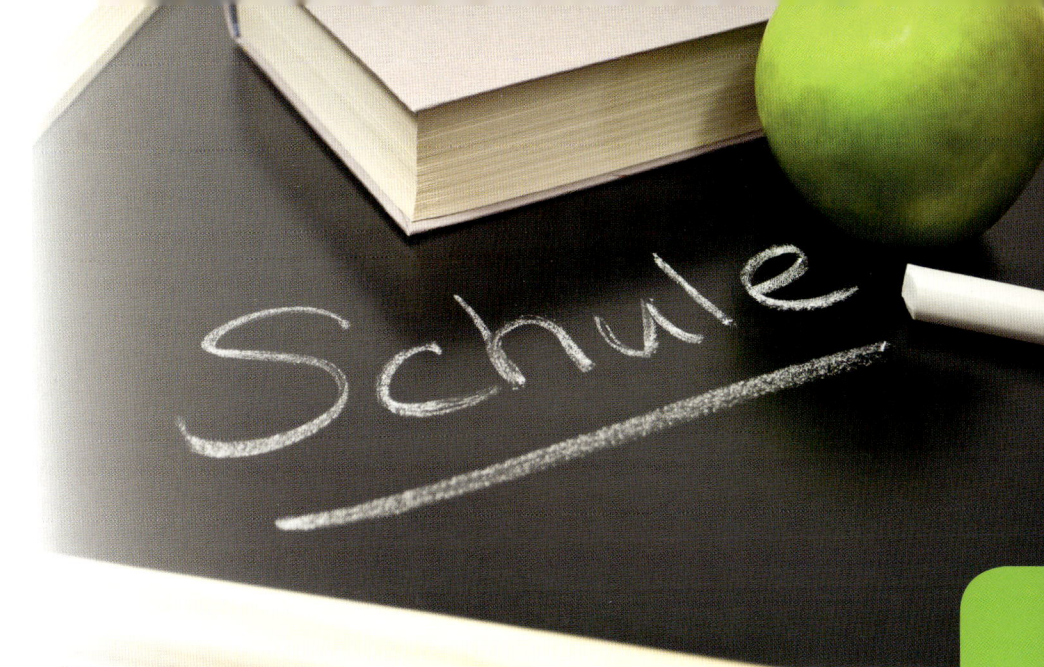

Gerade an Grundschulen fehlen häufig Konzepte zur Integration des Essens in den Schulalltag

in den unbefriedigenden Rahmenbedingungen wie Essensumgebung, Pausenregelung, Organisationsstruktur und Kommunikationskultur zu finden. Ferner spielt eine mangelnde Transparenz des Angebots eine wichtige Rolle. So stehen den Schülern vielfach keine Informationen zu den verwendeten Zutaten (z. B. Deklaration von Speisenbestandteilen wie Schweinefleisch, Knoblauch etc.) zur Verfügung.

Aber auch eine eher konventionelle Ausrichtung der Schulverpflegung, die, obwohl orientiert am ernährungsphysiologischen Bedarf, an den Bedürfnissen der Schüler unterschiedlichen Alters und mit unterschiedlichem kulturellen und häuslichen Hintergrund vorbei geht, trägt zu einer Ablehnung der Schulverpflegung bei. Nachhaltigkeitsaspekte spielen darüber hinaus meist eine untergeordnete Rolle.

Engagierte Pädagogen bemühen sich häufig, die genannten Aspekte – speziell in Grundschulen – im Rahmen von „Klassenfrühstück" in Theorie und Praxis einer Ernährungsbildungseinheit zu integrieren, aber der Bogen zu einer adäquaten, ökologischen und professionellen Schulverpflegung ist flächendeckend noch zu schließen. Für Schulverwaltungen bedeutet es zusätzlichen Aufwand, sich mit den notwendigen Rahmenbedingungen eigener Verpflegungsstätten oder -konzepte auseinandersetzen zu müssen. In der Regel wird von Seiten der für Schulverpflegung finanziell zuständigen Schulträger das Hauptaugenmerk auf ökonomische Erwägungen gelegt, die gesundheitlichen und pädagogischen Aspekte werden weniger betrachtet.

Vorteile für den Schulalltag

Eine professionelle Lösung der Schulverpflegung (z. B. qualitativ gesichertes und nachhaltiges Essen, kurze Wartezeiten) leistet zum Schulalltag einen besonderen Beitrag beispielsweise im Hinblick auf soziales Miteinander, Ess- und Tischkultur, und prägt das individuelle Verhalten der Schüler hinsichtlich ihres Ernährungsverhaltens und der Nachhaltigkeit. Insofern ist eine gute Schulverpflegung ein positiver Beitrag im Rahmen der Ernährungs- und Umweltbildung.

Zielsetzung

Neben der Umsetzung einer nachhaltigen Verpflegung mit Schülerbeteiligung in zwei ausgewählten Grundschulen war ein Hauptziel die Entwicklung eines Leitfadens „Nachhaltige Verpflegung in Grundschulen" für den Neu-, Aus- oder Umbau unterschiedlicher Verpflegungsangebote in Ganztagsgrundschulen. Dieser Leitfaden sollte Informationen zur Angebots-, Struktur- und Ergebnisqualität, Anleitungen zur Zielgruppenansprache, Anregungen für die Eigeninitiative der Schüler sowie begleitende Unterrichtseinheiten enthalten.

Hierfür waren bisher nicht systematisch dokumentierte Rahmenbedingungen ganzheitlich und prozessorientiert zu erfassen und modellhaft für eine Schülerküche in Grundschulen (Beschaffung, Lagerung, Zubereitung, Ausgabe, Verzehr, Reinigung und Entsorgung) mit professioneller und pädagogischer Nutzungsmöglichkeit zu entwickeln. Ziel war dabei nicht, eine besonders teure „Gemeinschaftsverpflegungsküche im Miniformat" zu kreieren. Vielmehr sollten Bausteine entwickelt werden, die unter Berücksichtigung der erforderlichen Rahmenbedingungen gemeinschaftliche Verpflegungskonzepte in je nach Schule unterschiedlichen räumlichen Situationen ermöglichen.

Neben einer optimierten Verpflegungsorganisation für den Ganztagsbetrieb in den beiden ausgewählten Grundschulen wurden außerdem folgende pädagogische Ziele angestrebt:

Entscheidungsträger in (Grund-)Schulen erwerben Kenntnisse über:
- nachhaltige Verpflegung
- notwendige Rahmenbedingungen für
  Neu-, Aus- oder Umbau von Verpflegungsräumen
- mögliche Nutzung von Verpflegungsräumen
  durch professionelle Kräfte sowie Schüler
- praktische Umsetzungsbeispiele

Lehrkräfte erwerben Kenntnisse zur Unterrichtsgestaltung zu den Themen:
- nachhaltige Verpflegung
- Kennzeichen nachhaltiger Nahrungszubereitung in Theorie und Praxis

Schüler
- erwerben Kenntnisse über nachhaltige Verpflegung und
  hauswirtschaftliche Fertigkeiten durch beispielhafte
  Lebensmittelauswahl und Nahrungszubereitung
- wissen, dass unterschiedliche Zubereitungstechniken für
  Lebensmittel verschiedene Ressourcen
  (Arbeitskraft, Energie, Wasser) benötigen
- können Speisen für Gruppen zubereiten, die ökologische,
  ökonomische und ergonomische Aspekte berücksichtigen
- können auch im eigenen häuslichen Umfeld diese
  Kompetenzen anwenden

Methoden und Maßnahmen

Für das Projekt „Nachhaltige Verpflegung: Handlungsorientiertes Modell für Grundschulen" wurden zunächst bestimmte Begrifflichkeiten definiert und zugrunde gelegt, die sich aus umfangreicher Literaturrecherche ergaben:

- Die Definition „Nachhaltige Verpflegung" als eigene praktische Zubereitung oder Nutzung eines entsprechenden Angebots ergänzend zum Begriff „Nachhaltige Ernährung"
- Nachhaltige Ernährung als umweltverträglich, gesundheitsfördernd, alltagsadäquat und soziokulturell vielfältig. Dies umfasst nicht nur die physiologischen Prozesse der Nahrungsaufnahme und des Stoffwechsels, sondern bezieht Anbau, Verarbeitung, Vertrieb, Nutzung und Verbrauch von Lebensmitteln ebenso ein wie deren Entsorgung.

In diesem Projekt wurden dementsprechend Unterlagen zu den Themen „Ökolandbau", „Beschaffungsmöglichkeiten aus einem Schulgarten", „Direktvermarktung" und „Lebensmitteleinzelhandel" entwickelt. Unter Nachhaltigkeitsgesichtspunkten sind regionale Versorgung, Kosten, Ressourceneinsatz und Inhaltsstoffe im Vergleich zwischen frisch hergestellten regional und saisonal verfügbaren Lebensmitteln und Convenience-Produkten thematisiert. Auch die (hygienische) Bedeutung von Lagerung, Zubereitung und Resteverwertung für die Speisenherstellung im und für den schulischen Bereich werden in diesem modular aufgebauten Leitfaden erläutert (Serviceagentur „Ganztägig lernen" 2010).

Gewinnung der Modellschulen

Durch bestehende Schulkontakte des WABE-Zentrums konnten im Umfeld zahlreiche Grundschulen angesprochen werden, die im offenen Ganztagsbetrieb arbeiten oder diesen beantragt hatten. Acht Schulen zeigten am Projekt grundsätzlich Interesse. Zwei Grundschulen sagten ihre Projektbeteiligung verbindlich zu, nachdem Gespräche mit den Schulleitungen geführt und die Lehrkräfte dieser Schulen über die vielfältigen Rahmenbedingungen des Projekts und nachhaltiger Schulverpflegung informiert worden waren. An diesen beiden Grundschulen stand eine Umstellung auf einen Ganztagsbetrieb bevor, ein Umstand, der konkrete Anknüpfungspunkte für das Projekt bot. Für die an der Schulverpflegung Beteiligten (Schüler, Lehrkräfte, Eltern sowie Beschäftigte, z. B. Hausmeister) an diesen beiden Grundschulen wurden Informationsveranstaltungen und Workshops vor Ort sowie aktive Teilnahmen an Fachtagungen und Kochkursen für Schulklassen im WABE-Zentrum angeboten. Zudem erfolgte im Rahmen des Projekts eine fachliche Beratung des Schulträgers bei der Planung von Räumlichkeiten und Ausstattung.

Durchführung

Nach der intensiven Analyse von Literatur und Lehrplänen und der ersten Erarbeitung theoretischer Grundlagen zur Verpflegung an Grundschulen (Speisenplanung, notwendige Rahmenbedingungen, Qualitätssicherung) unter Nachhaltigkeitsgesichtspunkten wurden in verschiedenen

Fortbildungsveranstaltungen für alle an einer Schulverpflegung Beteiligten in den acht grundsätzlich interessierten Schulen folgende Inhalte zum Thema Schulverpflegung in Grundschulen vermittelt und intensiv aus Praxisperspektive diskutiert:

- Zielgruppe (z. B. Schulträger, Schule, Lehrkräfte, Eltern, Schüler)
- Stellenwert: Zwischen-, Mittagsverpflegung
- Verpflegungsniveau (z. B. Kalt-, Warmverpflegung), -umfang (Auswahlmöglichkeiten bzw. Linien) und -tiefe (Komponenten)
- Anforderungen an Küchen- und Verpflegungsräume (Angebotsqualität)
- Anforderungen an Nutzung und Organisationsabläufe (Strukturqualität)
- Grundlagen zielgruppenorientierter Speisenplanung (Ergebnisqualität)
- Hygienemanagement
- sozial verträglicher Personaleinsatz
- Grundlagen nachhaltigen Wirtschaftens
- Grundlagen der Schülerbeteiligung (z. B. Schülerfirma, Arbeitsgruppe, Klassendienst)
- Vermittlung von Alltagskompetenz für Grundschüler (aktives Zubereiten einfacher Speisen bzw. Komponenten)
- Möglichkeiten der konkreten Beschaffung ökologischer Lebensmittel
- Kriterien zur Beurteilung eines nachhaltigen Verpflegungsangebots

Die gewonnenen Erkenntnisse wurden übertragen auf ein handlungsorientiertes Konzept zur nachhaltigen Verpflegung an Grundschulen. Im Einzelnen wurden hierfür folgende Maßnahmen durchgeführt:

- Erstellung einer zielgruppengerechten Speisenplanung für Grundschulen
- Erprobung und Verkostung von ausgewählten Rezepten mit Zielgruppen im WABE-Zentrum
- Erfassung von Ressourcenverbräuchen (Energie, Wasser, Arbeitskraft) bei der Zubereitung ausgewählter nachhaltiger Speisen im WABE-Zentrum
- Erstellung von Leitlinien für Planung und Nutzung von Verpflegungsräumen in Schulen (Neu-, Aus-, Umbau) für unterschiedliche Verpflegungsanforderungen
- Erarbeitung einer Unterrichtssequenz im Rahmen des vorgegebenen Curriculums basierend auf einer exemplarischen Lehrplananalyse für Grundschulen
- Publikation von Projektergebnissen (z. B. Fachtagung) in Fachzeitschriften etc.

Auszeichnung

Das Projekt „Nachhaltige Verpflegung: Handlungsorientiertes Modell für Grundschulen" wurde als offizielles Projekt der UN-Dekade „Bildung für nachhaltige Entwicklung" 2009/2010 ausgezeichnet.

Ergebnis: Hemmnisfaktoren für die Mittagsverpflegung an Grundschulen

Die Ausgangssituation für eine nachhaltige Schulverpflegung ist insbesondere in den Grundschulen in Deutschland vielschichtig und häufig problematisch. Die Umsetzung eines Verpflegungskonzeptes bedeutet immer eine individuelle Lösung. Die Bedingungen an den Schulen sind nicht optimal, um eine nachhaltige Verpflegung umzusetzen. Sie lassen sich wie folgt charakterisieren:

- Die Verpflegung der Schüler ist nicht das Kerngeschäft einer Schule und kann deshalb vor Ort auch aufgrund fehlender Fachkompetenz oft nur semiprofessionell umgesetzt und evaluiert werden.
- Vor allem in den unteren Klassen werden Schüler von zu Hause mit einer Pausenverpflegung versorgt, sodass ein Verpflegungsangebot in der Schule nicht wahrgenommen werden muss.
- Eine thematische Verzahnung von Nachhaltigkeitsaspekten in Unterricht und Schülerverpflegung ist für Lehrkräfte an Grundschulen Neuland.
- Es gibt große Unterschiede für die Schulverpflegung an den Schulen hinsichtlich personeller, räumlicher, technischer, finanzieller und organisatorischer Rahmenbedingungen (z. B. Kooperation von Schulträger und Schule, Elterneinbindung, Strukturierung des Schulalltags und pädagogische Arbeit u. a. während des Nachmittagsbetriebs [Lehrerstundenbindung, Betreuungskräfte]).
- Entscheidend für die Akzeptanz von Schulverpflegung sind eine ausgeprägte Kommunikation zwischen allen Beteiligten und eindeutige Vereinbarungen zur Leistungserstellung.
- Auch wenn an den Schulen alle Beteiligten großes freiwilliges Engagement für das Thema „Nachhaltigkeit und Ernährung" zeigen, bedarf eine auf Dauer akzeptierte und wirtschaftlich funktionierende Schulverpflegung eines professionellen Konzepts und einer ebensolchen Umsetzung, die auf die jeweilige Schule abgestimmt sind.
- Eine Diskussionskultur über Schulverpflegung und entsprechende Netzwerke im Einzugsgebiet eines Schulträgers (regional und/oder schulformspezifisch) sind noch nicht entwickelt.
- Eine Mischküche (s. o.) ist an niedersächsischen Grundschulen mit dem Konzept eines „Offenen Ganztags" aus ökonomischen, organisatorischen und räumlichen Gründen derzeit so gut wie nicht umsetzbar.

Hindernisse einer nachhaltigen Verpflegung in (Grund-)schulen lagen/liegen an:
- der Organisationsstruktur
- der Zeitstruktur, wobei die Zeitstruktur mit der Organisationsstruktur korreliert
- der Informationsstruktur
- der Motivations- bzw. Bedürfnisstruktur
- der Bedarfsstruktur
- der Finanzierung
- der Infrastruktur

Politische Unterstützung vor allem in finanzieller und personeller Hinsicht ist also weiterhin vonnöten, um die Verpflegung an Schulen nachhaltig zu verbessern und Fehlinvestitionen in (zu) groß dimensionierte Ausgabeküchen nach Standardplanung künftig zu vermeiden. Außerdem bedarf es einer breiteren Information und Beratung der Schulen vor Ort.

Die Vernetzungsstellen für Schulverpflegung können nur fortbilden, keine Vor-Ort-Beratung leisten. Es wäre wünschenswert regional institutionalisierte „Foren Schulverpflegung" für Erfahrungsaustausch und Fortbildung (z. B. Organisation, Hygieneanforderungen, pädagogische Einbindung) zu schaffen. Beratungsbedarf an einzelnen Schulen müsste abgedeckt werden, um daraus schulspezifisch professionelle und tragfähige Konzepte in Hinblick auf Nachhaltigkeit (ökonomisch, ökologisch und sozial verträglich) entwickeln zu können.

Ein (inzwischen modifizierter und im Internet über die Serviceagentur „Ganztägig Lernen" kostenlos zugänglicher) Leitfaden (▶ Quellenverzeichnis im Anhang) enthält:

- Basisinformationen (räumlich, technisch, rechtlich, organisatorisch) zu Umnutzungskonzepten von (Klassen-)Räumen für Schulverpflegung und zu vielen Aspekten der Erstellung von Schulverpflegung (Beschaffung, Herstellung, Verzehr, Reinigung, Entsorgung),
- konkrete Empfehlungen für Speisepläne und deren Umsetzbarkeit,
- Anleitungen für aktive Beteiligung von Schülern,
- Beispiele für zielgruppenspezifische Kommunikation.

Aufwand/Zeit, Personal, Sachkosten

Das Projekt lief über zweieinhalb Jahre von Januar 2008 bis Juni 2010. Die Gesamtkosten beliefen sich auf 118 000 Euro und wurden zu gleichen Teilen von der Deutschen Bundesstiftung Umwelt (DBU) und der Hochschule Osnabrück (WABE-Zentrum) übernommen.

Evaluation

Die Arbeitsprozesse des Projekts wurden regelmäßig einer Selbstevaluation durch die Projektleitung und die Mitarbeiterin hinsichtlich der Gestaltung des Prozesses (Prozessevaluation, z. B. Kommunikation und Arbeitsverteilung), der Effizienz der Maßnahmen sowie Kosten-Nutzenrechnung (Strukturevaluation), der Fortschritte des Projekts (Konzeptevaluation) und der Zielerreichung und Zeitüberwachung (Ergebnisevaluation) unterzogen. Nach jeder Projektphase (Recherche, Zielgruppenansprache und -auswahl, Informationsphase, Durchführung, Ergebnissicherung) wurden Ziele und Maßnahmen überprüft. Die Veranstaltungen wurden durch Feedbackgespräche oder Fragebogen evaluiert.

Umsetzung des Projektziels in den Schulen

Bedauerlicherweise ist es an den beiden ausgewählten Schulen nicht gelungen, eine nachhaltige Schulverpflegung in der ursprünglich angestrebten Form einer Mischkostverpflegung mit Schülerbeteiligung zu etablieren. Nachhaltigkeitsaspekte werden aber dort im Rahmen der Qualitätssicherung durch Leistungsvereinbarungen mit den Lieferanten der Warmverpflegung berücksichtigt und sind in Raumplanung und Technikausstattung eingeflossen. Die Lehrkräfte sind sensibilisiert und versuchen thematische Querverbindungen zwischen Unterrichtseinheiten und Schulverpflegung zu schaffen. Dennoch wird Schule nicht als Lebensort (wesentliche Zielsetzung einer Ganztagsschule) akzeptiert, weil für das Mittagessen die pädagogische Begleitung fehlt. Die Ziele der UN-Dekade „Bildung für nachhaltige Entwicklung" (nach DE HAAN: u. a. Selbstbestimmungsfähigkeit, Mitbestimmungsfähigkeit und Solidaritätsfähigkeit) werden in Schulen für den Verpflegungsbereich (noch) nicht gelebt.

Eine inhaltliche Bilanz des Projekts „Nachhaltige Verpflegung: Handlungsorientiertes Modell für Grundschulen" lässt sich bezogen auf unterschiedlich beteiligte Gruppen für die Schulverpflegung ziehen. Nachfolgend wird dies für die Schul- und Bildungspolitik, Schulträger und Schulleitung, Lehrkräfte, Elternschaft und Betreiber im Überblick dargestellt.

Schul- und Bildungspolitik
Ein politisches Konzept auf Bundes- und Länderebene zur Finanzierung einer (nachhaltigen) Schulverpflegung fehlt. Die Chance auf Einführung einer nachhaltigen Schulverpflegung, insbesondere in Grundschulen, die geeignet ist, das lebenslange Ernährungsverhalten von Kindern positiv zu beeinflussen, wird politisch nicht ausreichend unterstützt. Im Detail liegen Hemmnisse im Folgenden:

- Die Finanzierungsplanungen und -zusagen der Schulträger für evtl. Investitionen (Umbau, Anbau, Neubau) können erst erfolgen, wenn der Beschluss des Kultusministeriums offiziell vorliegt, dass die Schule zum nächsten Schuljahr den Ganztagsbetrieb aufnehmen kann. Diese Genehmigung kommt in der Regel aber so kurzfristig, dass an der Schule zunächst meist mit einem Provisorium für die Schulverpflegung begonnen werden muss. Die Akzeptanz solcher Verpflegungsprovisorien ist häufig nicht hoch. Weil es aber ja irgendwie funktioniert, werden gerade zu Beginn eines neuen Ganztagsbetriebs andere Aufgaben als vordringlich angesehen.
- In Niedersachsen werden für den Grundschulbetrieb ausschließlich offene Ganztagsschulen genehmigt. Damit ist die Teilnahme an Verpflegung freiwillig und häufig unregelmäßig. Es besteht für viele Schüler kein direkter Zusammenhang zwischen Unterricht und Verpflegung an der Schule, sodass eine unterrichtliche Behandlung des Themas für die Schüler mit unterschiedlichem Erfahrungshintergrund schwierig ist.
- Lehrkräfte sind häufig nicht umfassend über das Verpflegungsangebot informiert. Lieferanten sind hierzu auch nicht verpflichtet. Standardisierte und qualifizierte Leistungsverzeichnisse könnten hier Abhilfe schaffen.

Schulträger und Schulleitung
In den Schulen ist die aufgezeigte zeitliche Problematik von Genehmigungsbescheiden bekannt. Deshalb liegt das Hauptaugenmerk im Vorfeld einer Umstellung auf einen Ganztagsbetrieb auf möglichen Veränderungen im pädagogischen Bereich. Einem tragfähigen Konzept zur Schulverpflegung wird sowohl von Seiten der Schule als auch des Schulträgers wenig Beachtung geschenkt. So werden oft Standardlösungen für reine (häufig überdimensionierte) Ausgabeküchen realisiert und deren Folgen (Wer organisiert? Wer liefert was? Regiekosten?) nicht bedacht.

Durch die finanziellen Vorgaben des Schulträgers (Finanziers) sind Schulen in ihrem Handlungsspielraum häufig eingeschränkt. Außerdem verhindern folgende Tatsachen eine nachhaltige Schulverpflegung:

- Schul(leitung)en erfahren häufig bei der Umsetzung des Themas „Schulverpflegung" zu wenig Unterstützung und Beratung, da vorhandene Kapazitäten, z. B. über die Vernetzungsstellen Schulverpflegung, die Vielzahl der Schulen nicht individuell bedienen können.
- Funktioniert ein Provisorium, besteht häufig kein großer Entscheidungsdruck für Veränderung, obwohl arbeitsrechtliche Vorschriften und hygienische Vorgaben dies erforderten.
- Häufig sind Pausenzeiten zu kurz (Zubereitung, Ausgabe, Verzehr).
- Vor allem Grundschulen, die Nachhaltigkeit als Prinzip leben, greifen in Abstimmung mit Eltern häufig auf die Selbstverpflegung der Kinder zurück (nachhaltig gefüllte „Brotdose").

Lehrkräfte

Lehrkräfte sind häufig nicht auf die zusätzlich notwendigen pädagogischen und organisatorischen Veränderungen im Kontext einer Schulverpflegung oder Ernährungsbildung in der Praxis vorbereitet. Umwelterziehung in Grundschulen wird meist nicht mit der alltäglichen Ernährung vernetzt und ermutigt deshalb nicht zu einer nachhaltigen Schulverpflegung. Zusätzlich tauchen im Bereich der pädagogischen Arbeit noch folgende Fragen auf, die an jeder Schule individuell beantwortet werden müssen, um eine nachhaltige Schulverpflegung zu gewährleisten:

- Lehrerstundenbindung: Wer stellt Lehrer für die Verpflegung frei?
- Aufsichtspflicht bei einer Klassenteilung: Wer betreut die Schüler, wenn Fachlehrer mit der anderen Hälfte die Verpflegung zubereiten? Wie erhalten diese Schüler die Unterrichtsinformation? Wie können große Klassen bei Teilung der Klasse zum Mittagessen (z. B. bei kleinem Speisesaal) beaufsichtigt werden?
- Pädagogischer Bezug: Wie kann das Thema „Nachhaltigkeit und Verpflegung" im straffen Lehrplan und Vergleichsarbeiten in den Klassen 3 und 4 integriert werden?
- Einbindung externer Experten: Wie findet man vor Ort Fachkräfte für den Verpflegungsbereich, die bereit wären, ihre Kompetenz der Schule (Unterricht, Verpflegung) – möglichst ehrenamtlich – zur Verfügung zu stellen?
- Schulalltag und Verpflegung: Wie kann man Mittagsverpflegung gegebenenfalls projektorientiert in Alltagsstrukturen (Pausen, Aufsichten, gemeinsame Mahlzeiten mit verteilten Aufgaben) pädagogisch sinnvoll integrieren?

Elternschaft

An Grundschulen gibt es häufig keinen Kiosk für die Pausenverpflegung. Eltern an Grundschulen fehlen häufig Informationen über die Entscheidungsgründe für ein bestimmtes Verpflegungskonzept und Einblick in den Verpflegungsprozess und den Ablauf des Mittagessens. Diese Unsicherheit der Eltern führt z. T. dazu, dass sie ihre Kinder in Eigenregie (z. B. Brotdose) verpflegen und somit weniger Schüler eine Schulverpflegung nachfragen. Darüber hinaus wirkt sich die

Notwendigkeit einer Teilnahmeerklärung an ganztägigen Angeboten inklusive Mittagsverpflegung für ein gesamtes Schulhalbjahr eher ablehnend als zustimmend aus.

Zur Ablehnung des ganztägigen Angebots führt auch der häufige Mangel an Transparenz in Bezug auf die Abwicklung der mit einer Teilnahmeerklärung einhergehenden Formalitäten. Ferner stellt es sich für einige Eltern finanziell problematisch dar, für den gebuchten Zeitraum in finanzielle Vorleistung treten zu müssen und für Fehlzeiten in Hinblick auf Verpflegungsleistungen keine Erstattungen zu bekommen.

Eine Bezuschussung von Mittagsmahlzeiten für Schulkinder ist von Schulträger zu Schulträger unterschiedlich geregelt und häufig mit einem hohen bürokratischen Aufwand für die Eltern verbunden. Bei der gelegentlichen Durchführung eines Klassenfrühstücks liegt dagegen sowohl die finanzielle Verantwortung der Realisierung als auch der Anspruch an Nachhaltigkeit bei der Lehrkraft.

Betreiber

In den meisten (Grund-)Schulen kann aus ökonomischen, räumlichen und technischen Gründen keine Nahrungszubereitung vor Ort erfolgen. Trotzdem ist in diesen Fällen eine warme Mittagsverpflegung zu gewährleisten, was dann in der Regel durch die Anlieferung von warmen Speisen gelöst wird.

Den Betreibern einer Schulverpflegung fehlen im Vorfeld der Leistungserstellung oft ausreichende Informationen zu den organisatorischen und zeitlichen Abläufen an der jeweiligen Schule. Darüber hinaus stehen ihnen in der Regel auch keine zuverlässigen Abnehmerzahlen für die Schulverpflegung zur Verfügung. Diese Umstände machen eine solide Preiskalkulation unmöglich. Deshalb kommt es bei Verhandlungen zwischen Betreiber und Schulträger immer wieder zu finanziellen, räumlich-technischen und organisatorischen Absprachen, die sich dann in der Praxis als unpraktikabel und unwirtschaftlich erweisen. Häufige Anbieterwechsel und eine damit verbundene sinkende Akzeptanz der Schulverpflegung sind die Folge.

Umfangreiche Absprachen zwischen allen Beteiligten (Schule, Schulträger, Elternschaft, Betreiber) in der Planungsphase von Schulverpflegung und die Erstellung eines Leistungsverzeichnisses auf Grundlage der Qualitätsstandards der Deutschen Gesellschaft für Ernährung können die Akzeptanz von Schulverpflegung von Beginn an und dauerhaft positiv beeinflussen.

Die Einhaltung entsprechender Leistungsverzeichnisse ist für die Betreiber verbindlich und wird durch Verantwortliche an der Schule kontrolliert. Die Umsetzung einer nachhaltigen Verpflegung kostet Geld. Nur wenn Schulträger und Eltern bereit sind, ihren finanziellen Beitrag zu leisten, sind Betreiber auch in der Lage, die gestellten Anforderungen in vollem Umfang zu erfüllen.

Schlussfolgerungen aus dem Projekt

Das Projekt zeigt, dass schulspezifisch individuelle Lösungen für eine passende Verpflegungskonzeption notwendig sind. Voraussetzung für die langfristige Etablierung einer nachhaltigen und breit akzeptierten Schulverpflegung ist eine persönliche Ansprache aller beteiligten Gruppen und eine allgemeine Bereitschaft, sich umfassend mit dem Thema Schulverpflegung – möglichst vor der Einrichtung eines Ganztagsbetriebs – auseinanderzusetzen. Für einen wirtschaftlichen Betrieb ist es absolut notwendig, verlässliche Zahlen von Essensteilnehmern vorliegen zu haben, die Eltern von der Qualität des Angebots zu überzeugen ("Preiswürdigkeit") und Transparenz für alle Beteiligten (Schulträger, Schulverwaltung, Schule mit Mitbestimmungsgremien) zu schaffen. Unter anderen Voraussetzungen ist eine nachhaltige Verpflegung an Grundschulen nicht erfolgreich anzubieten.

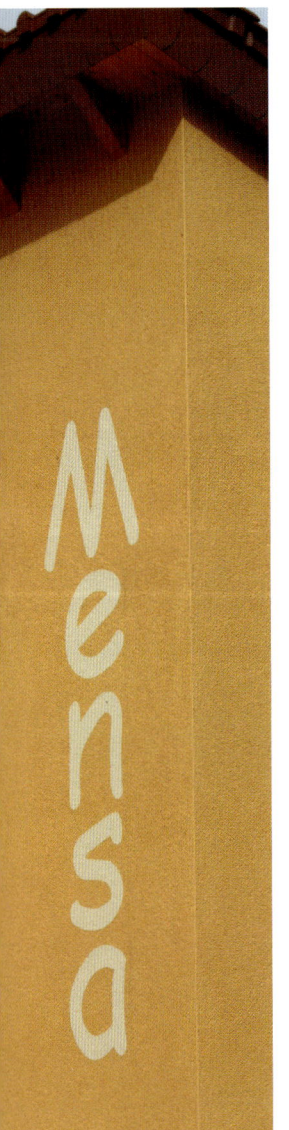

2.4.2 „Tag der offenen Tür": Imageförderung für die Schulmensa

Rahmenbedingungen und Aufgabenstellung

Was in Deutschland an Schulkiosken, Automaten und zur Mittagsversorgung innerhalb einer Schule angeboten werden darf bzw. soll, entscheiden die Länder auf der Basis unterschiedlicher Rechtsgrundlagen. Deutschlandweit überwiegen hierzu Empfehlungen und schulinterne Anordnungen. Die wachsende Zahl der Ganztagsschulen in Deutschland könnte eine Möglichkeit bieten, präventiven Maßnahmen für Kinder und Jugendliche mehr Raum zu geben. Vor diesem Hintergrund bietet eine vollwertige und attraktive Schulverpflegung die Chance, das Thema Ernährung nicht nur theoretisch im Unterricht aufzugreifen, sondern auch im Schulalltag praktisch zu erleben. Die Schule kann auf diese Weise auch für den Essalltag in den Familien Anregungen zur Förderung der Gesundheit der Kinder geben bzw. präventiv dazu beitragen, das Adipositasrisiko bei Kindern und Jugendlichen zu senken.

Diese Ziele finden sich auch in bundesweiten Projekten, wie beispielsweise „Schule + Essen = Note 1", sowie in den Qualitätsstandards für die Schulverpflegung, die derzeit im Rahmen des nationalen Aktionsplans „IN FORM – Deutschlands Initiative für gesunde Ernährung und mehr Bewegung" umgesetzt werden. Durch diese erfahren Schulen insbesondere in der Planungs- und Einführungsphase von Schulverpflegung Unterstützung.

Das folgende Projektbeispiel bezieht sich auf das Projekt einer Gruppe Studierender der Ökotrophologie an der Hochschule Osnabrück, das 2009 umgesetzt wurde. Im Mittelpunkt des Interesses stand die Schulmensa einer Haupt- und Realschule (620 Schüler) im Landkreis Osnabrück. Bereits 2007 entstanden erste Ideen zur Gestaltung einer optimierten Schulverpflegung in Form einer „Ökologischen Schulmensa" für die Schüler. Zusammen mit der Gemeinde (ca. 14000 Einwohner), der Hochschule Osnabrück (WABE-Zentrum – Klaus-Bahlsen-Haus), den Osnabrücker Werkstätten GmbH als Mensabetreiber und anderen regionalen Partnern wurde ein Konzept für die Umsetzung bisheriger Bestrebungen erarbeitet und im Schulalltag umgesetzt. Somit wurde eine vollwertige, ökologische Pausen- und Mittagsverpflegung für ca. 80 Schüler und Lehrer möglich. Nach anfänglich gutem Zuspruch durch die Schüler und Lehrkräfte wurde die Schulmensa insbesondere mittags immer seltener genutzt – dafür war das Interesse der benachbarten Grundschule, die das Mittagessen von der Haupt- und Realschule geliefert bekommt, um so größer. Somit bestand die Projektaufgabe darin, die Schulmensa für die eigene Schule wieder attraktiver zu machen und stärker in den Schulalltag bzw. das Unterrichtsgeschehen einzubeziehen.

Zielsetzung

Zunächst werden die im Konzept zur Schulmensa aufgeführten Zielsetzungen erläutert und anschließend die Ziele der hier dargestellten Projektarbeit aufgeführt.

Das Nachhaltigkeitskonzept zur „Ökologischen Schulmensa" setzt mit seinen fünf Zielen sowohl gesundheitsorientierte als auch ökologische und soziale Schwerpunkte:

1. Mit dem Verpflegungsangebot in den Pausen (vormittags, mittags) möchte die Schule einen Beitrag dazu leisten, die Leistungsfähigkeit, das Wachstum und die Entwicklung der Schüler zu fördern. Neben qualitativen Aspekten sollen auch Geschmacksvorlieben sowie regionale, religiöse und kulturelle Gesichtspunkte in der Angebotsgestaltung berücksichtigt werden.
2. Lebensmittelauswahl bzw. -einkauf orientieren sich sowohl an wirtschaftlichen, ernährungsphysiologischen als auch ökologischen Kriterien, sodass saisonale Lebensmittel sowie Lebensmittel aus regionaler und ökologischer Landwirtschaft eine wichtige Rolle spielen. Damit werden auch die Ziele des niedersächsischen Kooperations- und Bildungsprogramms „Transparenz schaffen – von der Ladentheke bis zum Erzeuger" beachtet (www.transparenz-schaffen.de).
3. Die „Ökologische Schulmensa" soll durch ihre räumliche Gestaltung, die Präsentation der Speisen sowie Beteiligung der Schüler an der Verpflegungsherstellung eine angenehme Atmosphäre schaffen und damit Esskultur für die Schüler erlebbar machen.
4. Die Planungs- und Entwicklungsphase der „Ökologischen Schulmensa" soll durch das WABE-Zentrum (Hochschule Osnabrück) wissenschaftlich begleitet werden.
5. Die Schule, die Gemeinde Hagen und die Osnabrücker Werkstätten GmbH setzen sich dafür ein, langfristig sechs bis acht Arbeitsplätze im Mensabereich für Menschen mit Beeinträchtigung zu schaffen.

Die Ziele des Studierendenprojektes nahmen insbesondere Bezug auf die ersten vier Ziele im Nachhaltigkeitskonzept, wobei es letztlich darum ging, das Bewusstsein von Lehrern und Schülern hinsichtlich des schulischen Essalltags zu stärken und einen regelmäßigen Mensabesuch zu erwirken:

- Schüler wissen eine zeitgemäße Ernährung zu schätzen.
- Schüler und Lehrer erkennen die Bedeutung der Förderung der sozialen Beziehungen durch die Nutzung der „Ökologischen Schulmensa".

Aus diesen Zielen wurden weitere entwickelt, die das Projektvorhaben hinsichtlich der Vermittlung von Ernährungskompetenz und der Beteiligung der unterschiedlichen Nutzer der Schulmensa weiter konkretisierten.

Maßnahmen und Methoden

Die Umsetzung der Ziele erfolgte in Form eines Aktionstages in der „Ökologischen Schulmensa", zu dem sowohl Schüler als auch Lehrer sowie Eltern eingeladen werden sollten, um die Bedeutung der Schulmensa für die Schulverpflegung sowie die Umsetzung einer zeitgemäßen Ernährung erfahrbar machen zu können. Für den Aktionstag wurde durch die Studierenden an einer eigens eingerichteten Snackbar ein zusätzliches Pausenverpflegungsangebot in Form eines Milchmixgetränkes angeboten.

Die Mittagsverpflegung stand in Absprache mit dem Koch unter dem Motto „Bella Italia" mit einem italienischen Menü, Salattheke und entsprechender Tisch- und Raumdekoration. Das Menü bestand aus zwei Varianten eines Spagetti-Gerichts (mit Hackfleischsauce, bzw. vegetarischer Gemüsesauce), wobei jeweils Weißmehl- mit Vollkornspagetti gemischt angeboten wurden. Dazu gab es Salat – die Salattheke wurde üblicherweise nicht täglich eingesetzt – und als Nachtisch Obstsalat.

Für den Aktionstag wurden eine geeignete Werbemaßnahme (Informationen über Flyer, Plakate, Elternbrief, schulische Lautsprecheranlage) sowie eine Erhebung (schriftliche Befragung, Beobachtung, Dokumentation) zur Evaluation des Aktionstages entwickelt und umgesetzt. Die schriftliche Befragung erfolgte zu zwei Erhebungszeitpunkten, und zwar vor dem Aktionstag und am Aktionstag selbst, wobei sowohl Schüler als auch Lehrkräfte mit einem eigenen Fragebogen befragt wurden. Die Beobachtung erfolgte ausschließlich am Aktionstag selbst, wobei hier die Akzeptanz des Snackangebotes erfasst wurde.

Zur Unterstützung einer nachhaltigen Ernährungskommunikation konnten die Schüler und Lehrer gemeinsam mit den Projektbetreuern am Eingang der Mensa eine Ernährungspyramide künstlerisch gestalten („Mitmach-Aktion") und zu Ernährungsfragen ins Gespräch kommen. Ergänzend dazu hatten sie die Möglichkeit, ihre Meinung zum Verpflegungsangebot über einen eigens für diesen Tag installierten „Kummerkasten" kund zu tun. Die Ergebnisse wurden zu Dokumentationszwecken ausgewertet.

Durchführung/Ergebnisse

Im Vorfeld des Aktionstages wurden Lehrer und Schüler schriftlich zu ihren Ernährungs- und Verpflegungsgewohnheiten befragt. Nach der Ankündigung des Aktionstages meldeten sich 120 Lehrkräfte und Schüler für die Mittagsverpflegung an. Obwohl die Eltern über Elternbriefe informiert worden waren, nahm kein Elternteil am Aktionstag teil.

Der Aktionstag wurde eingeleitet durch einen in der Pause von den Studierenden angebotenen, frisch hergestellten Apfelshake. Der Shake wurde von Schülern und Lehrkräften gut angenommen. Zur Mittagszeit nutzten viele Schüler und insbesondere die Lehrkräfte das am Aktionstag angebotene Salatbuffet in der Mensa. Vorherige Absprachen mit Vertretern der Schule erwiesen sich hier als nützlich.

Bei der „Mitmach-Aktion" vor der Mensa zeigte sich, dass insbesondere die jüngeren Schüler engagiert an der Gestaltung der aid-Ernährungspyramide mitwirkten, während sich ältere Schüler kaum beteiligten, da offenbar der eher kognitiv orientierte Erlebnischarakter der Aktion nicht den Erwartungen dieser Altersgruppe für die Gestaltung der Mittagspause entsprach. Eine Woche nach der Aktion war die aus Lebensmittelverpackungen gestaltete Pyramide zudem bereits beschädigt, sodass eine nachhaltige Wirkung in Frage gestellt werden musste.

Insgesamt fand der Aktionstag bei vielen Schülern und Lehrkräften großen Zuspruch. Die Lehrkräfte, die teilnahmen, zeigten sich gesprächsbereit, interessiert und engagiert.

Aufwand/Zeit, Personal, Sachkosten

Das Projekt (■ Abbildung 2.2) der drei Studierenden der Ökotrophologie dauerte inklusive Planung und Erstellung des Projektberichts von März 2009 bis Februar 2010. Die praktische Phase fand mit dem Aktionstag in der „Ökologischen Schulmensa" im November 2009 seinen Abschluss. Als Ansprechpartner für die Projektumsetzung standen der Schulleiter, der Hausmeister sowie der Koch zur Verfügung.

Das Projektbudget von 50 Euro wurde für Werbemaßnahmen, Informationsmaterial und Raumgestaltung genutzt. Das Snackangebot („Apfelshake") wurde in Absprache mit dem Koch kostendeckend gestaltet. Das speziell für den Aktionstag zusammengestellte Mittagsmenü wurde regulär über die Mittagsverpflegung der Mensa abgerechnet.

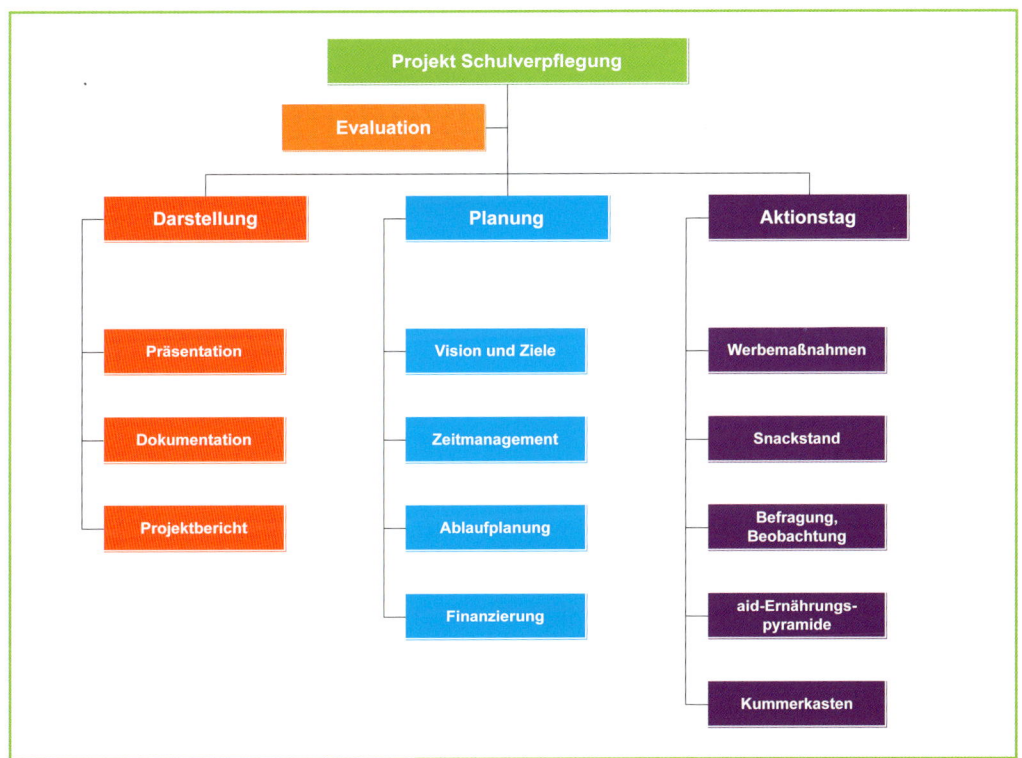

Abb. 2.2: Projektstrukturplan

Evaluation

Die Kooperation mit der Schule stieß an zeitliche und organisatorische Grenzen. Dies kann sicherlich als ein grundsätzliches Problem der Gesundheits-/Ernährungskommunikation mit Schulen gesehen werden. Obwohl von Seiten der Auftraggeber (Haupt- und Realschule) ebenso wie von Seiten der Auftragnehmer (WABE-Zentrum/Hochschule) gleichermaßen ein großes

Interesse an einer erfolgreichen Projektarbeit bestand, kam es immer wieder zu schulorganisatorisch bedingten Abstimmungsproblemen. In diesem Fall war es z. T. hilfreich, dass zur Schulmensa direkt Kontakt aufgenommen werden konnte, da es sich um eine eigenständige Organisationseinheit handelte.

Die Auswertung der Werbemaßnahmen zeigte, dass die Information der Lehrkräfte und der Eltern einer (zusätzlichen) persönlichen Ansprache bedurfte. Somit könnte eine kurze Vorstellung geplanter Vorhaben im Rahmen einer Lehrerkonferenz bzw. einer Elternbeiratssitzung oder eines Elternabends zu deutlich mehr Interesse oder sogar stärkerer Partizipation dieser beiden Zielgruppen führen.

Die Auswertung der durchgeführten Befragungen ergab u. a., dass die Verpflegung über die Schulmensa für die Lehrkräfte mittags eine größere Rolle spielt als in den Frühstückspausen. Die Hälfte der Lehrkräfte nutzt das Frühstücksangebot der Mensa so gut wie nie. Die Mittagsverpflegung wird dagegen häufiger in Anspruch genommen. Während vor der Maßnahme mehr als die Hälfte der Lehrkräfte ein- bis zweimal pro Woche ihr Mittagessen in der Mensa einnahmen, sind es nach dem „Tag der offenen Tür" Dreiviertel, die drei- bis viermal pro Woche zum Mittagessen die Mensa aufsuchen.

Die spezifische Bedeutung des Mittagessens wird auch noch einmal darin deutlich, dass es den Lehrkräften primär um die Mahlzeiteneinnahme geht und weniger darum, soziale Kontakte zu pflegen (■ Abbildung 2.3). Geschmacklich wurden die Speisenangebote von allen Lehrkräften als gut bis sehr gut bewertet.

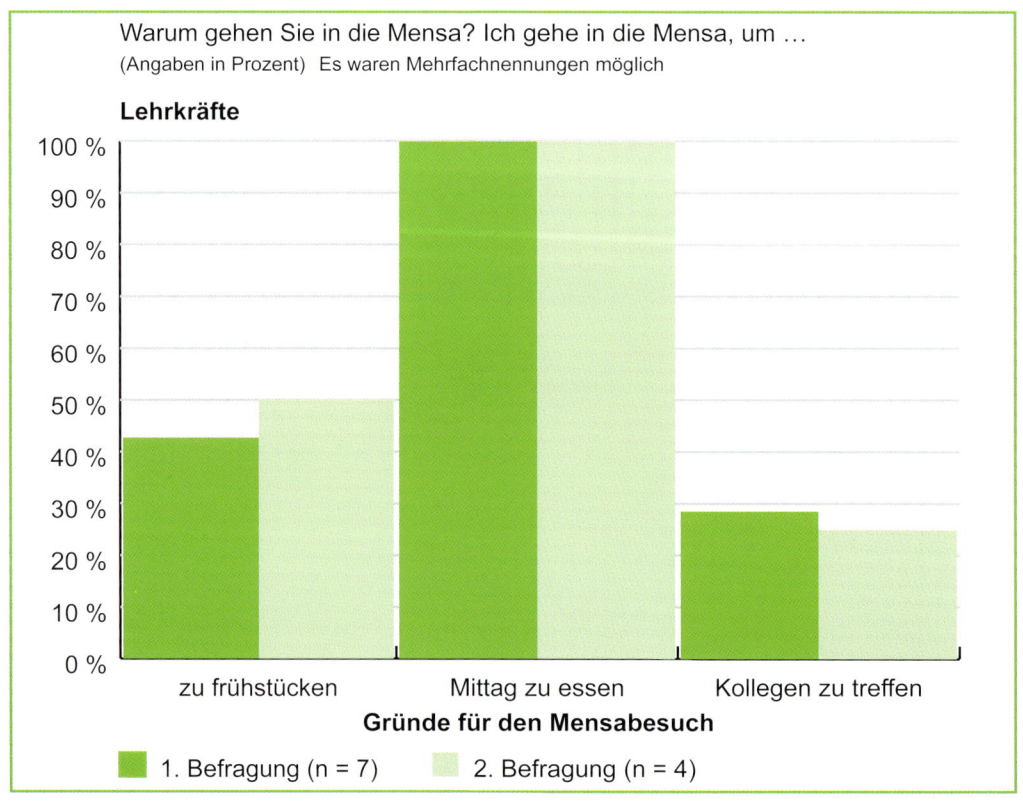

Abb. 2.3: Beweggründe für die Nutzung der Mensa, Lehrkräfte (1. und 2.Befragung, Mehrfachnennung)

An den Schülerbefragungen beteiligten sich im Oktober 41 und im November 29 Schüler im Alter von 10 bis 15 Jahren. Betrachtet man die Gruppe der Schüler genauer, so zeigen die Befragungsergebnisse, dass mit 91 Prozent eine größere Tendenz als bei den Lehrkräften (1. Befragung) besteht, täglich drei bis vier Mahlzeiten einzunehmen. Die Schüler nutzen zum ersten Befragungszeitpunkt die Schulmensa etwas häufiger für ihre Frühstücks- als für die Mittagsverpflegung, während sich die Situation am Aktionstag umgekehrt darstellt .

Was die Intention der Schüler betrifft, in die Schulmensa zu gehen, so zeigt sich, dass zum Zeitpunkt der ersten Befragung die Mittagsverpflegung bei mehr als 50 Prozent der Schüler die wichtigste Rolle spielt. Die Pausensituation der Schüler ist offenbar vielfältiger in ihrer Gestaltung als bei den Lehrkräften, da hier auch soziale Kontakte sowie das Erledigen der Hausaufgaben genannt werden. Am Aktionstag haben die beiden letztgenannten Beweggründe sogar noch ein stärkeres Gewicht (■ Abbildung 2.4).

Insgesamt wurde der Aktionstag in der „Ökologischen Schulmensa" von allen Projektbeteiligten als eine erfolgreiche Maßnahme gewertet.

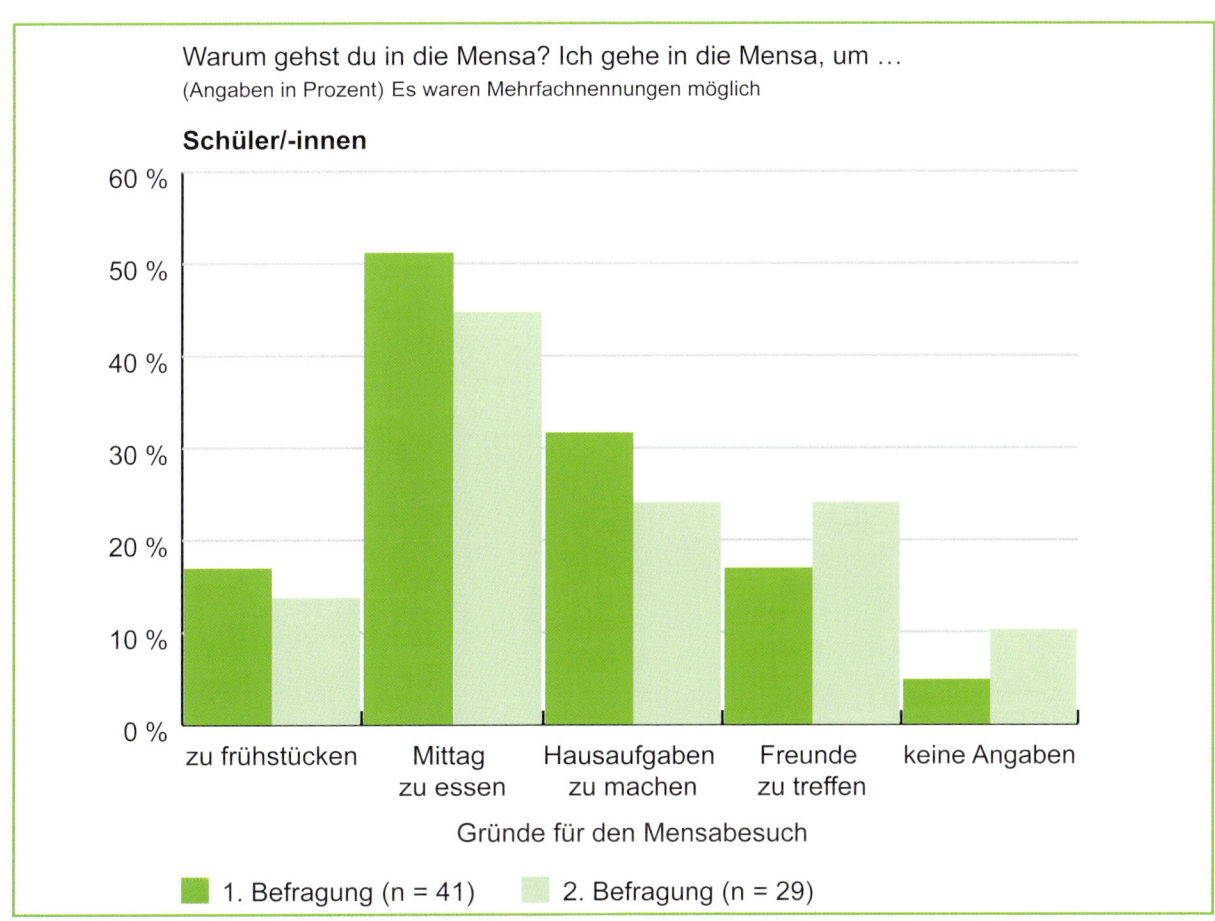

Abb. 2.4: Beweggründe für die Nutzung der Mensa, Schüler/-innen   (1. und 2.Befragung, Mehrfachnennung)

Schlussfolgerungen aus dem Projekt

Die Planung und Entwicklung eines tragfähigen und praktikablen Konzeptes für eine Schulmensa erfordern viel Geduld und Engagement aller Beteiligten. Um nachhaltig günstige Bedingungen zu schaffen, hat das Projekt folgende Erkenntnisse für die Praxis gewonnen:

- Eine partizipativ gestaltete Ernährungskommunikation unterstützt die Akzeptanz der Schulmensa bei den beteiligten Zielgruppen.
- Aktionen und Abwechslung im Verpflegungsangebot schaffen Aufmerksamkeit.
- Erweiterte Wahlmöglichkeiten (z. B. Salatbuffet) kommen den individuellen Bedürfnissen der Essensteilnehmer entgegen.

2.5 Zusammenfassung und Fazit

Das Kapitel Schulverpflegung verdeutlicht zunächst wesentliche Grundbegriffe und grundlegende Voraussetzungen für eine Aufbauorganisation, um anschließend auf Abläufe bei einer Schulverpflegung und deren Interdependenzen einzugehen. An der Schulverpflegung sind erfahrungsgemäß auch fachfremde Personen beteiligt. Ihnen wird mit diesem Kapitel ein theoretischer Überblick über unterschiedliche Möglichkeiten von Verpflegungs-, Ausgabe- und Abrechnungssystemen sowie über Qualitätsanforderungen und die vielfältigen beeinflussenden Rahmenbedingungen für Schulverpflegung vermittelt.

Durch die beiden ausgewählten Projektbeispiele für Schulverpflegung an Grundschulen und einer Haupt- und Realschule soll ein konkreter Anwendungsbezug zu den dargestellten theoretischen Ausführungen geschaffen werden. Den an einer Schulverpflegung vor Ort Beteiligten werden so praktische Anregungen gegeben, eigene Anforderungen an die Verpflegung in ihrer Schule zu formulieren, den Entstehungsprozess aktiv (mit) zu gestalten und fachplanerische Vorlagen zu hinterfragen.

Eine Abstimmung mit Eltern ist vor allem bei jüngeren Schülern von Bedeutung. Wichtig ist für Schulen die Erkenntnis, dass Zwischen- und Mittagsverpflegung vor Ort zur Ernährungssicherung der Schüler und aus Gründen der Nachhaltigkeit (ökologisch, ökonomisch, sozial) aufeinander abzustimmen sind. Darüber hinaus müssen lokal verfügbare Verpflegungsalternativen (z. B. Imbisstheken in Supermärkten, Fast-Food-Restaurants, Metzgereien) außerhalb der Schule vor allem für ältere Schüler mit betrachtet werden. Häufige Anbieterwechsel (z. B. von Caterern) führen in den meisten Fällen zu einer weiter sinkenden Mahlzeitenakzeptanz und damit zu Angebots- und Kostenproblemen. Deshalb sollten die Verantwortlichen für die Schulverpflegung in Schulen in Absprache mit Schulgremien und Schulträger vorab möglichst genaue Vorgaben für das zugrundeliegende Leistungsverzeichnis erarbeiten (z. B. bezüglich Qualitätsstandards und Nachhaltigkeit). Die in den einzelnen Bundesländern unterschiedlich angesiedelten Vernetzungsstellen „Schulverpflegung" bieten hierzu Unterstützung.

Deutlich werden soll durch die ersten beiden Kapitel in Band 1, dass schulische Ernährungsbildung bei einer schulischen Mittagsverpflegung sinnvoll fortgesetzt werden kann und theoretische Aussagen idealerweise durch die Verpflegungspraxis an Schulen untermauert werden sollten. Ferner soll deutlich werden, dass nur durch inhaltliche und organisatorische Absprachen zwischen „Schulverpflegung" und „Ernährungsbildung" Schüler für ihre künftige Ernährung widerspruchsfreie Erkenntnisse in Theorie und Praxis und damit Handlungsoptionen für ihre spätere eigene Haushaltsführung und Ernährungsentscheidungen vermittelt bekommen.

Quellen

aid; Deutsche Gesellschaft für Ernährung (DGE) (Hrsg): Essen und Trinken in Schulen. Bonn 2003

Bundesministerium für Bildung und Forschung (BMBF) (Hrsg): Ganztagsschulen im Detail. URL: www.ganztagsschulen.org/188_192.php. Zugriff: 20.05.2010

de Haan G et al.: Nachhaltigkeit und Gerechtigkeit. Grundlagen und schulpraktische Konsequenzen. Ethics of Science and Technology Assessment Bd. 33. Springer Verlag, Heidelberg 2008

Deppendorf B, Ginser R, Leicht-Eckardt E (2009): Verpflegung und Küchenplanung für (Grund)schulen. Haushalt und Bildung 3: 58–64

Deutsche Gesellschaft für Ernährung (DGE) (Hrsg): Qualitätsstandards für die Schulverpflegung. Bonn 2009

Deutsche Gesellschaft für Ernährung (DGE) (Hrsg): Checkliste Qualitätsstandards für die Schulverpflegung. Bonn 2009

Deutsche Gesellschaft für Ernährung (DGE) (Hrsg): Kostenstrukturen in der Schulverpflegung. Bonn 2010

Deutsche Gesellschaft für Ernährung (DGE) – Sektion Baden-Württemberg (Hrsg): Prozessorientierte Arbeitshilfe – Schritt für Schritt zum Konzept vor Ort. Schorndorf 2010

Forschungsinstitut für Kinderernährung Dortmund (Hrsg): Empfehlungen für das Mittagessen in Kindertagesstätten und Ganztagsschulen. Dortmund 2008. 2. Aufl.

Hessisches Kultusministerium (Hrsg): Checkliste für die Planung einer Schulküche. URL: www. schuleundgesundheit.hessen.de/themen/ernaehrungs-verbraucherbildung/material/schulver pflegung/mittagsverpflegung-produktionskueche-ausgabekueche.html. Zugriff: 20.05.2010

Hoop K, Leicht-Eckardt E (2009): Fachräume für Hauswirtschaft am Beispiel einer Grundschul-Lehrküche. Hauswirtschaft und Wissenschaft 3: 132–137

inform – Vernetzungsstelle Schulverpflegung: Handlungsleitfaden Ausschreibung und Leistungsbeschreibung der Vernetzungsstellen Schulverpflegung. URL: www.in-form.de Zugriff 24.05.2011

Leicht-Eckardt E (2010): Planung und Organisation von Schulverpflegung. Bedingungen eines erfolgreichen Verpflegungsangebots. Ernährungs Umschau 57: 26–32

Leicht-Eckardt E (2008): Umweltschutz rechnet sich. Ökologie und Nachhaltigkeit in der Schulverpflegung. (Interview). Schulverpflegung. Fachmagazin für professionelle Verpflegung in Schulen 1: 10–17

MUNLV NRW (Hrsg): Sauber ist gesund. Hygienische Anforderungen an Küchen in Schulen. Düsseldorf 2006

Serviceagentur Ganztägig Lernen Niedersachsen (Hrsg): Mittagsverpflegung an Ganztagsschulen – Tipps zur Planung und erfolgreichen Durchführung. URL: www.niedersachsen.ganztae gig-lernen.de/Niedersachsen/Home.aspx. Zugriff: 19.11.2010

Verbraucherzentrale Bundesverband e. V. (Hrsg): Essen und Trinken in Schulen. Positionen und Forderungen der Verbraucherzentralen und des Verbraucherzentrale Bundesverbandes. Berlin 2007

Verbraucherzentrale Nordrhein-Westfalen (VZ NRW) (Hrsg): Mittagsverpflegung in der Ganztagsschule. Erste Schritte zu einem optimalen Angebot. Düsseldorf 2008.

Verbraucherzentrale Bundesverband e. V. (Hrsg): Schulverpflegung: Die Lage in Deutschland. URL: www.verbraucherbildung.de/projekt01/d/www.verbraucherbildung.de/im_brennpunkt/schulverpflegung_braucht_rahmen_lage_deutschland_2.html Zugriff: 13.12.2009

Wehmöller K: Ressourcenschutz bei Planung und Betreiben einer kleinen Küche. URL: www.aid.de/gemeinschaftsverpflegung/planung_kleiner_kuechen_oekologische_aspekte.php. Zugriff: 1.06.2009

Internetlinks:

www.gesundheit-und-schule.de
www.inform.de
www.schuleplusessen.de
www.ganztaegiglernen.de

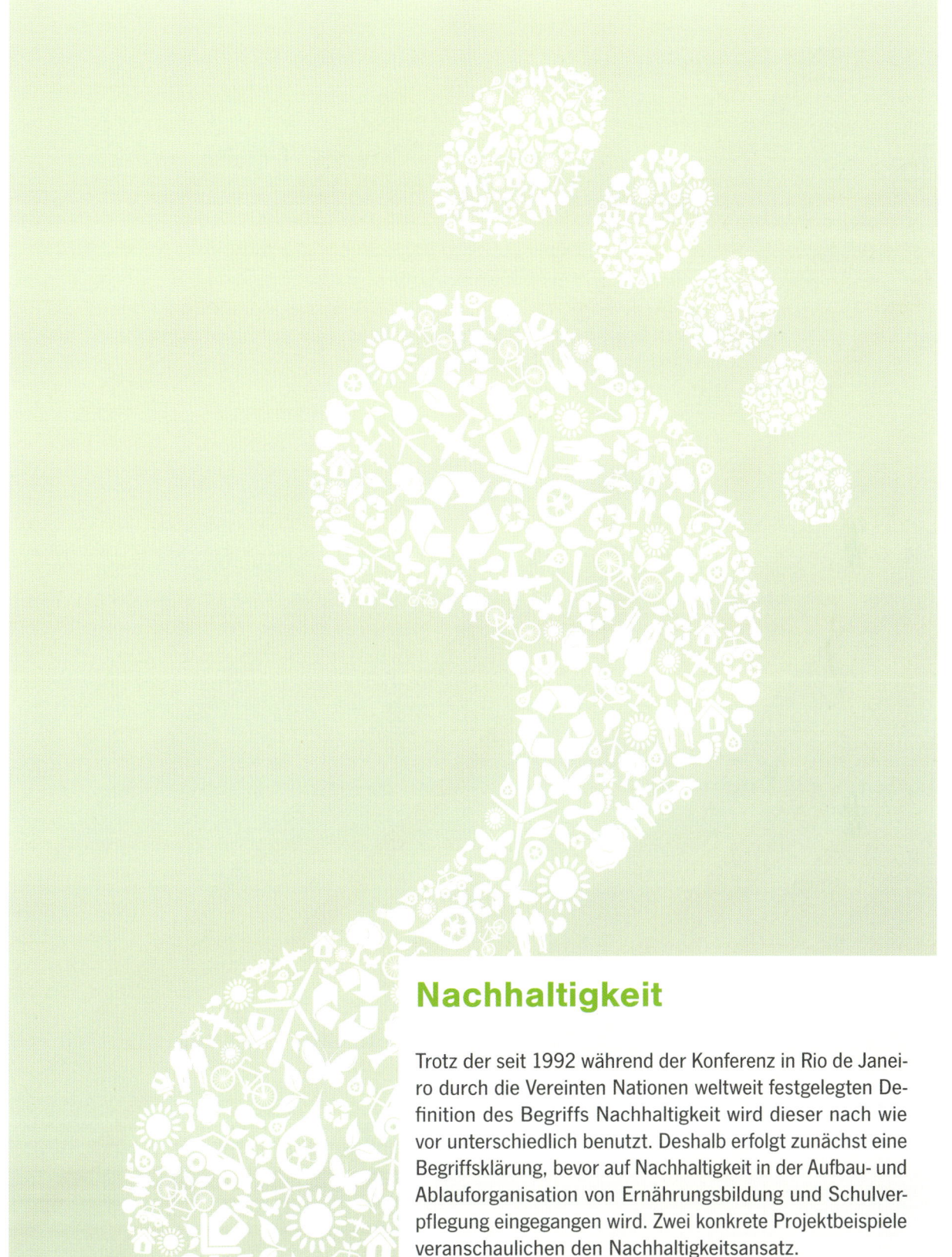

Nachhaltigkeit

Trotz der seit 1992 während der Konferenz in Rio de Janeiro durch die Vereinten Nationen weltweit festgelegten Definition des Begriffs Nachhaltigkeit wird dieser nach wie vor unterschiedlich benutzt. Deshalb erfolgt zunächst eine Begriffsklärung, bevor auf Nachhaltigkeit in der Aufbau- und Ablauforganisation von Ernährungsbildung und Schulverpflegung eingegangen wird. Zwei konkrete Projektbeispiele veranschaulichen den Nachhaltigkeitsansatz.

Nachhaltigkeit ist ein vielfältig und mit unterschiedlicher
Bedeutung verwendeter Begriff. In diesem Kapitel wird geklärt,
wo er herkommt und was unter Nachhaltigkeit zu verstehen ist.

Geprägt wurde der Begriff der **Nachhaltigkeit** (sustainability) bzw. der nachhaltigen Entwicklung (sustainable development) im Wesentlichen von der Weltkommission für Umwelt und Entwicklung. Deren Bericht wurde 1987 unter der Leitung der damaligen norwegischen Ministerpräsidentin Gro Harlem Brundtland vorgestellt und bildete die Grundlage für die Weltkonferenz in Rio de Janeiro 1992.

Danach versteht man unter Nachhaltigkeit eine dauerhafte Entwicklung auf ökonomischer, ökologischer und sozialer Basis, die sowohl die Bedürfnisse der Gegenwart als auch die Bedürfnisse künftiger Generationen befriedigen kann. Das Prinzip des nachhaltigen Wirtschaftens wurde als weltweite Aufgabe für das 21. Jahrhundert in der so genannten „Agenda 21" proklamiert („Agenda" = „Was zu tun ist!"; 21 = 21. Jahrhundert). Nachhaltigkeit verbindet den öffentlichen und privaten Sektor für eine ökologische, ökonomische und soziale Entwicklung und beinhaltet Aufgaben für Produktion und Konsum.

Allerdings wird der Begriff der „sustainability" auch innerhalb des so genannten Brundtland-Berichts widersprüchlich interpretiert: Die notwendigen Aktionen (öko-sozialer versus ökonomischer Schwerpunkt, lokales Handeln versus notwendiger Entwicklungszusammenarbeit) werden je nach Weltanschauung und eigenem geografischen und politischen Hintergrund unterschiedlich ausgelegt und umgesetzt. Einigkeit besteht jedoch darin, dass sowohl Produkte als auch Prozesse unter dem Aspekt der Nachhaltigkeit hinterfragt werden müssen. Grundsätzlich soll – wenn man im Sinne der Nachhaltigkeit handelt – nicht auf Kosten der Natur, anderer Menschen oder künftiger Generationen agiert werden, welchen Schwerpunkt man auch immer setzt.

Die drei Dimensionen von Ökologie, Ökonomie und sozialer Gerechtigkeit gelten weltweit für einzelne Menschen genauso wie für jede Art von Organisation und Institution, also auch für Schulen und Verpflegungseinrichtungen (■ Abbildung 3.1).

Sustainability

Ursprünglich wurde der von den Vereinten Nationen (United Nations) verwendete Begriff „sustainability" bzw. „sustainable development" ins Deutsche mit „Zukunftsfähigkeit" übersetzt. Da dieser Begriff sperrig ist und in der deutschen Sprache der in der Forstwirtschaft seit dem 18. Jahrhundert verwendete Begriff der Nachhaltigkeit ähnliche Bedeutung hat (nur so viele Bäume fällen, wie neue nachwachsen und sich vermarkten lassen) wird „sustainability" heute generell mit Nachhaltigkeit übersetzt.

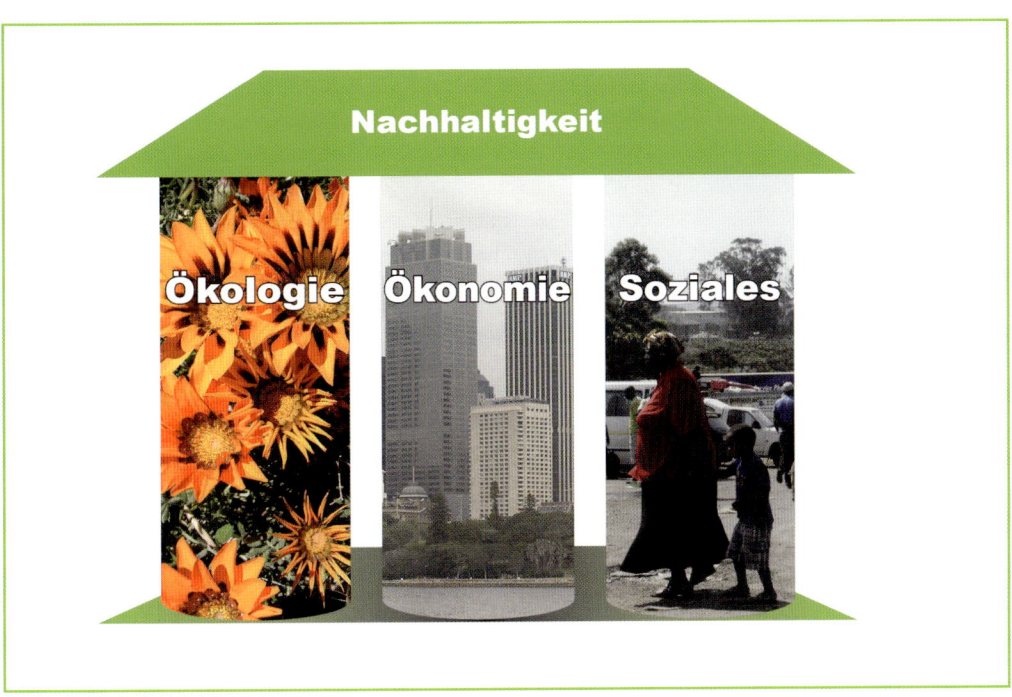

Abb. 3.1: Die drei Dimensionen der Nachhaltigkeit (eigene Darstellung nach LEICHT-ECKARDT et al. 2009a)

Ursprüngliches Ziel der Agenda 21 und damit des Prinzips der Nachhaltigkeit war es, der Verschlechterung der Situation von Mensch und Umwelt entgegenzuwirken und natürliche Ressourcen zu schützen. In fünf Dokumenten (zwei internationalen Abkommen, zwei Grundsatzerklärungen und ein Aktionsprogramm) wurde festgehalten, dass in erster Linie Bevölkerung, Konsum und Technologie für Umweltveränderungen verantwortlich sind. Aufgezeigt werden in der Erklärung von Rio de Janeiro deshalb mögliche Maßnahmen zu Umweltschutz, Armutsbekämpfung, Handel und Umwelt, Energie-, Abfall-, Chemie- und Landwirtschaftspolitik sowie zur Zusammenarbeit zwischen Industrie- und Entwicklungsländern.

Alle Regierungen dieser Erde sind dabei aufgerufen, nationale Strategien zu entwickeln und Nichtregierungsorganisationen daran zu beteiligen. Ziel ist es, für eine zukünftige Entwicklung natürliche Lebensgrundlagen, gesellschaftliche Solidarität und wirtschaftliche Leistungsfähigkeit gleichermaßen zu berücksichtigen. Entsprechend der drei Säulen der Nachhaltigkeit (■ Abbildung 3.1) wurden beispielsweise für Industrieländer u. a. folgende Aktionspotenziale entwickelt:

- ökologisch: Erhaltung von Natur und Ökosystemen, Schutz der Erdatmosphäre durch geringeren CO_2-Ausstoß
- ökonomisch: Einbinden von Unternehmen und privaten Haushalten in die Bemühungen der Agenda 21 durch Reduzierung von Abfall und Ressourceneinsatz
- sozial: Herstellung und Sicherung von Gesundheit, Erwerbsfähigkeit und -möglichkeit, Bildungs- und Ausbildungschancen und angemessenen Arbeitsbedingungen

Teilweise werden diesen drei Säulen noch zwei weitere Säulen zugeordnet: Die Kultur und die Kommunikation. Dies geschieht, um einerseits die unterschiedlichen gesellschaftlichen und kulturellen Hintergründe der Bevölkerung dieser Erde und andererseits die entsprechend unterschiedlich notwendigen Transformationswege für die Umsetzung von Aktionen im Rahmen der Agenda 21 besser verdeutlichen zu können.

Im Abkommen des Weltgipfels von Rio unterzeichneten alle anwesenden Staaten, also auch die Bundesrepublik Deutschland, die Zusage, im eigenen Land Nachhaltigkeit umzusetzen und alle zehn Jahre die Ergebnisse der Bemühungen zu überprüfen. Entstanden sind daraus Nachhaltigkeitsberichte der Bundesregierung, der Bundesländer, von Kommunen, Kreisen sowie Wirtschaftsunternehmen und Institutionen.
In Deutschland wurde zur Beratung der Bundesregierung ein so genannter Nachhaltigkeitsrat etabliert (www.nachhaltigkeitsrat.de). Für Unternehmen und Institutionen wird unter seiner Federführung seit 2008 jährlich der Deutsche Nachhaltigkeitspreis im Rahmen hochkarätiger Veranstaltungen vergeben (www.nachhaltigkeitspreis.de). Auch der Ratgeber zum nachhaltigen Konsum in Form einer Broschüre für einen „nachhaltigen Warenkorb" findet sich auf der Homepage des deutschen Nachhaltigkeitsrates.

Weil Verbrauchern vielfach das Bewusstsein und Verständnis sowie das Hintergrundwissen über die Herkunft und Herstellungsweise von Produkten fehlt, wurden im Rahmen der Nachhaltigkeitsdiskussion neue Begriffe und Verfahren zur Verdeutlichung der globalen sozialen und ökologischen Bedeutung privaten Konsums eingeführt. So kann jeder einzelne Verbraucher für seinen persönlichen Konsum den „ökologischen Fußabdruck" oder den „ökologischen Rucksack", den Gehalt „virtuellen Wassers" bestimmter Produkte oder seine eigene CO_2-Bilanz berechnen. Ziel all dieser Maßnahmen ist es zu verdeutlichen, dass langlebige Gebrauchsgüter ebenso wie Lebensmittel einen unterschiedlich hohen Verbrauch an Ressourcen (Human- und Sachkapital) für u. a. die Förderung von Rohstoffen, die Verarbeitung und den Transport meist aus aller Welt mit sich bringen. Durch die Auswahl und den Kauf von Produkten trägt jeder Einzelne in unterschiedlichem Umfang zum globalen Ressourcenverbrauch bei.

2002 fand in Johannesburg die weltweite Tagung „10 Jahre nach Rio" statt, bei der weitere Programme insbesondere zum Arten- und Klimaschutz verabschiedet wurden. Zahlreiche Veranstaltungen zum Thema Nachhaltigkeit mit unterschiedlichem Fokus (z. B. Klimaschutz, Regenwald, fairer Handel) stoßen auch in Deutschland auf Interesse. In vielen Orten, auch überregional organisiert, sind in Deutschland seit Ende der 1990er Jahre im Rahmen der Agenda 21 Gruppen mit unterschiedlichen Bezeichnungen und Schwerpunkten auf ehrenamtlicher Basis aktiv (z. B. „Eine-Welt-Laden", Klimaschutz- und Energiesparkampagnen, Kleidungsinitiativen wie „Die Reise einer Jeans"). Staatliche Stellen und staatlich geförderte Institutionen unterstützen diese teilweise mit Informationsmaterial, wie beispielsweise der Verbraucherzentrale Bundesverband e. V. (www.verbraucherfuersklima.de).

Um das Ziel einer Nachhaltigkeitsbewegung vor allem auch für junge Menschen konkret attraktiv zu gestalten, haben die Vereinten Nationen eine **Dekade Bildung für nachhaltige Entwicklung** (BNE: 2005 bis 2014) ausgerufen, weil Bildung ein Schlüsselfaktor für nachhaltiges Handeln in der Zukunft ist. Die Umsetzung dieser UN-Dekade wird in Deutschland von der Deutschen UNESCO-Kommission e. V. koordiniert. Im BNE-Portal heißt es dazu: „Bildung für

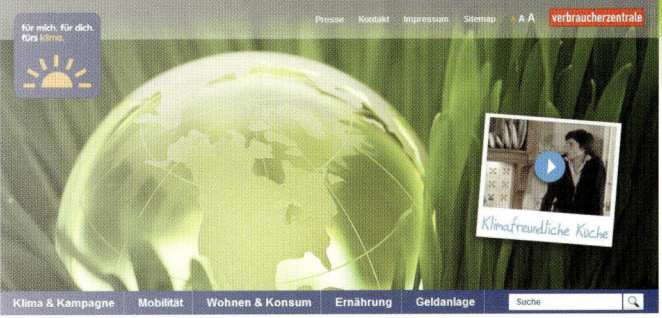

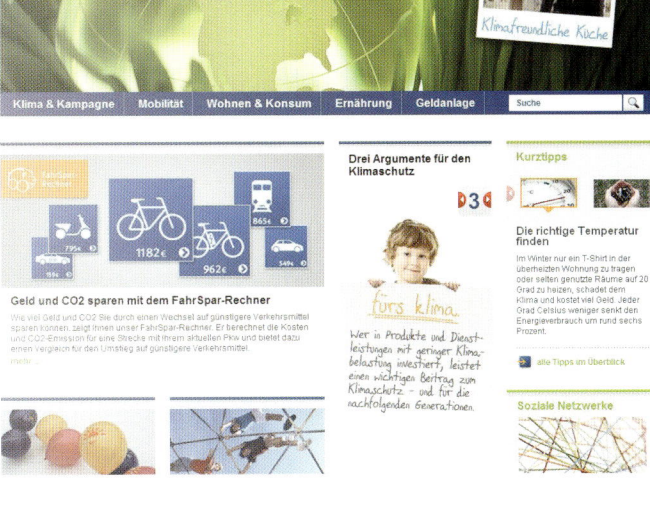

Informationen zum
Ressourcenverbrauch von
Produkten liefern z. B.
folgende deutschsprachige
Internetquellen:

www.verbraucherfuers
    klima.de (Screenshot rechts)
www.latschlatsch.de
www.footprint.ch
www.footprintrechner.at

nachhaltige Entwicklung vermittelt Kindern, Jugendlichen und Erwachsenen nachhaltiges Denken und Handeln. Sie versetzt Menschen in die Lage, Entscheidungen für die Zukunft zu treffen und dabei abzuschätzen, wie sich das eigene Handeln auf zukünftige Generationen oder das Leben in anderen Weltregionen auswirkt" (www.bne-portal.de).

Ziel ist es, im gesamten Bildungssystem durch gezielte Maßnahmen zu einer ökonomisch, ökologisch und sozial zukunftsfähigen weltweiten Entwicklung beizutragen. In zahlreichen Curricula, Lehrplänen und schulischen Leitbildern ist der Gedanke der Agenda 21 bereits eingeflossen. Unterstützt wird dies beispielsweise durch das „BLK-Modellprogramm 21: Bildung für nachhaltige Entwicklung" (www.lehrer-online.de/bne.php) und „Transfer 21" (www.transfer21.de), Projekte und Aktionen (www.dekade.org). Das WABE-Zentrum (siehe Kapitel 1.4.) ist beispielsweise durchgängig seit 2008, das Projekt „Nachhaltige Entwicklung im Berufsfeld Ernährung und Hauswirtschaft der Fachhochschule Münster" für die Projektlaufzeit 2008/2009 als Projekt der „Dekade Bildung für nachhaltige Entwicklung" anerkannt.

Eine Übersicht über die zahlreichen und thematisch vielfältigen Projekte zur Bildung für nachhaltige Entwicklung, die von der Deutschen Bundesstiftung Umwelt (DBU) finanziell unterstützt wurden, vermittelt die im Januar 2011 veröffentlichte DBU-Broschüre (www.dbu.de). Leider gibt es bisher keine dokumentierten Beispiele für nachhaltige Schulverpflegung als Projekt der Dekade Bildung für nachhaltige Entwicklung. Um auch hierfür einen Anstoß zu liefern, wurde vom Nationalen Aktionsplan „Nachhaltig lernen" ein Programm für die Ausbildung von Multiplikatoren zum Thema „Nachhaltige Schülerfirmen" etabliert (www.nachhaltige-schuelerfirmen.de).

Zugrunde liegen muss einem Handeln für eine nachhaltige Entwicklung die Abschätzung der Auswirkungen des eigenen Tuns bzw. Nicht-Handelns. Umstritten ist, ob alle so genannten drei Säulen der Nachhaltigkeit (Ökonomie, Ökologie, soziale Gerechtigkeit) gleichwertig umsetzbar sind und ob nicht weitere Säulen, z. B. Kommunikation hinzugezählt werden müssen, um Nachhaltigkeit durchsetzen zu können.

Unstrittig ist, dass Konzepte des nachhaltigen Handelns jeweils auf konkrete Ebenen heruntergebrochen werden müssen. Dies impliziert die Entwicklung von Zielen und Strategien, weshalb nachhaltiges Handeln immer auch durch Leitbilder (z. B. von Schulen) initiiert und gestützt werden muss. Zur Umsetzung nachhaltigen Handelns gibt es grundsätzlich vier Basisstrategien:

- Effizienz
- Suffizienz
- Konsistenz
- Partizipation

Unter **Effizienz** versteht man, dass der Einsatz von Ressourcen bei vergleichbarem Ergebnis minimiert wird. **Suffizienz** bedeutet, dass Lebensstile oder Konsummuster in Hinblick auf Nachhaltigkeit verändert werden. **Konsistenz** bedeutet die Anpassung des eigenen Handelns an natürliche Kreisläufe und Prozesse (z. B. Einsatz regenerativer Energien). **Partizipation** berücksichtigt die demokratische Entscheidungsfindung.

Ob alle Prinzipien bei jeder Entscheidung zum Tragen kommen, muss im Einzelfall bestimmt werden. Wichtig ist, dass das Prinzip nachhaltigen Handelns grundsätzlich im Alltag verankert wird. Damit bezieht sich Nachhaltigkeit nicht nur auf Produkte, sondern vor allem auf Prozesse zur Erstellung von Produkten oder Dienstleistungen und ist als grundsätzliches Leitbild dem alltäglichen Handeln im Privatbereich, in der Gesellschaft und im Beruf zugrunde zu legen, also auch bei Ernährungsbildung und Schulverpflegung.

3.2 Aufbauorganisation

Um bei Ernährungsbildung und Schulverpflegung nachhaltiges Handeln einzubeziehen, müssen entsprechende Rahmenbedingungen geschaffen werden. Diese werden im Folgenden erläutert.

3.2.1 Nachhaltigkeit als Thema im Rahmen der Ernährungsbildung

Das Leitbild nachhaltigen Handelns gilt dann bei Personen als verinnerlicht, wenn es im privaten und beruflichen Umfeld gelebt wird. Entscheidend ist die Erkenntnis, dass Handeln nach dem Prinzip der Nachhaltigkeit ein Querschnittsthema ist, das sich nicht in Sparten sortieren lässt, sondern im alltäglichen Handeln auf privater, gesellschaftlicher und beruflicher Ebene zum Ausdruck kommen soll. Angewendet auf Bildungsmaßnahmen, wie z. B. die Ernährungsbildung, soll beim Lernen entsprechend dem Prinzip der Nachhaltigkeit die Fähigkeit zur Selbstbestimmung, Mitbestimmung und Solidarität gefördert werden.

Für die Umsetzung von Nachhaltigkeit im Rahmen der beruflichen Handlungskompetenz werden die Teilkompetenzen Fach-, Methoden-, Human-/Personal- und Sozialkompetenz benötigt. Danach sollen Problemlösungen nach folgenden Grundsätzen erarbeitet werden:

- zielorientiert
- basierend auf Wissen und Erfahrungen
- sachgerecht

- durchdacht
- kreativ
- individuell und sozial verantwortlich
- selbstständig
- ergebniskritisch
- lernend

Für eine alltägliche Lebensführung und Lebensgestaltung setzt dies voraus, dass Wissen entsprechend umfassend vermittelt wird, z. B. durch die Ernährungsbildung an Schulen. Konkret kann im Rahmen der Ernährungsbildung ein nachhaltiges Handeln entlang der Lebensmittelkette von der Urproduktion (Anbau, Tierhaltung) bis zum Verzehr veranschaulicht werden (siehe Kasten).

Themenbereiche nachhaltigen Handelns im Rahmen der Ernährungsbildung

- Warenkunde von Lebensmitteln und deren Gruppeneinteilung
- Erzeugung von Lebensmitteln (konventionell, ökologisch)
- Transport von Lebensmitteln und Speisen
- industrielle (Vor-)Verarbeitung von Lebensmitteln (Convenience-Produkte)
- Lebensmittelbeschaffung (Aspekte von Regionalität und Saison)
- Lagerhaltung: Ort (Temperatur, Feuchtigkeit), Dauer, gegenseitige (Un-)Verträglichkeit bestimmter Lebensmittel bei gemeinsamer Lagerung
- Vorbereitung der Lebensmittel: Geräteeinsatz und Arbeitskraft, Wasserverbrauch, Hygiene
- Zubereitung von Speisen und Getränken: Geräteeinsatz (Art, Größe, Programmwahl, Einsatzdauer, Energieverbrauch), Hygiene
- Nachbereitung: Reste-, Wertstoff und Abfallmanagement
- gemeinsames Essen
- Reinigung (Geschirr, Kochgeschirr, Geräte, Oberflächen ...)

Eine Zubereitung von Speisen und Getränken als praktische Ergänzung einer theoretischen Ernährungsbildung kann in Schulen grundsätzlich folgendermaßen erfolgen:

- Im **Klassenzimmer** im Klassenverbund oder im Rahmen von Schulprojekten. Die Möglichkeiten sind hier eingeschränkt, in der Regel ist nur die Zubereitung und Verkostung z. B. von Kaltgetränken, Salaten oder Snacks möglich.
- Im **Fachraum** Hauswirtschaft (Lehrküche) im Klassenverbund oder in Gruppen. Hier wird entsprechend des Lehrplans unterrichtet (Hauswirtschaft) oder Projekt- oder Arbeitsgruppen (z. B. im offenen Ganztagsbetrieb) nutzen den Fachraum unter Anleitung mehr oder weniger regelmäßig.

- In **Schulküchen** (Mensa-, Großküche). Diese sind aus hygienischen und organisatorischen Gründen nur für das Küchenpersonal zugänglich. Eine Ausnahme bilden Schülerfirmen mit dem Auftrag einer Verpflegungserstellung, wobei die Mitglieder dieser Schülerfirmen dann im Rahmen ihrer Tätigkeit als Küchenpersonal zählen und auch entsprechend nach Infektionsschutzgesetz erstbelehrt und bezüglich Hygieneregeln unterwiesen sein müssen. Die in Schulküchen vorhandene Ausstattung entspricht nach Art und Größe nicht den Geräten im Privathaushalt, dennoch lassen sich Prinzipien nachhaltigen Handelns (z. B. Wasser- und Energiesparen) bei der Nahrungsvor-, -zu- und -nachbereitung auf Privathaushalte übertragen.

Zwischen den drei genannten Hauptaktionsplätzen für Nahrungszubereitung in Schulen gibt es in der Praxis schulspezifisch viele Lösungen für den Einzelfall, z. B. wenn mit Schülern Weihnachtsplätzchen im Backofen der Küchenzeile eines Lehrerzimmers gebacken werden oder Schüler für Schulfeste dabei helfen, Buffets vorzubereiten. Diese – meist auf besonderes Engagement einzelner Lehrkräfte zurückzuführende – Schülerbeteiligung ist pädagogisch sicher wertvoll, hierfür auch geltende Hygieneregeln und Aspekte der Nachhaltigkeit werden für diese Sonderfälle aber meist nicht beachtet. Damit wird eine Chance vertan, für Schüler das Prinzip der Nachhaltigkeit in der praktischen Umsetzung greifbar zu machen.

Schwierig ist die Vermittlung von Handlungsoptionen für eine nachhaltige Entwicklung an Schulen dann, wenn Nachhaltigkeit nicht im schulischen Leitbild verankert ist und Lehrkräfte dieses Thema weder theoretisch fundiert vermitteln können noch in ihrem Alltagsverhalten ein entsprechendes Vorbild sind. Deshalb kann es sinnvoll sein, in Schulen für den Bereich Ernährungsbildung und Schulverpflegung externe Fachkräfte (z. B. freiberuflich tätige Ökotrophologen, hauswirtschaftliche Fachkräfte, Diätassistenten, Landfrauen, Mitarbeiter der Vernetzungsstelle Schulverpflegung etc.) hinzuzuziehen und im Rahmen von Unterrichtsgängen landwirtschaftliche Betriebe oder Geschäfte des Lebensmitteleinzelhandels zu besuchen.

Zunehmend wird beim Thema „Nahrungszubereitung in Schulen" der ökologische Aspekt berücksichtigt, d. h., bei der Auswahl der Lebensmittel, der Zubereitung und der Resteverwertung wird auf eine möglichst geringe Belastung der Umwelt und eine Ressourcenschonung geachtet. Werden Nachhaltigkeitsaspekte insgesamt eingeschlossen, können hinsichtlich der ökonomischen Säule zusätzlich die Beschaffungs- und Zubereitungskosten einbezogen werden. Soziale Aspekte finden sich in der gemeinsamen Umsetzung (Beschaffung, Zubereitung, Verzehr, Aufräumen). Insofern eignet sich das Thema „Ernährungsbildung" in Theorie und Praxis hervorragend für eine schulische Bildung für nachhaltige Entwicklung, sei es integriert in Unterricht, Projekte oder Arbeitsgruppen.

Arbeitsmaterialien zur Nachhaltigkeit für Lehrkräfte

Eine gute Grundlage für die Einarbeitung in das Thema bieten Arbeitsmaterialien, die für Lehrkräfte im Internetportal „lehrer-online" im Bereich Bildung für Nachhaltige Entwicklung ([BNE], ▸ Kapitel 3.1) zur Verfügung gestellt werden. Bezogen auf Nahrungszubereitung können Tipps des Umweltbundesamts für den Privathaushalt auch für Schulen hilfreich sein. Für Berufsbildende Schulen stehen inzwischen auch Materialien aus dem Projekt der Fachhochschule Münster zur Verfügung (▸ Kapitel 3.4.2).

3.2.2 Nachhaltigkeit als Nahtstelle zwischen Ernährungsbildung und Schulverpflegung

Die Bemühungen um Ernährungsbildung im Rahmen einer Bildung für nachhaltige Entwicklung werden durch die Schulverpflegung leider häufig konterkariert. Die gelernten Regeln (z. B. aid-Ernährungsführerschein, Regeln der Vollwerternährung, ▶ Kapitel 1) finden sich in Speiseplänen und Gerichten sowie den außerhalb der Schule erworbenen Speisen der Schüler (vor allem im Sekundarbereich II wird das Fast-Food-Angebot in der Umgebung der Schule genutzt) häufig nicht wieder.

Sinnvoll wäre beispielsweise, wenn im Rahmen eines Hauswirtschaftsunterrichtes Rezepte mit saisonalen und regionalen Lebensmitteln zubereitet werden, sich ähnliche Speisen zeitnah in der Schulverpflegung finden und dies im Nachgang im Unterricht unter Nachhaltigkeitsaspekten reflektiert würde. Dies setzt eine Bereitschaft von für die Schulverpflegung zuständigen Lehrkräften, Fachlehrkräften der Hauswirtschaft und den Anbietern von Schulverpflegung voraus, aufeinander zu zu gehen, zu kommunizieren und voneinander zu lernen.

In der Regel kennen auf der einen Seite die Anbieter von Schulverpflegung nicht die Rahmenbedingungen, die – durch Lehrpläne und Unterrichtssituationen festgelegt – das Handeln der Lehrer beeinflussen. Auf der anderen Seite haben die Lehrkräfte keinen Einblick in die Beschaffungsvorgaben der Schulträger, die Küchenausstattung und Kostenstrukturen für die Schulverpflegung. Runde Tische mit regelmäßigem Erfahrungsaustausch, idealerweise unter Beteiligung der zuständigen Schulträger, Lehrkräfte, Schülervertreter oder Eltern könnten für viele Missverständnisse und Probleme im Detail einvernehmliche Lösungen bringen und so dabei helfen Schulverpflegung transparent und langfristig tragfähig zu gestalten.

Die Akzeptanz der von der Schule bereitgestellten Verpflegung wäre sicher in vielen Fällen höher, wenn Nachhaltigkeitsaspekte (ökologisch, ökonomisch, sozial) besser berücksichtigt würden, z. B. wenn

- Informationen über Herkunft der Lebensmittel und Inhaltsstoffe der Speisen über das gesetzlich vorgeschriebene Maß der Lebensmittelkennzeichnungsverordnung hinaus verdeutlicht würden (dies gilt vor allem für mit Phantasienamen bezeichnete Speisen, häufig übernommen von Herstellern von Convenienceprodukten),
- Schüler (bei Grundschulen gegebenenfalls Eltern) besser über Rahmenbedingungen von Speisenangeboten informiert und aktiv in die Speisenplanung unter Berücksichtigung einer gesunden Ernährung einbezogen würden,
- angelieferte Gerichte vor Ort gegebenenfalls noch einmal erwärmt und um Komponenten wie Rohkost oder Salate in der Schule ergänzt werden könnten,
- die sensorische Qualität der Speisen den Schülern mehr entsprechen würde,
- die Verzehrsatmosphäre für ein gemeinsames Essen ansprechend gestaltet würde und Schüler und Betreuungs- bzw. Lehrkräfte gemeinsam essen,

- eine Schlichtungs- oder Beschwerdestelle in der Schule eingerichtet würde mit entsprechend geregelter Beschwerde"kultur", denn in der Praxis wird häufig ohne konkrete Argumente über Schulverpflegung geschimpft.

Nachhaltigkeit könnte ein Schlüssel sein, um Schulverpflegung als gemeinsame Aufgabe aller Beteiligten (der Schule, des Schulträgers, gegebenenfalls von Betreiber, Lieferant und Entsorger) zu etablieren und deren Akzeptanz zu fördern. Beispielsweise könnte sich eine Gruppe der Schule im Rahmen eines Projektes mit Nachhaltigkeitskriterien für die Schulverpflegung befassen und Lieferanten und Speisenpläne bzw. Gerichte entsprechend bewerten. Dokumentierte Ergebnisse können dann fundiert mit Caterern und Schulträgern diskutiert werden und möglicherweise zu einer Verbesserung der Situation vor Ort beitragen.

Hilfreich ist in diesen Fällen, wenn

- Nachhaltigkeit als Prinzip im schulischen Leitbild verankert ist,
- Schulleitung und (für die Schulverpflegung zuständige) Lehrkräfte im Sinn der Nachhaltigkeit nachvollziehbar agieren,
- ein Ganztagsbetrieb als Chance für Ernährungsbildung betrachtet wird,
- Schulverpflegung und Ernährungsbildung als Einheit betrachtet werden.

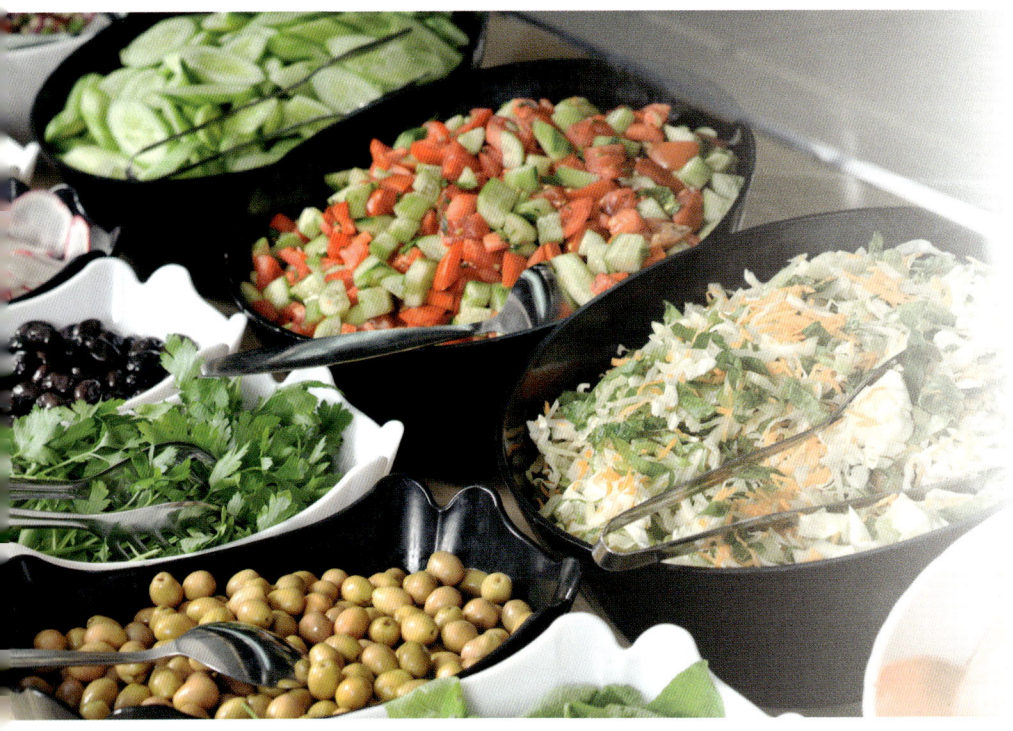

Im Sinne der Nachhaltigkeit sollte die alltägliche Schulverpflegung den Inhalten der Ernährungsbildung entsprechen

3.3.1 Nachhaltigkeit im Leitbild der Schulverpflegung

Grundsätzlich sollte im Leitbild einer Schule verankert sein, inwieweit Nachhaltigkeitsaspekte auch bei der Schulverpflegung eine Rolle spielen, und zwar bei Speisen und Getränken. Gibt es an der Schule bereits ein Umwelt- oder Qualitätsmanagement, sollte die Verpflegung in das Nachhaltigkeitskonzept einbezogen werden, um auf Dauer ökologische, ökonomische und soziale Aspekte umsetzbar gestalten zu können.

Die Umsetzung von Nachhaltigkeitsprinzipien in der Schulverpflegung ist schulspezifisch unterschiedlich. Eine Rolle spielen einerseits Voraussetzungen der Schule wie Art, Größe und Leitbild, andererseits verpflegungsspezifische Kriterien wie Verpflegungskonzept, Betreiber bzw. Anbieter und örtliche Gegebenheiten (Räumlichkeiten, Küchenausstattung, Bestell- und Abrechnungssystem, Kombination mit Pausen- bzw. Zwischenverpflegung, Konkurrenzangebote im örtlichen Umfeld). Grundsätzlich müssen Schulträger und Schule ihre Vorstellungen von Nachhaltigkeit in der Organisation und den Abläufen der Schulverpflegung möglichst im Vorfeld klären. Das bedeutet, dass

- es auf beiden Seiten konkrete Ansprechpartner (mit Vertretungsregelung!) und geklärte Zuständigkeiten geben muss,
- beide Seiten ihre Vorstellungen und Rahmenbedingungen im Vorfeld der Erstellung von Leistungsverzeichnissen konkretisieren, denn wenn das Prinzip der Nachhaltigkeit hier nicht anhand nachprüfbarer Kriterien aufgenommen wird, stehen die Chancen schlecht, dies später durchzusetzen;
- sich der Schulträger nicht nach einer Investition für eine Schulküche (unabhängig davon welcher Art) zurückzieht, sondern sich auch hinsichtlich des Betriebes zuständig fühlt. Dies gilt nicht nur für die Versorgung der Schülerschaft mit Speisen und Getränken, sondern auch für die Abläufe „hinter den Kulissen", da hier die Grundlagen für Nachhaltigkeit und Verpflegungsqualität gelegt werden (z. B. Art und Menge der verwendeten Reinigungsmittel, Wasser- und Energieverbrauch in Abhängigkeit von zur Verfügung gestellten Sachgütern).

3.3.2 Getränke

Die häufig vergessene oder in der Regel von der Speisenausgabe abgekoppelte Getränkeversorgung ist aus Sicht der Nachhaltigkeit häufig problematisch. Getränkeautomaten (die häufigste Variante an Schulen zur Getränkeausgabe) sind aus Kostengründen meist nur mit einem klassischen Kaltgetränkesortiment an zuckerhaltigen Softdrinks befüllt. Diese sind unter ernährungsphysiologischen und nachhaltigen Aspekten sehr ungünstig. Gleichzeitig besteht in Schulküchen häufig keine Möglichkeit, z. B. Warmgetränke wie Früchte- oder Kräutertees zuzubereiten. Eine Chance für Schulen, hierdurch (als ökonomische Säule der Nachhaltigkeit) kostengünstig zu einer gesunden Ernährung beizutragen oder einen Deckungsbeitrag der Schulverpflegung zu unterstützen, wird so vertan. Eine Warmgetränkeversorgung bietet – mit Ausnahme von Milch – hygienisch kaum Probleme und könnte von Schülern relativ problemlos (im Rahmen des sozialen Aspekts von Nachhaltigkeit) selbst „in die Hand genommen" werden.

Bei einer Getränkeversorgung in Einzelportionen sollte aus ökologischen Gründen auf Mehrwegverpackung (Pfandflaschen) geachtet werden, was entweder die Aufstellung eines Rücknahmeautomaten oder ein personell unterstütztes Rückgabesystem erfordert. Denkbar ist auch eine Versorgung mit Leitungswasser (das mit am besten kontrollierte und kostengünstigste Lebensmittel). In einer Kooperation mit dem örtlichen Wasserversorgungsunternehmen (Aufstellen von Brunnen, Übernahme der regelmäßig erforderlichen Kontrolle der Wasserqualität) könnte für Schulen diese Maßnahme kostengünstig zu realisieren sein.

An diesem Beispiel zeigt sich, dass alle einzelnen Faktoren der Schulverpflegung ineinander greifen (z. B. Abgabe der Getränke über Ausgabestelle der Speisen oder separat?) und dass mit Investitionen auf der einen Seite (z. B. Pfandflaschenautomat) Ausgaben auf der anderen Seite (geringere Gebühren für Abfall) gespart werden können. Auch aus Nachhaltigkeitsaspekten sind also Investitionen (Aufbauorganisation) und Betrieb (Ablauforganisation) von allen verantwortlich Beteiligten der Schulverpflegung zu berücksichtigen.

3.3.3 Energie- und Wasserverbrauch

Auch der Energieverbrauch einer Schulküche sollte unter Nachhaltigkeitsgesichtspunkten betrachtet werden, denn es wird eine erhebliche Menge elektrischer Energie benötigt für Kühllagerung, Raumheizung, Beleuchtung, elektrische Küchengeräte, Warmwasserbereitung (Spülen und Reinigen), gegebenenfalls Ausgabetheken, Lüftung, Kühlung, Klimatisierung und besonders für die Garprozesse bei der Zu- und Aufbereitung. Der Umfang der einzelnen Energiebedarfe wird vom jeweiligen Verpflegungssystem bestimmt. Der Energieverbrauch kann beispielsweise minimiert werden durch:

- Einbau von energiesparenden Geräten
- Einsatz von Energiesparlampen
- Reduktion der Warmhaltezeiten
- ressourcenschonendes Verhalten (z. B. Geräte nur zur direkten Benutzung ein und sofort nach Benutzung ausschalten und Stand-by-Geräte abschalten, regelmäßiges Entkalken)

Die (Groß-)Geräte (z. B. auch Ausgabetheken mit „Bain Maries") für eine Schulküche sollten beim Kauf zusätzlich zu einem geringen Stromverbrauch auch nach ihrem geringen Wasserverbrauch ausgewählt werden. Wenn Alternativen vorhanden sind, ist mit Erdgas beheizten Geräten der Vorzug zu geben vor elektrischen, da es sich bei Erdgas um Primärenergie handelt und der tatsächliche Wirkungsgrad größer ist.

Der Wasserverbrauch kann zusätzlich um 30 bis 50 Prozent gesenkt werden, wenn Armaturen mit Durchflussbegrenzern und Strahlreglern (Perlatoren) versehen werden und die Mitarbeiter zu einem ressourcenschonenden Umgang angeleitet werden. Das aus hygienischen Gründen ohnehin empfohlene sensorgesteuerte Handwaschbecken ist auch aus ökologischen Gesichtspunkten zu empfehlen.

3.3.4 Weitere Aspekte nachhaltiger Schulverpflegung

Wenn Lebensmittel aus **ökologischer Produktion** eingesetzt werden, trägt dies zur nachhaltigen Wirtschaftsweise bei, da ökologische Betriebe in möglichst geschlossenen Kreisläufen arbeiten. Bioprodukte können häufig ohne Mehrkosten in den Speisenplan eingebunden werden, wenn sie regional und saisonal verfügbar sind. Darüber hinaus unterstützt man so zusätzlich die heimische Wirtschaft und spart Transportwege. Nahe gelegene Betriebe, von denen man regelmäßig Ware bezieht, sind unter Umständen auch eher bereit, als Orte der Information und für Exkursionen von Schülern zu dienen. Ebenso sollte bei der Wahl der **Reinigungsmittel** auf die Umweltverträglichkeit geachtet werden. Dabei gilt in der Schule wie im Privathaushalt „weniger ist mehr". Wenn die Küchenausstattung so gewählt wird, dass sie leicht zu reinigen ist, kann man auch mit „sanften" Produkten zu guten Reinigungsergebnissen kommen.

Das **Abfallaufkommen** gehört zu den wichtigsten Nachhaltigkeits-Aspekten bei der Schulverpflegung. Abfallvermeidung geht hier vor Wiederverwertung und (sachgerechter und ökologischer) Entsorgung. Um das Abfallaufkommen zu reduzieren empfiehlt es sich, Produkte (Food- und Nonfood) einzukaufen, die nur sehr wenig oder gar nicht verpackt sind. Großgebinde sind Einzelverpackungen vorzuziehen. Einweggeschirr und -verpackungen sollten vermieden werden. Es sollten Lieferanten bevorzugt werden, die z. B. in Mehrwegkisten liefern.

Pflanzliche Abfälle können z. B. dem Kompost des Schulgartens zugeführt werden. Tierische Speisereste müssen nach dem Tierkörperbeseitigungsgesetz gesondert entsorgt werden. Wertstoffe (Glas, Papier, Kunststoffe) sind getrennt voneinander zu sammeln und zu entsorgen. Dafür müssen entsprechende Sammelbehälter – getrennt vom Lebensmittellagerraum – zur Verfügung stehen. Ein eventuell notwendiger eigener Lagerraum für Speiseabfälle muss kühl, belüftet und getrennt vom Wareneingang sein, deshalb sollte die Menge dieser Abfälle bewusst gering gehalten werden (z. B. durch Trennung von kompostierbaren Stoffen und Speiseresten, individuell portionierte Mengen bei der Speiseausgabe, Verwertung von Resten, die die Küche noch nicht verlassen hatten). Wenn weniger Abfall entsteht, wird nicht nur die Umwelt geschützt, sondern es entstehen weniger Kosten bei der Beschaffung und Entsorgung.

3.3.5 Fazit

Nachhaltigkeit in der Schulverpflegung muss aktiv gelebt werden. Deshalb sollte das Bewusstsein hierfür bei den für Schulverpflegung verantwortlichen Personen, Mitarbeitern und Schülern geweckt und regelmäßig Kenntnisse erweitert und vertieft werden. Beispielsweise können Richtlinien für den Einkauf von Geräten und Verbrauchsmitteln hinsichtlich der Energieeffizienz, Lebensdauer und Umweltbelastung formuliert werden. Auch kleine Lösungen, die wenig kosten, helfen bereits, wie z. B. der Einsatz von Thermostatreglern oder die Beschaffung von Thermoskannen für Heißgetränke. In größeren Schulen und bei Schulträgern kann die Ernennung eines Beauftragten für Schulverpflegung und Nachhaltigkeit dem Thema Nachdruck verleihen und die Umsetzung erleichtern.

Nachhaltigkeit als Handlungsprinzip kann im 21. Jahrhundert nur realisiert werden, wenn es im Alltag auf allen Ebenen verankert wird. Neben den dargestellten allgemeinen Möglichkeiten der Umsetzung im Bereich „Ernährungsbildung und Schulverpflegung" (▷ Kapitel 3.2 und 3.3) sind nachfolgend zwei Projektbeispiele näher erläutert. Zum einen das Projekt „Ressourcenmanagement" des WABE-Zentrums, zum anderen das Projekt „Nachhaltigkeit im Berufsfeld Ernährung und Hauswirtschaft". Während es beim Ressourcenmanagement vor allem darum ging, aus ökologisch erzeugten Lebensmitteln möglichst Ressourcen schonend Speisen bzw. Käse herzustellen, bezieht sich das zweite Projekt auf hauswirtschaftliches Handeln in allen Ausbildungsbereichen und -ebenen.

Die Ergebnisse des Projekts „Ressourcenmanagement" können in Schulen den Handlungsanreiz schaffen, den Ressourcenverbrauch an Energie und Wasser sowie den Arbeits(zeit)aufwand bei der Zubereitung frischer Lebensmittel im Rahmen von Unterricht und bei der Verpflegungserstellung zu ermitteln und durch geeignete Maßnahmen zu verringern. Die Beschaffung und Nutzung von mobilen Zählern zur Messung des Stromverbrauchs kann ein erster Schritt sein, um Schülern einen Praxisbezug für den Ressourcenverbrauch bei der Nahrungszubereitung im Alltag zu vermitteln. Die in der Darstellung des Projekts „Ressourcenmanagement" vermittelten Beispiele und detailliert ausgewiesenen Arbeitsabläufe sind vor allem für die Praxis in Lehrküchen sowie für die Schulverpflegung hilfreich.

Das zweite nachfolgend dargestellte Projekt unter der Leitung der Fachhochschule Münster zeigt auf, wie verschiedene Einzelthemen im Berufsfeld Ernährung und Hauswirtschaft unter Nachhaltigkeitsaspekten realisiert wurden. Die im Zuge des Projektes erstellte Veröffentlichung enthält detaillierte Hinweise und Anleitungen zur Unterrichtsgestaltung und zum Einsatz von Materialien. Diese wurden basierend auf didaktischen Analysen und kreativen Aktionsbeispielen erstellt. Die Ausführungen können als Basis für den Unterricht sowie für die praktische Nahrungszubereitung in Klassen- oder hauswirtschaftlichen Fachräumen dienen.

3.4.1 Projekt: Ressourcenmanagement in Theorie und Praxis für handwerkliche Lebensmittelproduktion und Verpflegung

Rahmenbedingungen und Aufgabenstellung

Das Projekt „Ressourcenmanagement in Theorie und Praxis für handwerkliche Lebensmittelproduktion und Verpflegung" wurde im WABE-Zentrum – Klaus-Bahlsen-Haus, dem Versuchsbetrieb des Studiengangs Ökotrophologie der Fakultät Agrarwissenschaften und Landschaftsarchitektur an der Hochschule Osnabrück, durchgeführt. Ziel ist der minimale Ressourceneinsatz bei der Erfüllung vorgegebener Aufgaben mit der Entwicklung von Optimierungspotenzialen.

Wesentliche Arbeitsbereiche im WABE-Zentrum bilden die Verpflegung, die handwerkliche Käseherstellung, das Veranstaltungsmanagement und die damit verbundene Wäschepflege. Für die Erstellung dieser Produkt- und Dienstleistungsangebote spielen die Ressourcen „Arbeitskraft", „Wasser" und „Energie" eine unverzichtbare Rolle. Ohne eine Nutzung dieser Ressourcen lässt sich kaum eine dieser Aufgaben bewältigen. Aus diesem Grund wurden im Rahmen von Arbeitsstudien Kennzahlen zum Arbeitszeit-, Energie- und Wasseraufwand bei der Herstellung von

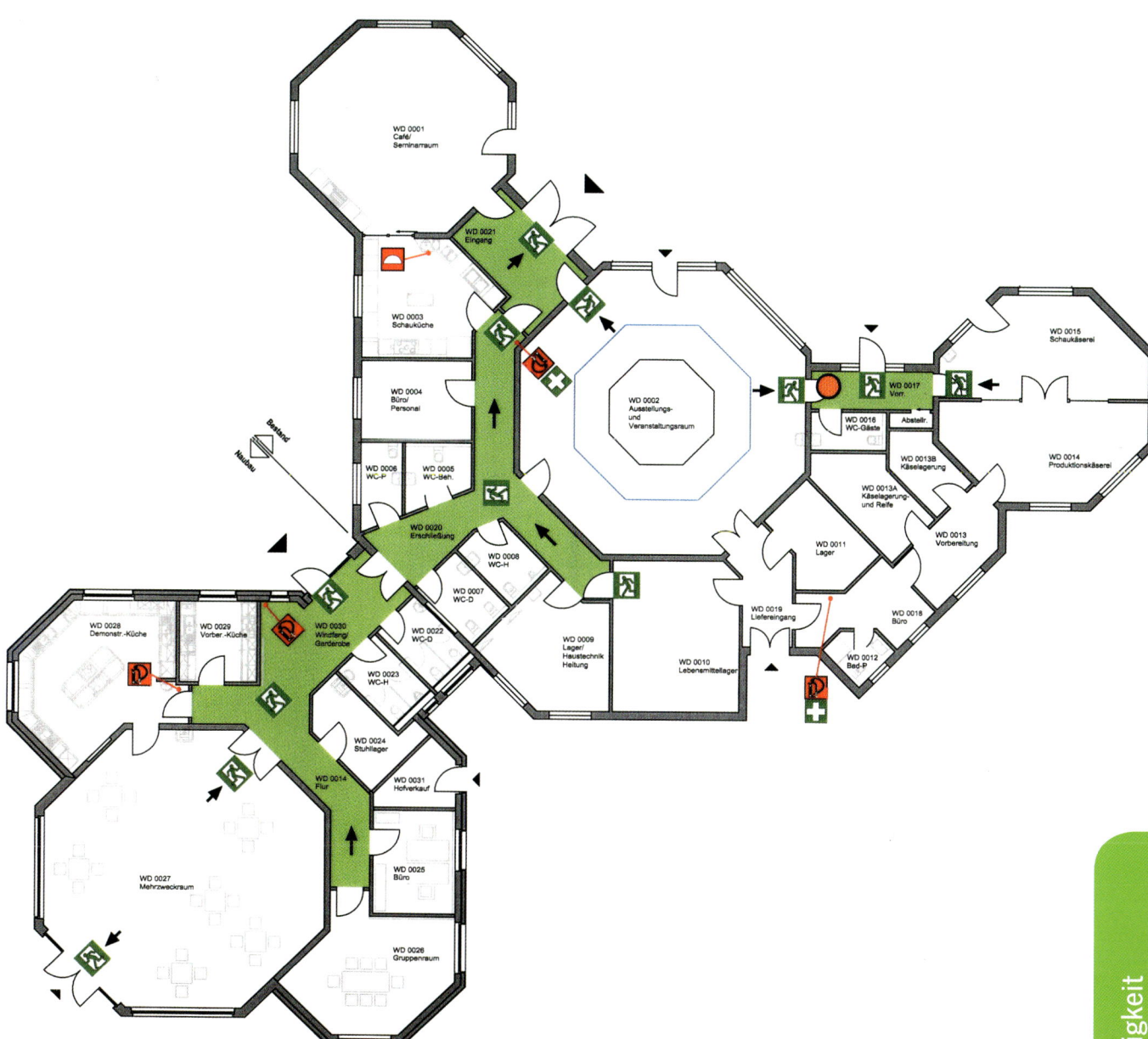

Abb. 3.2: Gebäudeplan WABE-Zentrum mit dem im Juni 2011 eröffneten Anbau

Speisen (für Gruppen bis zu 100 Personen) und Käse im WABE-Zentrum in den Jahren 2007 bis 2009 ermittelt. Diese Kennzahlen bilden die Beurteilungsbasis für ein Ressourcenmanagement, dessen Hauptaufgaben eine umfassende, systematische, prozessorientierte Planung, Umsetzung und Kontrolle von einzusetzenden und eingesetzten Ressourcen darstellen.

Eine systematische Erfassung detaillierter Verbrauchsmengen in Verbindung mit arbeitswissenschaftlichen Studien bietet eine aussagekräftige Basis für eine konsequente Weiterführung und -entwicklung nachhaltigen Handelns, unterstützt durch ein Ressourcenmanagement.

Die Veröffentlichung der Untersuchungsergebnisse in der Schriftenreihe Ökotrophologie der Hochschule Osnabrück (LEICHT-ECKARDT 2009 b) erlaubt es Einrichtungen der Gemeinschaftsverpflegung (z. B. Anbieter von Schulverpflegung) und kleinen Lebensmittel erzeugenden Betrieben, von diesen Erkenntnissen zu profitieren. Denn die Kostensteigerung für Energie- und Wasserversorgung, aber auch die globale Verschärfung der Umweltprobleme und die begrenzt zur Verfügung stehenden Ressourcen von Fachkräften haben zur Folge, dass Einrichtungen der Gemeinschaftsverpflegung und kleine Lebensmittel erzeugende Betriebe den Aspekten Qualität, Umwelt, Ressourcen und Arbeitssicherheit eine immer größere Bedeutung beimessen müssen. Zudem begreifen sich auch die Abnehmer von Verpflegungsleistungen – auch infolge ihrer Auswahlmöglichkeiten – immer mehr als Kunden, die umworben werden wollen. Um auch in Zukunft leistungs- und wettbewerbsfähig zu bleiben, zufriedene Kunden sowie gesunde und motivierte Mitarbeiter zu haben, bedarf es einer effizienten und nachhaltigen Bewirtschaftung von Ressourcen auch in der Schulverpflegung.

Nachhaltigkeit im Konzept des WABE-Zentrums

Aspekte der Nachhaltigkeit (ökonomische, ökologische und soziale, ▶ Kapitel 3.1) wurden bereits bei der Planung und Errichtung des WABE-Zentrums berücksichtigt. So wurde beispielsweise beim Bau des Zentrums mit seinen Veranstaltungsräumen, der Produktionsküche und der Käserei auf die Verwendung von nachwachsenden oder recycelten Rohstoffen gesetzt, die einen geringen Verbrauch von Ressourcen bei Herstellung, Transport und Verarbeitung der Baustoffe aufweisen und bei Produktion, Verarbeitung, Benutzung und Entsorgung keine negativen Einflüsse auf die Gesundheit haben. Ferner wird durch ein Wärmeschutz- und Luftdichtheitskonzept sowie die Nutzung von Regenwasser, Abwärme und modernster Technik im barrierefreien, ebenerdigen WABE-Zentrum ein möglichst Ressourcen schonender Betrieb gewährleistet.

Die baulichen und technischen Rahmenbedingungen erfüllen alle gesetzlichen Vorgaben, die an Betriebe gestellt werden, die Lebensmittel und Speisen produzieren und in Verkehr bringen (z. B. abwaschbare Wandbeläge, Belüftung, Belichtung und Beleuchtung). Darüber hinaus wurde aber auch ein besonderes Augenmerk auf die ergonomische und ästhetische Gestaltung der Arbeitsplätze gelegt.

Das WABE-Zentrum fördert die Idee der Nachhaltigkeit in Wissenschaft und Praxis von der Lebensmittel-Urproduktion bis hin zur Speisenherstellung. Aus diesem Grund kommen ökologisch erzeugte regionale Lebensmittel zum Einsatz und es werden fortlaufend quantitativ und qualitativ Ressourcen erfasst. Ein zertifiziertes und validiertes Qualitäts- und Umweltmanagement bietet einen zuverlässigen Rahmen für effektive, effiziente und nachhaltige Arbeitsabläufe. Das Qualitäts- und Umweltmanagement des WABE-Zentrums ist nach DIN EN ISO 9001:2008 und nach DIN EN ISO 14001:2005 zertifiziert, das Umweltmanagementsystem ist zusätzlich nach EMAS validiert.

Zielsetzung

Ziel dieses Projektes ist es, auf wissenschaftlicher Basis und dabei anwendungsorientiert die wesentlichen Aspekte des Ressourcenmanagements in der Herstellung von Lebensmitteln und Speisen darzustellen. Diese Studie soll kleinen Betrieben der Gemeinschaftsverpflegung (Gruppen bis zu 100 Personen), aber auch dem WABE-Zentrum selbst, eine Orientierungshilfe für eine nachhaltige Planung und Ausführung der Verpflegungsleistung für Gruppen bieten. Weiterhin sollen die ermittelten Kennzahlen der kontinuierlichen Verbesserung im Rahmen des Qualitäts- und Umweltmanagements des WABE-Zentrums dienen, indem sie über die Analyse der Prozessabläufe mögliche Verbesserungspotenziale aufdecken.

Maßnahmen und Methoden

Das WABE-Zentrum bietet aufgrund seines konsequenten Nachhaltigkeits-Konzepts für den Bereich der Veranstaltungen mit Verpflegung und die handwerkliche Käseproduktion eine ideale Ausgangssituation zur Durchführung eines Projekts „Ressourcenmanagement". Um auch anderen Betrieben Anhaltspunkte zu liefern, damit sie ihren jetzigen und künftigen Ressourcenverbrauch besser erkennen und optimieren können, wurde zum Projekt „Ressourcenmanagement" eine Publikation erstellt („Ressourcenmanagement in Theorie und Praxis für handwerkliche Lebensmittelproduktion und Verpflegung", LEICHT-ECKARDT 2009 b). In dieser wird mit einer Darstellung der relevanten Begrifflichkeiten und Rechtsvorschriften sowie mit Informationen über bauliche, technische, arbeitsspezifische und ökonomische Rahmenbedingungen des Ressourceneinsatzes begonnen:

- Grundlagen des Ressourcenmanagements: Schaffung einer einheitlichen Basis für das Verständnis u. a. der Begriffe „Ressourcen" und „Management"
- rechtliche Rahmenbedingungen: Lebensmittelrecht, Hygienerecht, Arbeitsrecht und spezielle Vorschriften für die Produktion und Inverkehrbringung von Lebensmitteln und Speisen
- finanzwirtschaftliche Rahmenbedingungen: Klärung der Grundlagen des betrieblichen Rechnungswesens, qualitätsbezogener Kosten und betrieblicher Kennzahlen
- arbeitswissenschaftliche Rahmenbedingungen: Ergonomie, Arbeitsschutz und betriebliche Gesundheitsförderung
- bauliche Rahmenbedingungen: Gestaltung von Arbeitsstätten, Raumklima und Aufteilung der Arbeitsbereiche in hygienisch reine und unreine Bereiche bei der Herstellung von Lebensmitteln und Speisen
- technische Rahmenbedingungen: Klärung des Energiebedarfs, der Energie- und Wasserversorgung, Abwasserentsorgung sowie der Geräteausstattung

Diese systematische wissenschaftlich fundierte Darstellung der Rahmenbedingungen soll Betrieben eine Planung neuer oder eine Umgestaltung vorhandener Arbeitsbereiche erleichtern.
Nach dieser theoretischen Einleitung erfolgt eine exemplarische Darstellung der Prozessabläufe im Bereich der handwerklichen Käseherstellung, der Verpflegung, des Veranstaltungsmanagements und der Wäschepflege. Die im WABE-Zentrum für die Ressourcenerfassung zugrunde liegenden Prozesse wurden entsprechend aufgegliedert und hinsichtlich des Ressourcenverbrauchs bewertet. Anschließend wurden Verbrauchsmessungen durchgeführt, zusammengefasst und für bestimmte Verpflegungsangebote berechnet. Auch wenn diese Berechnungen spezifisch für das WABE-Zentrum sind, ermöglichen sie doch die Identifizierung grundsätzlicher Einflussgrößen. Auf diese Weise können die ermittelten Daten als Hilfestellung bei der Kalkulation von personellen und sachlichen Ressourcen wie „Arbeitskraft", „Wasser" und „Energie" auch für das Verpflegungsangebot an Schulen dienen.

Durchführung/Ergebnis

Küche/Speisenherstellung

Die Ressourcenerfassung in der Küche des WABE-Zentrums erfolgte durch Mitarbeiter des WABE-Zentrums und wissenschaftliche Projektmitarbeiter. Die Ausstattung aller Geräte in der Küche mit Zählern für den Energie- und Wasserverbrauch ermöglichte die entsprechenden Messungen. Neben einer systematischen Beobachtung wurde der Arbeitszeitaufwand mittels Stoppuhr erhoben. Die Untersuchungen umfassten den gesamten Prozess der Gästeverpflegung, vom Kundenkontakt über die Herstellung von Speisen bis hin zum Veranstaltungsservice, der Reinigung und Resteentsorgung. Damit möglichst für den gesamten Verpflegungsprozess des WABE-Zentrums Daten zum Ressourceneinsatz vorliegen, wurden im Gesamtprozess der Gästeverpflegung drei wesentliche Prozess- und Arbeitsbereiche ermittelt: „Herstellung von Speisen", „Veranstaltungen" und „Textilpflege".

Die gesammelten Daten dieser drei Untersuchungsbereiche wurden im Anschluss an die Erhebungen nach dem Baukastenprinzip so miteinander kombiniert und addiert, dass der Ressourceneinsatz für unterschiedliche Verpflegungsangebote (z. B. variierende Anzahl Gäste, unterschiedlicher Umfang der Verpflegungsleistung), ermittelt werden konnte.

In einem weiteren Schritt wurden dann maßgebliche Einflussfaktoren der Prozesse benannt, beispielsweise Anzahl der Essensteilnehmer, Technik- und Geräteeinsatz, Arbeitsmenge oder Anspruchsniveau der Verpflegung, basierend auf einer Zergliederung der Produktionsprozesse in einzelne Arbeitsschritte. Ein Beispiel aus dem Bereich „Herstellung von Speisen" zeigt ■ Abbildung 3.3.

Mit Hilfe des Zeiterfassungsbogens wurde z. B. die Arbeitszeit, die zur Verrichtung

Teilprozess	Tätigkeiten	Zeitaufwand in Minuten	Anmerkungen
Arbeitsvorbereitung			
	Reinigung des Arbeitsbereichs		
	Rüstung der Maschinen und Geräte		
	Arbeitskleidung ergänzen		
	Reinigung und Desinfektion der Hände		
Vor-/Zubereitung der Speisen			
	Bereitstellen der Zutaten und Hilfsmittel		
	Äpfel waschen, schälen, zerkleinern		
	Zubereitung des Teiges		
	Zubereitung der Streusel		
	Reinigung der Hände/Arbeitsbereiche		
	Backblech vorbereiten		
	Teig auf Backblech ausbreiten		
	Teig mit Äpfeln belegen		
	Teig mit Streuseln belegen		
	Reinigung der Hände		
	Backofen beschicken und einstellen		
	Reinigung der benötigten Geräte, Arbeitsmittel und Arbeitsflächen		
	Zutaten und Hilfsmittel wegstellen		
	Kuchen aus dem Backofen entnehmen		
Bereitstellung der Speisen			
	Schneiden von Kuchenstücken		
	Sensorische Prüfung der Speisen		
	Bereitstellung für die Ausgabe		
Reinigung der Küche			
	Herstellung Spülmittellauge/Essigwasser		
	Reinigung des Geschirrs (Bleche, Messer, Schüsseln etc.)		
	Grundreinigung der Arbeitsflächen, Wände, Rollwagen, Geräte, Maschinen		
	Reinigung des Bodens		
	Wechsel der Geschirr- und Spültücher		
Resteentsorgung			
	Leerung/Reinigung der Abfallbehälter		

Abb. 3.3: Einzelne Arbeitsschritte bei der Herstellung von Apfelkuchen (Leicht-Eckardt 2009 b, S. 216)

der einzelnen Arbeitsschritte der Apfelkuchen-Herstellung nötig ist, erfasst und dokumentiert. Der Verbrauch von Strom, Gas und Wasser wurde von den Zählern an den Geräten abgelesen (Zählerstand vor der Produktion und Zählerstand nach der Produktion, Differenz = Verbrauch). Die Herstellung des Apfelkuchens wurde für 40 Personen durchgeführt. Da nicht für alle Größenordnungen Versuche durchgeführt werden konnten, wurden die Werte für 20, 60, 80, und 100 Personen basierend auf dem gemessenen Ausgangswert errechnet. Die Speisenherstellung erfolgte einmal in einem Gas-Kombidämpfer und einmal im Elektro-Backofen. Die ermittelten Daten wurden gesammelt und tabellarisch dargestellt. Ein Auszug daraus findet sich in ■ Tabelle 3.1.

Die Berechnungsgrundlage für die Ermittlung der Kosten für Wasser und Energie bildeten die Netto-Tarife der Stadtwerke Osnabrück von 2008. Die monetäre Bewertung des Arbeitszeitbedarfs erfolgte mit einem Stundenlohn von 11,80 Euro. Dies entspricht der Bezahlung von qualifiziertem Personal, wie z. B. einer Hauswirtschafterin mit abgeschlossener Berufsausbildung. Die Gesamtkosten für die Erstellung des Apfelkuchens für 40 Personen betrugen – ohne Wareneinsatz – bei Nutzung des Gas-Kombidämpfers 29,46 Euro und bei Nutzung des Elektro-Backofens 29,44 Euro, sodass in diesem Fall die Wahl von Gerät und Zubereitungsprogramm keinen nennenswerten Unterschied bedeutet.
Auf die gleiche Weise wurden Zahlen für verschiedene Menükomponenten erstellt, sodass zuletzt die Möglichkeit bestand, ein Menü aus unterschiedlichen Komponenten zusammenzustellen und den Einsatz der Ressourcen „Arbeit", „Energie" und „Wasser" zu kalkulieren.

Gargerät: Gas-Kombidämpfer		Gargerät: Elektro-Backofen	
	40 Personen*		40 Personen*
Stromverbrauch in kWh	0,11	Stromverbrauch in kWh	0,91
Kosten Stromverbrauch in €	0,02	Kosten Stromverbrauch in €	0,14
Gasverbrauch in kWh	2,49	Gasverbrauch in kWh	
Kosten Gasverbrauch in €	0,14	Kosten Gasverbrauch in €	
Wasserverbrauch in m^3	0,044	Wasserverbrauch in m^3	0,044
Kosten Wasserverbrauch in €	0,10	Kosten Wasserverbrauch in €	0,10
Energie- und Wasserkosten in €	**0,26**	**Energie- und Wasserkosten in €**	**0,24**
AK in Minuten	149	AK in Minuten	149
Kosten AK in €	**29,20**	**Kosten AK in €**	**29,20**
AK in Minuten für Obstvorbereitung	44	AK in Minuten für Obstvorbereitung	44
Kosten AK in € für Obstvorbereitung	8,62	Kosten AK in € für Obstvorbereitung	8,62
Gesamtkosten in €	**29,46**	**Gesamtkosten in €**	**29,44**
AK = Arbeitskraft			

*die Daten wurden für diese Menge ermittelt. Bei größeren Mengen sind aufgrund der Reduktion der Arbeitszeit/Produktionseinheit ggf. Abschläge vorzunehmen

Tab. 3.1: Gegenüberstellung des Ressourcenbedarfs der Speisenherstellung am Beispiel Apfelkuchen, produziert im Gas-Kombidämpfer und Elektro-Backofen (eigene Darstellung nach LEICHT-ECKARDT 2009 b, S. 272.)

Berechnungsbeispiel „Menü"

- Die Kosten für den Ressourceneinsatz – ohne Kosten für Lebensmittel – für ein Menü für 40 Personen mit einem Hauptgericht und einem Dessert betragen:
- Kartoffel-Möhrengemüse: 38,89 Euro
- Apfelkuchen: 29,44 Euro.

Diese „Neben"-Kosten für das zweigängige Menü in Höhe von 68,33 Euro müssen für den Einsatz der Ressourcen „Arbeit", „Energie" und „Wasser" einkalkuliert werden, d. h. pro Person bei einer Vollkostenrechnung mit ca. 1,71 Euro dem Wareneinstandspreis pro Portion hinzugerechnet werden. Dazu kommen Kosten für die nicht direkt mit der Herstellung der Speisen benötigte Arbeitszeit für Verwaltungsaufgaben (z. B. Bestellung, Beschaffung, Lagerung, Speisenausgabe, Abrechnung) sowie für die Reinigung und Pflege von Geschirr, Geräten und Textilien (z. B. Arbeitskleidung, Geschirrtücher).

Die Ergebnisse dieser Studien zeigen, dass für die Verarbeitung von Lebensmitteln und die Herstellung von Speisen ein Kostenzuschlag für Ressourcen berücksichtigt werden muss, der Anbietern von Schulverpflegung häufig nicht bewusst ist. Beispielhaft sind Ergebnisse einzelner Arbeitsschritte der Käseherstellung erläutert.

WABE-Käserei

Die Ressourcenerfassung in der WABE-Käserei erfolgte durch Mitarbeiter des WABE-Zentrums. Neben einer systematischen Beobachtung wurde der Zeitaufwand mittels Stoppuhr, der Energie- und Wasserverbrauch mittels der vorhandenen Messeinrichtungen erhoben. Die Produktionsschritte werden exemplarisch an einem Schnittkäse „Gouda-Art" beschrieben. Zunächst wurde der Herstellungsprozess analysiert und in Schritten dokumentiert. Diese Zergliederung von Arbeitsprozessen dient als Basis möglicher Verbesserungsprozesse.

Zur Verdeutlichung des Ablaufschemas sind die einzelnen Produktionsschritte für die Schnittkäseherstellung in der Publikation erläutert, d. h. jeder einzelne Arbeitsschritt ist beschrieben. Wesentliche Teile der Schnittkäseherstellung wurden mit Messpunkten versehen und entsprechend Daten zu Energie- und Wasserverbrauch ermittelt. Eine Übersicht über die Produktionsschritte und Anordnung der Messpunkte gibt ■ Abbildung 3.4. Als letzter Schritt wurden Daten aggregiert und Ergebnisse dargestellt und interpretiert.

Grundsätzlich wurde die für einzelne Produktionsschritte benötigte Zeit mit einer Stoppuhr durch Beobachtung und Zeiterfassung ermittelt. Dabei wurde unterschieden zwischen der effektiven Arbeitszeit und der Stand- oder Wartezeit, in der beispielsweise die Pasteurisierung abläuft oder der Bruch gerührt wird und die Käserin andere Tätigkeiten ausführen konnte. Der Energiebedarf wurde mittels Verbrauchszähler erfasst. Dazu wurde jeweils am Anfang und am Ende der Produktionsschritte der Zählerstand des Strom- bzw. Wasserzählers abgelesen und notiert. Die Differenz entspricht dem Verbrauch. Für einige Standgeräte, wie dem Einmachbehälter oder Kompressor, wurde der Stromverbrauch mit einem elektronischen Zwischenmessgerät erfasst.

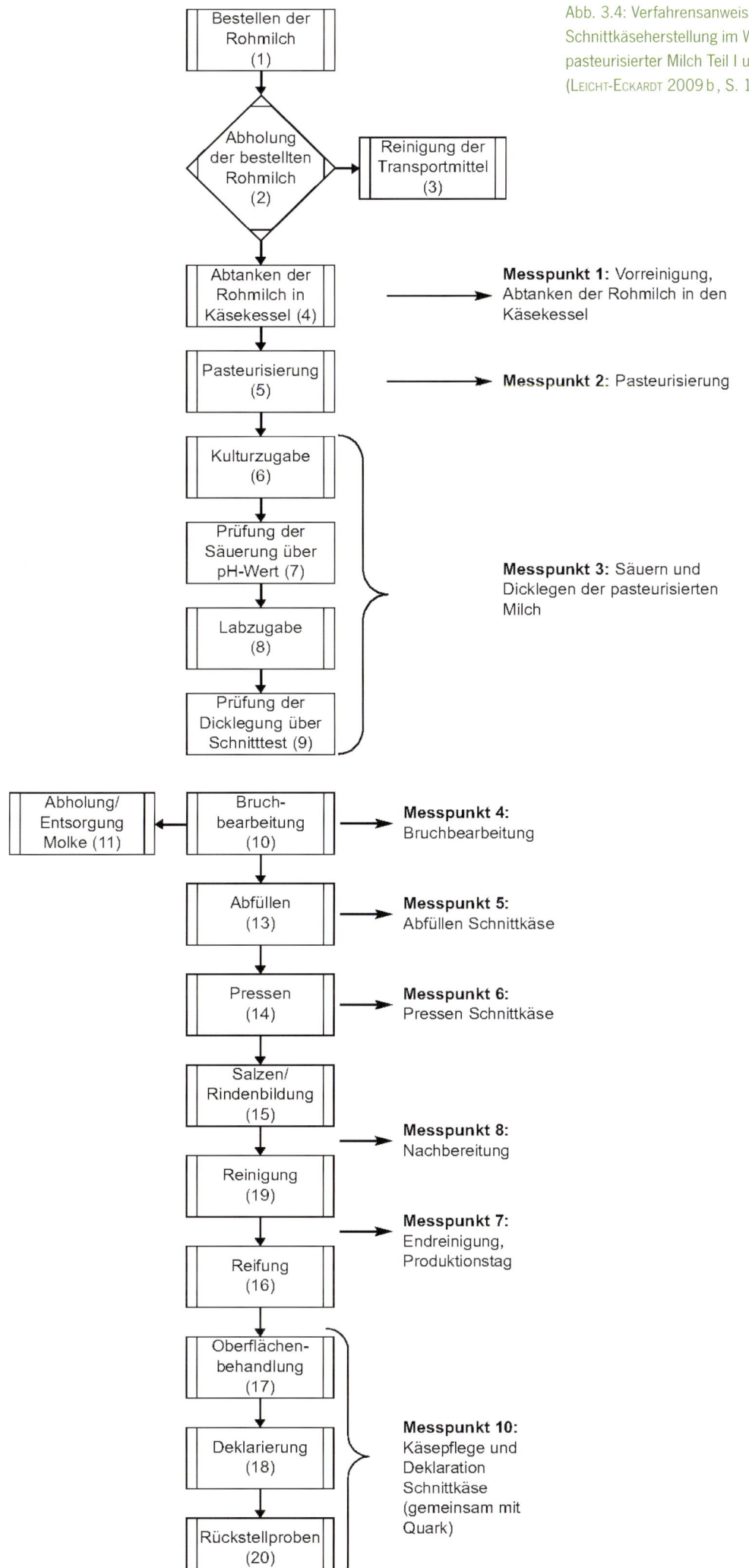

Bestellen der Rohmilch (1)

Abholung der bestellten Rohmilch (2)

Reinigung der Transportmittel (3)

Abtanken der Rohmilch in Käsekessel (4)

Messpunkt 1: Vorreinigung, Abtanken der Rohmilch in den Käsekessel

Pasteurisierung (5)

Messpunkt 2: Pasteurisierung

Kulturzugabe (6)

Prüfung der Säuerung über pH-Wert (7)

Labzugabe (8)

Prüfung der Dicklegung über Schnitttest (9)

Messpunkt 3: Säuern und Dicklegen der pasteurisierten Milch

Abholung/ Entsorgung Molke (11)

Bruch-bearbeitung (10)

Messpunkt 4: Bruchbearbeitung

Abfüllen (13)

Messpunkt 5: Abfüllen Schnittkäse

Pressen (14)

Messpunkt 6: Pressen Schnittkäse

Salzen/ Rindenbildung (15)

Reinigung (19)

Messpunkt 8: Nachbereitung

Reifung (16)

Messpunkt 7: Endreinigung, Produktionstag

Oberflächen-behandlung (17)

Deklarierung (18)

Rückstellproben (20)

Messpunkt 10: Käsepflege und Deklaration Schnittkäse (gemeinsam mit Quark)

3 Nachhaltigkeit

143

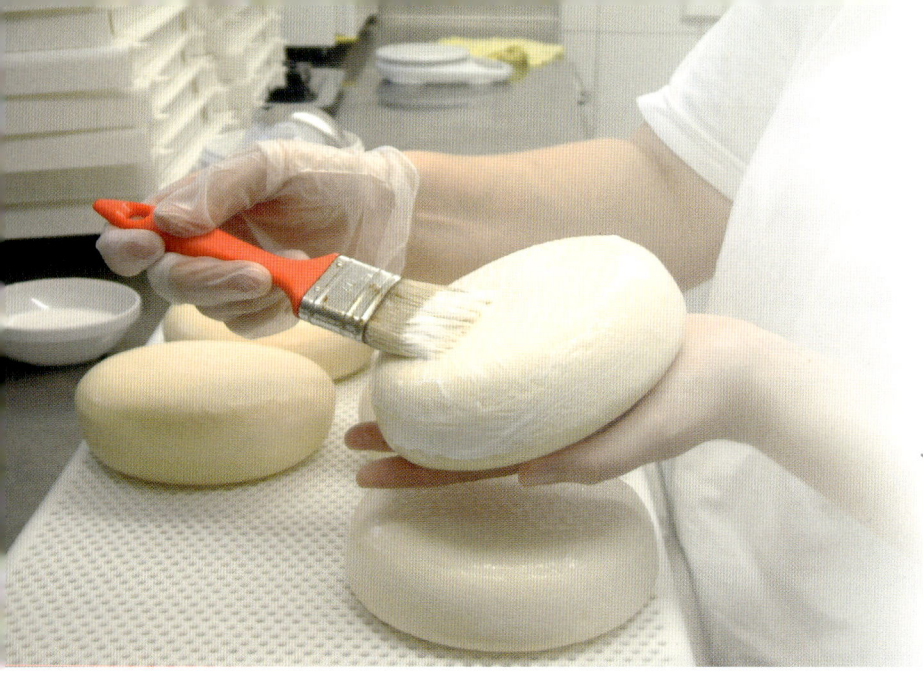

WABE-Käserei: Coating der Käselaibe
(LEICHT-ECKARDT 2009 b, S. 180)
(Erläuterungen im Text)

Auf diese Weise wurden Daten zu allen Messpunkten des Produktionsprozesses „Käseherstellung"
ermittelt. Die Ergebnisse aus den einzelnen Messungen wurden zusammengefasst und die aus
den Verbräuchen resultierenden Kosten für Wasser und Strom berechnet (Berechnungsgrundlage: Netto-Tarife der Stadtwerke Osnabrück von 2008). Bei einer Verarbeitung von 150 Litern
Milch zu 12 Kilogramm Schnittkäse und fünf Kilogramm Quark entstanden Kosten von 25,79
Euro für Strom, Wasser und Energie, d. h. etwa 17 Cent pro Liter verarbeiteter Milch.
Für die Berechnung der Kosten für die Arbeitskraft wurde ein Stundenlohn von 20 Euro angenommen. Darüber hinaus mussten die Kosten für die Rohmilch, die Milchabholung, diverse Zutaten
(z. B. Lab, Kultur) sowie für das Coating (Aufbringen einer Kunststoffdispersion auf die Käselaibe
zum Schutz vor u. a. Schimmelbefall und Beschädigungen) und die Vermarktung (Etiketten und
Verpackung) berücksichtigt werden. Bei einer Produktion von 30 Kilogramm Schnittkäse aus
300 Litern Milch entsprach dies einem Betrag von 16,04 Euro pro Kilogramm Käse.

Bei dieser Untersuchung hat sich gezeigt, dass die Pasteurisierung der Milch und die Käserei-
fung besonders verbrauchsintensive Herstellungsschritte sind. Hier werden bemerkenswert hohe
Wasser- und Stromverbräuche gemessen. Die Einführung einer Rohmilchkäseproduktion würde
zu einer Verringerung dieser Verbräuche führen, weil die ressourcenintensive Pasteurisierung
vollständig entfallen würde, was ferner eine Verkürzung der Arbeits- und Standzeiten zur Folge
hätte. Der durch die damit verbundenen höheren hygienischen Anforderungen verursachte Ressourcenverbrauch (intensivere Reinigungen erhöhen den Wasserverbrauch) müsste mit dem
Einsparungspotenzial gegengerechnet werden.

Aufwand/Zeit, Personal- und Sachkosten

Das Personal des WABE-Zentrums besteht, neben Wissenschafts-, Betriebs- und Hauswirtschafts-
leitung, aus mit Drittmitteln finanzierten Projektstellen für die Käseherstellung und für unterschiedliche Veranstaltungen. Zudem arbeiten Studierende der Fakultät Agrarwissenschaften und
Landschaftsarchitektur im Rahmen von Projekt- und Abschlussarbeiten sowie als Hilfskräfte im
WABE-Zentrum. Das Projekt „Ressourcenmanagement" des WABE-Zentrums wurde in den Jahren
2007 bis 2009 von der Rut- und Klaus-Bahlsen-Stiftung mit insgesamt ca. 50 000 Euro gefördert.

Evaluation

Die Studie „Ressourcenmanagement" hat deutlich gemacht, dass trotz identischer Rezepturen und Ausführung der Arbeiten durch dieselben Fachkräfte ein identischer Ressourceneinsatz wissenschaftlich nicht genau reproduzierbar war. Beispielsweise kann trotz großer Bemühungen um identische Abläufe der Gasverbrauch einer offenen Kochstelle differieren, obwohl dieselbe Person ein- und dasselbe Rezept zubereitet. Dieser Umstand macht im kleinbetrieblichen Bereich überprüfbares nachhaltiges Wirtschaften im Detail schwierig, weil hier menschliches Handeln und Handarbeit im Vordergrund stehen.

Wichtig ist deshalb im Voraus zu planen, Personal zu schulen und mit Zählern den Energie- und Wasserverbrauch zu kontrollieren, um eventuell Optimierungsmaßnahmen durchführen zu können. Zudem sind Investoren gefordert, bei der Auswahl von Geräten nicht nur die Investitions- sondern auch die späteren Betriebskosten zu berücksichtigen.

Deutlich wurde auch, dass die Wahl von Geräten und Programmen den Energieverbrauch bei der Herstellung von Speisen wesentlich beeinflussen können. Zudem zeigte sich, dass Schulungen von Mitarbeitern hinsichtlich eines adäquaten Geräteeinsatzes eine Basis für Ressourcen sparendes Handeln bilden. Die Untersuchungen haben gezeigt, dass die absoluten Zahlen für den Ressourcenverbrauch nicht so entscheidend sind wie die Erkenntnis, dass jeder Mitarbeiter durch sein Handeln den Energie- und Wasserverbrauch direkt und unmittelbar beeinflussen kann. Ebenso wurde deutlich, dass die Kosten für den Einsatz der Ressourcen „Arbeit", „Energie" und „Wasser" bei den erstellten Produkten und Dienstleistungen einen beträchtlichen Anteil ausmachen und bei einer Vollkostenrechnung zum Wareneinsatz addiert werden müssen.

Schlussfolgerungen aus dem Projekt

Der Band 4 „Ressourcenmanagement in Theorie und Praxis für handwerkliche Lebensmittelproduktion und Verpflegung" der Schriftenreihe Ökotrophologie der Hochschule Osnabrück bietet auch für Interessengruppen, die sich für eine gesunde und nachhaltig produzierte Schulverpflegung einsetzen, Anhaltspunkte und Vorlagen für eine effiziente Planung und Realisierung einer angemessenen Verpflegungsleistung. Ferner kann dieses Buch als Argumentationshilfe dienen, wenn es um die Einführung eines Ressourcenmanagements geht und Kunden (Schulträger, Verwaltung und Eltern) über Preise und Kosten informiert werden.

Weitere Informationen und Anregungen zur Umsetzung des Themas „Ressourcen schonendes Handeln im schulischen Umfeld" bieten folgende Internetseiten:

- Das Projekt „Energiesparmeister" wird im Rahmen der Klimaschutzkampagne vom Bundesumweltministerium gefördert, Projektträger ist die co2online gemeinnützige GmbH. URL: www.klima-sucht-schutz.de/mitmachen/energiesparmeister.html (Stand: 12/2010).
- Mit der Zeit- und Geld-Messuhr kann der monetäre Wert von Arbeit ganz leicht online ermittelt werden (Verlag Neuer Merkur). URL: www.vnmonline.de/Zeitmesser (Stand: 12/2010).
- Von der Firma tork wird theoretisches Unterrichtsmaterial und ein Experimentierkoffer zum Thema Händehygiene für die Primar- und Sekundarstufe angeboten. Nähere Informationen gibt es auf diesen Internetseiten: www.bz-comm.de/tork-3 (Stand: 12/2010) und www.lehrer-online.de/haendehygiene.php (Stand: 12/2010)

3.4.2 Projekt: Nachhaltige Entwicklung im Berufsfeld Ernährung und Hauswirtschaft. Materialien für Unterricht und Ausbildung, Lernortkooperation und weitere Anregungen

Rahmenbedingungen und Aufgabenstellung

In Kooperation von Fachhochschule Münster, dem Institut für Berufliche Lehrerbildung (IBL) und dem WABE-Zentrum der Hochschule Osnabrück wurden von 2007 bis 2010 zusammen mit einem breiten Netzwerk von Verbänden, betrieblichen Ausbildungsstätten, Schulen und Hochschulen Materialien entwickelt zur Integration des Themas Nachhaltigkeit in die Ausbildung im Bereich Ernährung und Hauswirtschaft. Das von der Deutschen Bundesstiftung Umwelt (DBU) geförderte Projekt integriert berufliche Handlungskompetenz in Hinblick auf Nachhaltigkeit in die berufliche Bildung. Das Projekt wurde ausgezeichnet als Projekt der Dekade der Vereinten Nationen „Bildung für nachhaltige Entwicklung". Es zeigt Zusammenhänge auf zwischen Nachhaltigkeit, Ernährung und Verpflegung. Dazu wurden fachliche und methodisch-didaktische Grundlagen im Berufsfeld Ernährung und Hauswirtschaft für den schulischen, betrieblichen und beruflichen Bereich erarbeitet sowie umfangreiche Arbeitsmaterialien für die Umsetzung entwickelt, erprobt und evaluiert.

Zielsetzung

Für (junge) Menschen in Studium und Ausbildung in den Studienprogrammen Ökotrophologie (Bachelor- und Master-, „Mono"- und Lehramtsstudiengänge), in Berufskollegs und Berufsbildenden Schulen, Fachschulen etc., in Betrieben und außerbetrieblichen Ausbildungsstätten soll Handeln für eine nachhaltige Entwicklung im beruflichen Alltag zur Selbstverständlichkeit werden. Hierfür wurden für ausgewählte Themen aus Hauswirtschaft, Haushalts- und Ernährungswissenschaften konkrete Umsetzungsbeispiele entwickelt zur Anwendung in Lehrveranstaltungen, Unterricht und Ausbildung.

Maßnahmen und Methoden

Entsprechend schulischer Rahmenlehr- und Ausbildungspläne wurden verschiedene Themenfelder (z. B. Nahrungszubereitung, Reinigung) identifiziert, für die Leitlinien und Handlungsempfehlungen entsprechend der Prinzipien der Nachhaltigkeit entwickelt wurden. Diese basieren auf Literaturrecherche, Analyse von Best-Practice-Beispielen und Erfahrungen der Projekt- und Netzwerkpartner. Durch den intensiven Erfahrungsaustausch zwischen Wissenschaft und Praxis, die Beteiligung von Personen aus unterschiedlichen beruflichen und institutionellen Zusammenhängen sowie das umfangreiche Netzwerk gab es zahlreiche Anregungen und fachliches Fundament für Themen und Anwendungsbeispiele.

Für die Umsetzung dieser Leitlinien wurden Materialien entwickelt, modellhaft erprobt, evaluiert – ggf. modifiziert – und publiziert. Ein Austausch über weitere Erfahrungen mit den Materialien soll auch nach Projektende durch die Internetseite www.fh-muenster.de/nibupev ermöglicht werden.

Durchführung

In Betrieben, Schulen und Hochschulen wurden von Projektmitarbeitern theoretische Basisinformationen zusammengestellt zu den Themen:

- nachhaltige Entwicklung
- nachhaltige Ernährung
- regionale und saisonale Lebensmittel
- ökologisch erzeugte Lebensmittel

Für Unterricht und Ausbildung wurden mittels didaktischer Analyse unter anderem die folgenden Themen aufbereitet und hierfür Lehrmaterialien erstellt:

- Nachhaltigkeit kommunizieren
- Convenience-Produkte
- Klimaverbesserung durch Fleischreduzierung?
- Gestaltung eines Frühstücks entsprechend der Nachhaltigkeitskriterien

Für weitere Themen der Nachhaltigkeit wurden beispielhaft Aktionen in die Publikation der Projektergebnisse aufgenommen (z. B. Pizzaherstellung, Ressourcen sparen, ökologischer Rucksack, Lernortkooperation).

Ergebnis

Die einzelnen Phasen des zweieinhalbjährigen Projekts sind in der Dokumentation der Projektergebnisse (siehe Quellen: Nölle 2010) ebenso beschrieben wie die einzelnen Teilprojekte aus den Bereichen Lehre, Unterricht und betriebliche Ausbildung. Sämtliche Arbeitsmaterialien liegen in gedruckten und digitalen Ausführungen vor.

Aufwand, Zeit, Personal, Sachkosten

Das Projekt beschäftigte drei Wissenschaftlerinnen der Fachhochschule Münster, des IBL und der Hochschule Osnabrück sowie zwei wissenschaftliche Mitarbeiterinnen. Zusätzlich wurden Projekt- und Netzwerkpartner/-innen aus der Region konzeptionell und bei der Durchführung von Teilprojekten beteiligt. Die Kooperation von Fachwissenschaft Ökotrophologie (Nachhaltigkeit, Hauswirtschaft), Berufspädagogik und Didaktik mit Beteiligten aus der Praxis war zeitaufwändig (Seminare, Workshops, Tagungen), aber hilfreich für die Erarbeitung konkreter Umsetzungsbeispiele zum Handeln für eine nachhaltige Entwicklung in Ausbildung und Beruf. Das Projekt wurde von der Deutschen Bundesstiftung Umwelt mit insgesamt 187 500 Euro gefördert. Einige Informationen des Projekts stehen kostenlos zum Download auf der homepage der Fachhochschule Münster (www.fh-muenster.de/nibuper/index.php) zur Verfügung. Wesentliche Ergebnisse sind publiziert (vgl. Nölle 2010).

Evaluation

Die praxisorientierten Projektergebnisse beruhen auf modellhaft erprobten Teilprojekten. Bei weiterer Erprobung können sich weitere Erkenntnisse über die Anwendbarkeit von Inhalten und Arbeitsvorlagen ergeben.

Schlussfolgerungen aus dem Projekt

Aus dem Modellprojekt „Nachhaltige Entwicklung im Berufsfeld Ernährung" ergeben sich viele Anregungen. Die entwickelten Materialien können auch im Bereich Ernährungsbildung und Schulverpflegung sehr gut eingesetzt werden. Publizierte Themen hierfür sind beispielsweise Inhalts- und Sachanalyse sowie Lehrmaterialien zu

- saisonalen Lebensmitteln
- regionaler Lebensmittelbeschaffung
- Bio-Lebensmitteln
- gesundheitliche Bedeutung eines Frühstücks
- „nachhaltige" Gestaltung eines Schulfrühstücks.

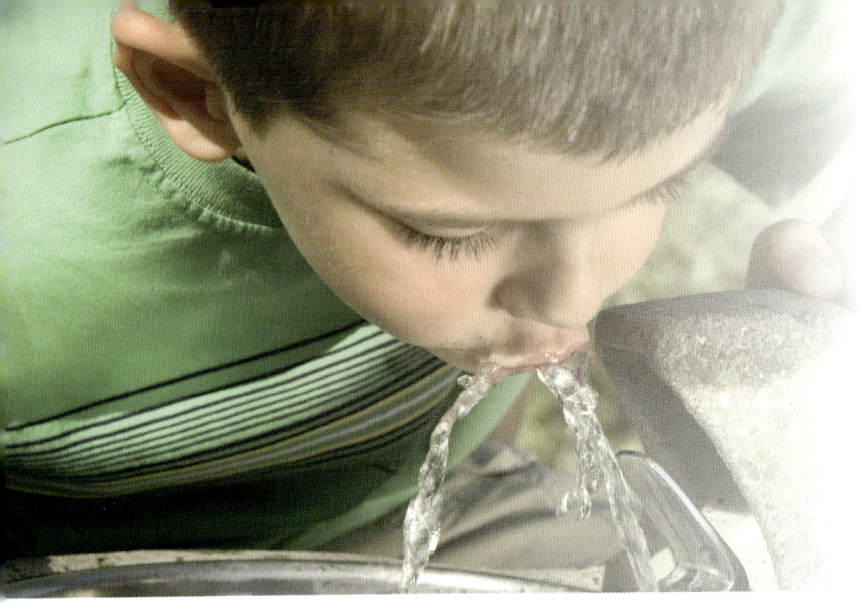

Nachhaltiges Handeln lässt sich auf vielfältige Weise in den Schulalltag integrieren

3.5   Zusammenfassung und Fazit

Nachhaltigkeit – mit den drei Säulen Ökologie, Ökonomie und Soziales – spielt für die Zukunft unserer Gesellschaft eine wichtige Rolle. Deshalb sollten Ernährungsbildung und Schulverpflegung im Kontext einer Bildung für nachhaltige Entwicklung stehen. Durch die umfassende Darstellung der Nachhaltigkeitsaspekte in diesem Kapitel soll ein umfassendes nachhaltiges Verhalten der Schüler im Alltag gefördert werden. Dies setzt Grundlagenkenntnisse und eine persönliche Motivation der Lehrenden in Theorie und Praxis ebenso voraus wie die Möglichkeit, Themen im schulischen Alltag unter Nachhaltigkeitsaspekten realisieren zu können (z. B. Lehrplan, Projektunterricht, Messeinrichtungen für den Energieverbrauch). Das dritte Kapitel dieses zweibändigen Werkes vermittelt deshalb zunächst theoretische Grundlagen zum Thema Nachhaltigkeit, die durch Anregungen zur konkreten Umsetzung sowie die Darstellung von zwei Projektbeispielen flankiert sind. Darüber hinaus zieht sich das Prinzip nachhaltigen Handelns durch alle in Band 1 und 2 ausgewählten Praxisbeispiele. So sind in Band 2 Rezepte zusammengestellt, die – zumindest für das Projekt „Nachhaltige Verpflegung an Grundschulen" – mit Symbolen unter Nachhaltigkeitsgesichtspunkten klassifiziert sind. Auch bei den anderen Projekten und Rezepten erfolgte die Auswahl unter Berücksichtigung von Nachhaltigkeitskriterien, sodass Ernährungsbildung und Schulverpflegung mit diesen Anregungen hoffentlich durchgängig unter Berücksichtigung des Prinzips der Nachhaltigkeit vermittelt werden kann.

Quellen

Altner G, Leitschuh-Fecht H, Michelsen et al. (Hrsg): Jahrbuch Ökologie 2007.
http://www.jahrbuch-oekologie.de/index.htm

Centre for Common Future (Hrsg): Agenda für eine nachhaltige Entwicklung. Eine allgemein verständliche Fassung der Agenda 21 und der anderen Abkommen von Rio. Genf (1993)

De Haan G et al.: Nachhaltigkeit und Gerechtigkeit. Grundlagen und schulpraktische Konsequenzen. Springer Verlag, Heidelberg (2008)

Kettschau I, Leicht-Eckardt E: Nachhaltigkeit im Ernährungs- und Verpflegungsbereich aus Sicht der Berufsbildung und Fachwissenschaft. Vortrag Zentrum für Umweltkommunikation. Osnabrück (2010)

Informationsdienst Ernährung, Landwirtschaft, Verbraucherschutz (aid) (Hrsg): Mein Essen – unser Klima. Einfache Tipps zum Klimaschutz. Broschüre. Bonn (2010)

Leicht-Eckardt E.: Vom Umwelt- und Nachhaltigkeitsmanagement. In: Bräunig D (Hrsg) Der Großhaushalt im Versorgungsverbund. Schneider Verlag, Hohengehren (2007) S. 287–295

Leicht-Eckardt E.: Nachhaltigkeit bei der Nahrungszubereitung. In: Nachhaltigkeit im Fokus der Haushaltstechnik. Dokumentation der Jahrestagung 2008, Fachausschuss Haushaltstechnik der Deutschen Gesellschaft für Hauswirtschaft. Aachen (2009 a) S. 42–54

Leicht-Eckardt E.: Ressourcenmanagement in Theorie und Praxis für handwerkliche Lebensmittelproduktion und Verpflegung. Schriftenreihe Ökotrophologie der Hochschule Osnabrück, Band 4. Osnabrück (2009 b)

Leicht-Eckardt E.: Sustainability: A Challenge For Domestic Households In Daily Life.
In: Reck RA. Climate Change and Sustainable Development. Yarnton, Cambridge, Chicago, New York (2010) S. 69–78

Leicht-Eckardt E, Laufenberg-Beermann A von, Wehmeier P.: Praxisorientiertes Qualitätsmanagement für Non-Profit-Organisationen. Verlag Neuer Merkur, München (2008)

Leicht-Eckardt E, Stamminger R.: Beiträge der Haushaltstechnik zum nachhaltigen Leben und Arbeiten. Vortrag Jahrestagung der Deutschen Gesellschaft für Hauswirtschaft. Münster (2009)

Nachhaltige Ernährung in Studium, Ausbildung und betrieblicher Praxis. In: Deutsche Bundesstiftung Umwelt (DBU) (Hrsg) Bildung für Nachhaltige Entwicklung, Beispiele zur UN-Dekade aus der Förderpraxis der DBU. Osnabrück (2010) S. 38ff

Nölle M, Schindler H, Teitscheid P (Hrsg): Nachhaltige Entwicklung im Berufsfeld Ernährung und Hauswirtschaft. Materialien für Unterricht und Ausbildung, Lernortkooperation und weitere Anregungen. Verlag Handwerk und Technik, Hamburg (2010)

Schmidt-Bleek F (Hrsg): Der ökologische Rucksack. Wirtschaft für eine Zukunft mit Zukunft. Hirzel Verlag, Stuttgart – Leipzig (2004)

Simonis UE (Hrsg): Öko-Lexikon. Beck Verlag, München (2003)

Umweltbundesamt (Hrsg): Umweltbewusst Leben. Handbuch für den umweltbewussten Haushalt. Berlin (2004)

Wackernagel M, Rees W.: Unser ökologischer Fußabdruck. Wie der Mensch Einfluss auf die Umwelt nimmt. Birkhäuser Verlag, Basel – Boston – Berlin (1997)

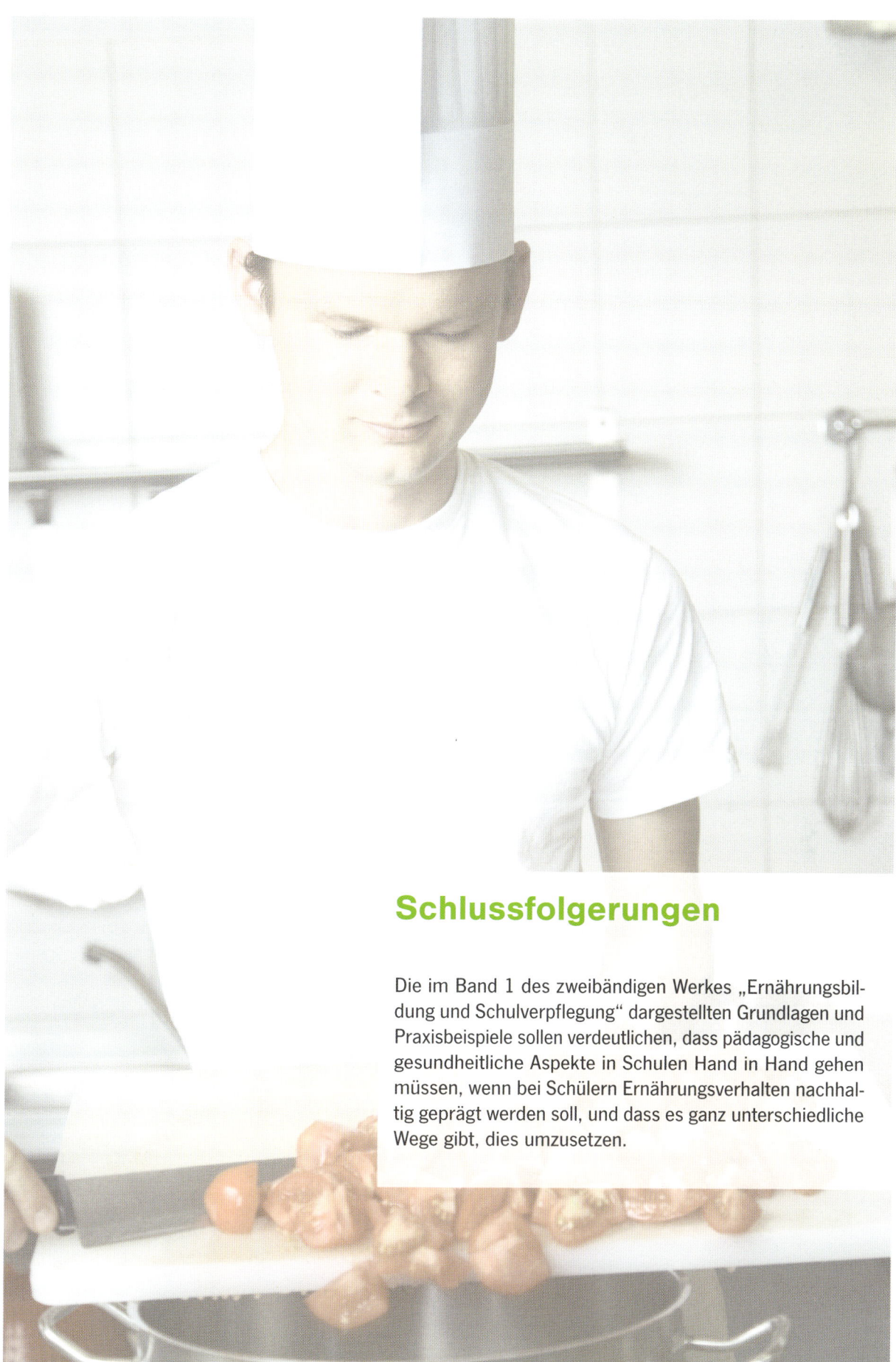

Schlussfolgerungen

Die im Band 1 des zweibändigen Werkes „Ernährungsbildung und Schulverpflegung" dargestellten Grundlagen und Praxisbeispiele sollen verdeutlichen, dass pädagogische und gesundheitliche Aspekte in Schulen Hand in Hand gehen müssen, wenn bei Schülern Ernährungsverhalten nachhaltig geprägt werden soll, und dass es ganz unterschiedliche Wege gibt, dies umzusetzen.

Ernährungsbildung und Schulverpflegung gehören zusammen

Grundsätzlich ist schulische Ernährungsbildung Angelegenheit jeder einzelnen Lehrkraft, entsprechend der in den Curricula – unterschiedlich je nach Schultyp, Klassenstufe und Bundesland – bestehenden Vorgaben für den Unterricht. Die Möglichkeiten der praktischen Umsetzung hängen dabei auch von den schulischen Rahmenbedingungen ab (z. B. dem Vorhandensein einer Lehrküche). Kampagnen des Bundesministeriums für Ernährung, Landwirtschaft und Verbraucherschutz hinsichtlich der Kombination von Ernährung und Bewegung im schulischen Zusammenhang werden aufgrund der Kulturhoheit der Bundesländer unterschiedlich umgesetzt (z. B. die Kampagne „IN FORM", das Schulfruchtprogramm). Auch die bundesweit eingerichteten „Vernetzungsstellen Schulverpflegung" agieren landesspezifisch unterschiedlich. Hinsichtlich der Schulverpflegung gibt es – da in Verantwortung der einzelnen Schulträger – keine verbindlichen Vorgaben, sondern lediglich Empfehlungen bzw. Standards, z. B. die der Deutschen Gesellschaft für Ernährung e. V. (DGE).

Eine Abstimmung zwischen unterrichtlichen Vorgaben einerseits und der Verpflegung der Schüler andererseits besteht weder auf der Ebene der Politik noch hinsichtlich der Verantwortlichkeit in den einzelnen Bundesländern (Kultusministerien, Ministerien für Ernährung, Landwirtschaft und Verbraucherschutz, Städte- und Gemeindetag). So verwundert es nicht, dass Schulen – häufig alleingelassen mit der Organisation der Mittagsverpflegung im Ganztagsbetrieb – diesen Zusammenhang nicht immer erkennen (können) und diese, nicht ihr Kerngeschäft bedeutende, oft lästige Aufgabe, am liebsten extern vergeben. Dass damit die Chance einer Ernährungsbildung in Theorie und Verpflegungspraxis in Hinblick auf eine nachhaltige Entwicklung (ökologisch, ökonomisch, sozial) und die Prägung eines entsprechend gesunden Ernährungs- und Lebensstils von jungen Menschen vertan wird, ist vielen Verantwortlichen nicht klar. Schulen bemühen sich primär, bei der Umstellung auf – meist offene – Ganztagsschulen Unterrichtsverpflichtungen zu erfüllen und im Nachmittagsbereich zu ergänzen und die Vorgaben für ein verpflichtendes Angebot einer Mittagsverpflegung irgendwie zu erfüllen. Die Möglichkeiten, Risiken und Chancen der Schulverpflegung sind dabei weder in Schulen noch bei Schulträgern ausreichend diskutiert. Der vorliegende erste Band möchte dazu beitragen, Wissenslücken zu schließen und Anregung geben, Ernährungsbildung und Schulverpflegung als gemeinsames Thema im schulischen Alltag zu verstehen und schulspezifisch aktiv zu gestalten.

Während im vorliegenden Band 1 neben der Erläuterung der Grundlagen die Hintergründe, Ziele und die Auswertung der Beispielprojekte im Vordergrund stehen, werden in Band 2 die konkreten Umsetzungen der Projekte beschrieben mit didaktischer und methodischer Konzeption und Anleitungen zur Durchführung. Weiterhin finden sich dort allgemeine Hinweise zur Nahrungszubereitung in der Schule sowie – als Hauptteil – eine Sammlung der in den Projekten erprobten Rezepte für Ernährungsbildung und Schulverpflegung als Kopiervorlagen. Diese können direkt in der Schulpraxis eingesetzt werden.

Die Autorinnen hoffen, dass ihnen damit im Hinblick auf Nachhaltigkeit und eine bedarfsgerechte und abwechslungsreiche Ernährung der Schüler sowie eine adäquate Schulverpflegung eine praxisorientierte Hilfestellung zur Gestaltung des schulischen (Ess-)Alltags gelungen ist.

Die Autorinnen

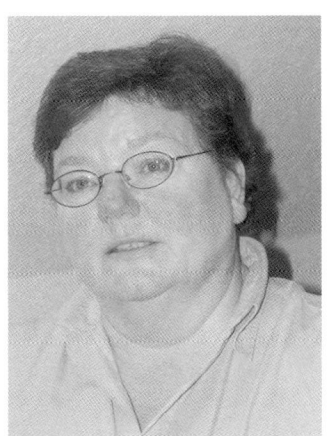

Prof. Dr. Elisabeth Leicht-Eckardt

Studium der Oecotrophologie an der TU München-Weihen-
stephan, Hauswirtschafterin und Energieberaterin Gas. Seit
1996 Professorin für Haushalts- und Wohnökologie im Studiengang Ökotrophologie in der Fakultät Agrarwissenschaften und Landschaftsarchitektur der Hochschule Osnabrück.
Lehrangebote u. a. Arbeitswissenschaften, Außer-Haus-
Verpflegung, Qualitäts- und Umweltmanagement. Mitinitia-
torin und Versuchsbetriebsbeauftragte des WABE-Zentrums
– Klaus-Bahlsen-Haus (www.wabe-zentrum.de).
E-Mail: E.Leicht-Eckardt@hs-osnabrueck.de

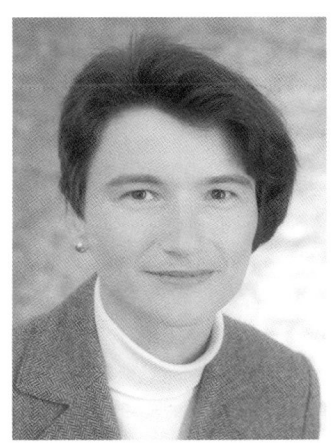

Prof. Dr. Dorothee Straka

Studium der Oecotrophologie an der Justus-Liebig-Universität
Gießen mit Schwerpunkt Ernährungswissenschaft, 1997 Pro-
motion auf dem Gebiet der Evaluation und schulischen Gesundheitsförderung, seit 2008 Professorin für Ernährungskommunikation im Studiengang Ökotrophologie an der Fakultät
Agrarwissenschaften und Landschaftsarchitektur der Hochschule Osnabrück. Schwerpunkte in der Lehre: Ernährung, empiri-
sche Sozialforschung, Ernährungs- und Gesundheitskommunika-
tion, Betreuung von Projekten der angewandten Forschung im
WABE-Zentrum – Klaus-Bahlsen-Haus (www.wabe-zentrum.de).
E-Mail: d.straka@hs-osnabrueck.de

Bildnachweis

Sachregister